脳神経検査の
グノーティ・セアウトン

この検査では，ここが見えない

Part 1 MRI 編

編集◉小川　彰

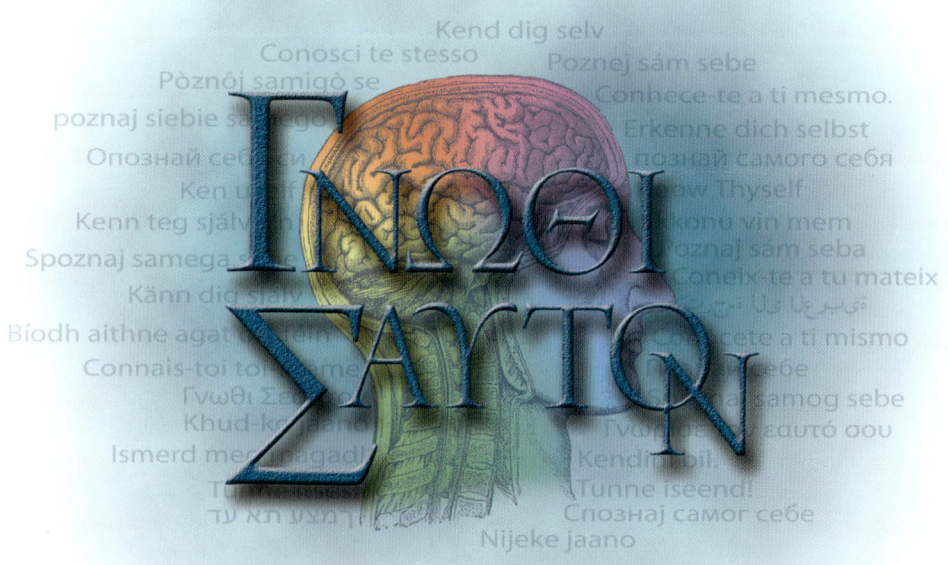

シナジー

序

　本書のタイトル「グノーティ・セアウトン」（ΓNΩΘI ΣAYTON）とは，デルポイのアポロン神殿の入口に刻まれた古代ギリシアの箴言である．日頃あまり聞きなれない言葉かもしれない．しかし，ソクラテスがこれを自身の哲学の基としたことで有名となり，世界に広く伝えられた．現在なお世界の多くの大学で「学是」して使われ，学問・教育の基本に位置づけられている．意味は「汝自身を知れ」であり，言い換えれば「自分が知っていることの限界を謙虚に自覚し，根拠のないことを正しいと思い込んでいないかを認識しなさい」ということである．ソクラテスの言葉「一つだけ知っていることは，自分が何も知ってはいないということ」（He who knows but one knows none）にも通じるものがある．

　脳神経領域の検査，診断，治療の進歩発展はきわめて速く，いまの常識が10年後には非常識に変わる時代である．われわれがいま常識と考えていることも，もしかすれば非常識の域にあるのかもしれない．事物の根幹に関わる不変の知見と，いままさに変わりつつある知見を整理しつつ「汝の置かれている"立ち位置"を正確に知る」ことが求められている．

　本書はまさに日進月歩を遂げつつあり，日々常識が塗り替えられつつある「脳神経領域の最新検査の」グノーティ・セアウトンを目指したものである．簡潔に1冊で仕上げる予定であったが脳神経分野の新知見はあまりに多く，2冊の大作となってしまった．これは脳神経検査の進歩があまりにも速いことに起因しており，ご容赦願いたい．

　著者の先生方を見れば，まさに，日本の脳神経領域を実質的に牽引している素晴らしい方々が名を連ねている．公務多忙の折，貴重な時間を割いていただき素晴らしい論文をお書きいただいた．その意味でも本書はまさに現時点の最新知識の「塊」である．
本書をお使いになる先生方は，参照すればするほど本書の"すごさ"と"奥深さ"を実感していただけるものと思う．

　最後に，発刊にあたって，表に裏に大変なご努力をいただいたシナジー出版事業部の諸君に御礼申し上げ「序」の言葉としたい．

　　　2010年10月5日

岩手医科大学学長

小川　彰

脳神経検査のグノーティ・セアウトン
Part 1　MRI編
Contents

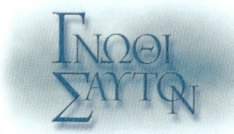

序 ————————————————————————————————————— 小川　彰　iii

1. 脳梗塞

脳MRI検査では，発症3時間以内の脳梗塞でもtPA適応の本当の姿はみえない ——— 阿部康二　2

MRIでもわかりにくい脳梗塞がある ————————————————— 永廣信治，森田奈緒美　4

MRI拡散強調画像のみで拡散制限の診断はできない：T2 shine-throughについて ——— 井川房夫　8

MRI(拡散強調画像)のみでは超急性期脳梗塞を見誤ることがある ——— 垣下浩二，寺田友昭　12

急性期ラクナ梗塞が疑われる片麻痺患者でも
　拡散強調画像に変化を認めないことがある：頚椎頚髄疾患を忘れるべからず ——— 菅　貞郎　15

ラクナ梗塞がFLAIR画像では見えないことがある ————————— 椎野顯彦，野崎和彦　18

造影MRIによって脳腫瘍と診断しやすい脳梗塞がある ————— 笹嶋寿郎，溝井和夫　26

MRAでは血管狭窄や閉塞が疑われても，
　脳血管撮影や3D-CTAでは異常を認めないことがある ——— 佐々木達也，金森政之，西嶌美知春　32

脳血管造影では頚動脈プラークの正確な評価ができない ——— 川原一郎，陶山一彦，永田　泉　34

脳卒中後の機能改善の予測は，MRI検査では困難か? ————————————— 酒向正春　38

椎骨動脈の病変は，MRAでは見落とすことがある ————————— 渡邉雅男，木村和美　42

頭部MRI画像だけでは，CADASILの確定診断はできない ——— 秋山久尚，長谷川泰弘　47

2. 脳動脈瘤

脳動脈瘤コイル塞栓術後のフォローアップ：DSA or MRA? ——— 大川将和，佐藤　徹，宮本　享　52

MRAによる椎骨動脈解離性動脈瘤の検査は，通常の撮影範囲では見逃すことがある ——— 濱田潤一郎　56

DSAまたは3D-CTA検査では，
　大型・巨大脳動脈瘤の実際の大きさが把握できないことがある ——— 沖山幸一，小野純一　58

血管画像のみを見ていると，動脈瘤の血栓化を見逃してしまう ————————— 齊藤延人　63

動脈瘤手術に必要な穿通枝・微細解剖の把握：
　DSA, CT, MRAは血管内腔を，FIESTAは外腔を示す! ——— 森田明夫，木村俊運　68

3. その他の脳血管障害

脳内microbleedsは通常のMRIではみえないが，
　T2*強調画像では鋭敏に検出できる ————————— 宇野昌明，原田雅史，永廣信治　74

MRAにおけるAVシャント診断のピットフォール ————————— 難波克成，根本繁　77

CT検査だけでは見逃しやすい脳表ヘモジデリン沈着症 ————————— 田中耕太郎　80

無症候性もやもや病の予後は不明 ————————— 飯星智史，寳金清博　86

片側もやもや病と中大脳動脈狭窄症はMRI-MRA，3D-CTAでは鑑別できないことがある ————— 日下康子　89

ルーチンのMRIでは，頭蓋内硬膜動静脈瘻の確定診断はできない ————————— 桑山直也　92

4. 腫瘍

MRSによる悪性脳腫瘍と炎症性疾患の
　術前鑑別診断は困難か? ————————— 別府高明，西本英明，藤原俊朗，小笠原邦明　98

高磁場MRIをもってしても腫瘍の脳幹部浸潤は同定し難い ————— 隈部俊宏，横沢路子，冨永悌二　100

脳転移巣の数は画像の質で決まる ————————— 川岸　潤，城倉英史　107

癌患者の脳腫瘍は転移性脳腫瘍と限らない ————————— 渋井壮一郎　112

脳腫瘍の放射線治療の効果はMRIだけではわからない：MRSの有用性 ———— 松村　明，磯辺智範　116

画像診断上の微小腺腫はCushing病の責任病変とは限らない ————————— 田原重志，寺本　明　122

テモゾロミドの効果は，初期のMRI画像では判定を見誤ることがある ————————— 若林俊彦　128

3T MRI heavily T2強調像を用いた
　聴神経腫瘍内耳道内進展度は，撮像法の違いで異なってみえる ————————— 甲村英二　132

MRI T2画像で高信号を示す髄膜腫は，本当に軟らかいか? ————————— 榊　寿右　136

髄膜腫のdural tail signは必ずしも腫瘍浸潤とは限らない ————————— 中尾直之，上松右二，板倉　徹　139

通常のMRIでは診断の困難な下垂体卒中がある ————————— 黒﨑雅道，渡辺高志　142

5. 脊髄・脊椎疾患

脊椎疾患の診断は, MRI 検査だけで十分か?	庄田　基, 草鹿　元, 久野茂彦	146
MRI では確認が難しい頸椎神経根の圧迫	中西欣弥, 加藤天美	150
頸椎外側型ヘルニアのなかには頸椎 MRI で診断できない症例がある	今栄信治	153
MRI でつい見落としやすい脊髄脊椎病変	村田英俊, 川原信隆	156
腰椎 MRI では腰椎高位を誤ることがある	高野浩一, 井上　亨	163
Chiari 奇形に合併した脊髄空洞症と診断し,それが矛盾のない MRI 所見であっても Chiari 奇形だけが原因とは限らない	阿部俊昭	168
脊髄髄内病変の診断における造影 MRI の有用性は限定的である	寳子丸　稔	170

6. 外傷，機能性疾患，その他

神経血管減圧術：MRI では責任血管の同定が時に困難である	松前光紀, 井上　剛, 厚見秀樹	176
MRA の元画像は, 三叉神経痛, 顔面痙攣の診断のための最もよい画像ではない	藤巻高光	180
三叉神経痛の診断は, MRI, MRA だけでできるか?	松島俊夫, 増岡　淳	182
出血を伴うびまん性軸索損傷は, 一般的な MRI 撮像法では診断できない	島　克司, 柳川洋一	185
仰臥位の MRI 検査では, 診断がしばしば困難となる疾患	鈴木文夫, 野崎和彦	190
ルーチン MRI では海馬萎縮を見落としやすい	飯田幸治, 片山純子, 栗栖　薫	192
一次言語野は, 通常の fMRI では同定できない	井上　敬, 冨永悌二	197

Part 2　Contents	210
索引	201

執筆者一覧 (執筆順)

阿部　康二	岡山大学大学院医歯薬学総合研究科脳神経内科学
永廣　信治	徳島大学大学院ヘルスバイオサイエンス研究部脳神経外科学分野
森田奈緒美	徳島大学病院放射線科
井川　房夫	島根県立中央病院脳神経外科
垣下　浩二	和歌山ろうさい病院脳神経外科
寺田　友昭	和歌山ろうさい病院脳神経外科
菅　　貞郎	東京歯科大学市川総合病院脳神経外科
椎野　顯彦	滋賀医科大学医学部医学科脳神経外科学講座
野崎　和彦	滋賀医科大学医学部医学科脳神経外科学講座
笹嶋　寿郎	秋田大学医学部脳神経外科
溝井　和夫	秋田大学医学部脳神経外科
佐々木達也	青森県立中央病院脳神経外科
金森　政之	青森県立中央病院脳神経外科
西嶌美知春	青森県立中央病院脳神経外科
川原　一郎	国立病院機構長崎医療センター脳神経外科
陶山　一彦	長崎大学病院脳神経外科
永田　　泉	長崎大学病院脳神経外科
酒向　正春	初台リハビリテーション病院脳卒中診療科
渡邉　雅男	川崎医科大学脳卒中医学教室
木村　和美	川崎医科大学脳卒中医学教室
秋山　久尚	聖マリアンナ医科大学神経内科
長谷川泰弘	聖マリアンナ医科大学神経内科
大川　将和	国立循環器病センター脳神経外科
佐藤　　徹	国立循環器病センター脳神経外科
宮本　　享	国立循環器病センター脳神経外科
濱田潤一郎	金沢大学脳神経外科
沖山　幸一	千葉県循環器病センター脳神経外科
小野　純一	千葉県循環器病センター脳神経外科
齊藤　延人	東京大学医学部附属病院脳神経外科
森田　明夫	NTT東日本関東病院脳神経外科
木村　俊運	NTT東日本関東病院脳神経外科
宇野　昌明	川崎医科大学脳神経外科
原田　雅史	徳島大学大学院ヘルスバイオサイエンス研究部診療放射線技術講座
難波　克成	自治医科大学血管内治療部
根本　　繁	自治医科大学血管内治療部
田中耕太郎	富山大学附属病院神経内科
飯星　智史	札幌医科大学医学部脳神経外科学講座
寶金　清博	札幌医科大学医学部脳神経外科学講座
日下　康子	東京慈恵会医科大学脳神経外科
桑山　直也	富山大学医学部脳神経外科／脳血管内治療科
別府　高明	岩手医科大学医学部脳神経外科
西本　英明	岩手医科大学医学部脳神経外科
藤原　俊朗	岩手医科大学医学部脳神経外科
小笠原邦明	岩手医科大学医学部脳神経外科
隈部　俊宏	東北大学大学院医学系研究科神経外科学分野
横沢　路子	東北大学大学院医学系研究科神経外科学分野
冨永　悌二	東北大学大学院医学系研究科神経外科学分野
川岸　　潤	古川星陵病院鈴木二郎記念ガンマハウス
城倉　英史	古川星陵病院鈴木二郎記念ガンマハウス
渋井壮一郎	国立がん研究センター中央病院脳脊髄腫瘍科
松村　　明	筑波大学大学院人間総合科学研究科，脳神経外科学
磯辺　智範	筑波大学大学院人間総合科学研究科，脳神経外科学
田原　重志	日本医科大学脳神経外科
寺本　　明	日本医科大学脳神経外科
若林　俊彦	名古屋大学大学院医学系研究科脳神経病態制御学
甲村　英二	神戸大学大学院医学研究科外科系講座脳神経外科学分野
榊　　寿右	奈良県立医科大学
中尾　直之	和歌山県立医科大学脳神経外科
上松　右二	和歌山県立医科大学脳神経外科
板倉　　徹	和歌山県立医科大学脳神経外科

黒﨑	雅道	鳥取大学医学部脳神経医科学講座脳神経外科学分野		松前	光紀	東海大学医学部外科学系脳神経外科領域
渡辺	高志	鳥取大学医学部脳神経医科学講座脳神経外科学分野		井上	剛	東海大学医学部外科学系脳神経外科領域
庄田	基	藤田保健衛生大学脊椎脊髄病センター脳神経外科		厚見	秀樹	東海大学医学部外科学系脳神経外科領域
草鹿	元	藤田保健衛生大学脊椎脊髄病センター脳神経外科		藤巻	高光	埼玉医科大学病院脳神経外科
久野	茂彦	藤田保健衛生大学脊椎脊髄病センター脳神経外科		松島	俊夫	佐賀大学医学部脳神経外科
中西	欣弥	近畿大学医学部脳神経外科		増岡	淳	佐賀大学医学部脳神経外科
加藤	天美	近畿大学医学部脳神経外科		島	克司	防衛医科大学校脳神経外科
今栄	信治	和歌山県立医科大学脳神経外科		柳川	洋一	防衛医科大学校救急部
村田	英俊	横浜市立大学大学院医学研究科脳神経外科学		鈴木	文夫	滋賀医科大学医学部医学科脳神経外科学講座
川原	信隆	横浜市立大学大学院医学研究科脳神経外科学		飯田	幸治	広島大学大学院医歯薬学総合研究科脳神経外科学
髙野	浩一	福岡大学医学部放射線科		片山	純子	広島中央健診所 MRI 部門
井上	亨	福岡大学医学部脳神経外科		栗栖	薫	広島大学大学院医歯薬学総合研究科脳神経外科学
阿部	俊昭	東京慈恵会医科大学脳神経外科		井上	敬	広南病院脳神経外科
寶子丸	稔	大津市民病院脳神経外科				

1.
脳梗塞

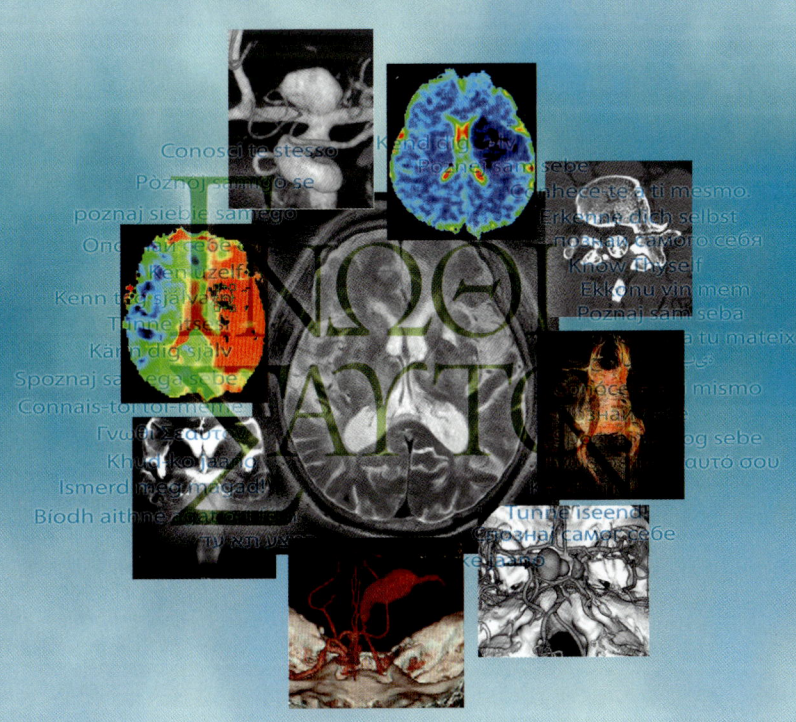

1. 脳梗塞

脳MRI検査では，発症3時間以内の脳梗塞でもtPA適応の本当の姿はみえない

阿部康二
岡山大学大学院医歯薬学総合研究科脳神経内科学

脳梗塞急性期診断に対する脳MRI検査の重要性

脳梗塞の急性期診断には脳画像検査が重要であることに論を待たないが，CTスキャンが出血性脳卒中に有用性が高いのに対して，脳梗塞にはMRIのほうが優位である点にも異論はないと思われる．すなわち，脳梗塞初期のCTスキャンではearly CT signs（基底核構造の不鮮明化，皮髄境界の不鮮明化）とよばれる画像所見が重要とされるが，実際の臨床現場では梗塞に至りつつある障害部位の有無自体や，障害領域の特定が難しいのが実情であるのに対して（**1** a），脳MRI検査は灌流強調画像（PWI）と拡散強調画像（DWI，**1** b）の描出が早期から容易であり診断上きわめて有用である．

tPA治療の適応

通常，脳梗塞発症3時間以内で，症状の急速な

> tPA治療に関する最近の臨床試験では，DPMを用いたtPA治療の適応例で，必ずしも良好な結果が得られていない．

改善やごく軽症（失調や感覚障害，構音障害，軽度の麻痺のみ）でないこと，脳画像上，広範囲に及ぶearly CT signsあるいは正中構造偏位がなければtPA投与が考慮される．ただ75歳以上の高齢者や入院時NIHSSスコアが23点以上，あるいは入院時意識レベルがJCS100以上の場合は慎重投与とされている．とくに脳MRI検査におけるDWIとPWIのギャップ（diffusion-perfusion mismatch：DPM）の存在は，脳血流は低下しているが，まだ脳神経細胞が生存している領域を示唆しており，急性期に積極的にtPA治療によって生存脳神経細胞の救済治療を行うべき指針あるいは理論的根拠として考えられてきた．しかし，最近の3時間以降の脳梗塞に対するtPA治療の臨床試験では，脳MRIによるDPMを用いたtPA治療の適応で必ず

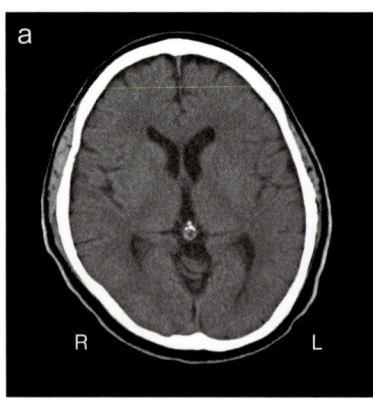 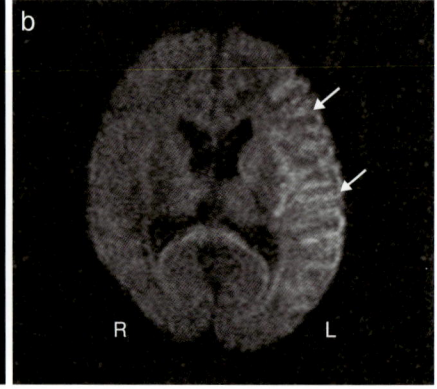

1 急性期脳梗塞患者のCTスキャン（a）と脳MRI（b）画像

MRIの拡散強調画像（DWI）では発症1時間目ですでに左大脳半球に広範な神経細胞傷害が検出できる（b）．

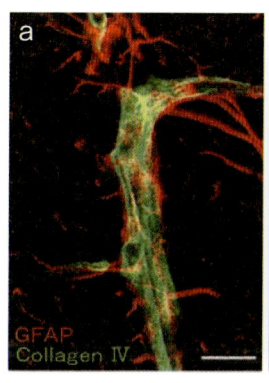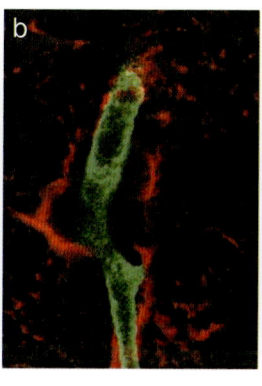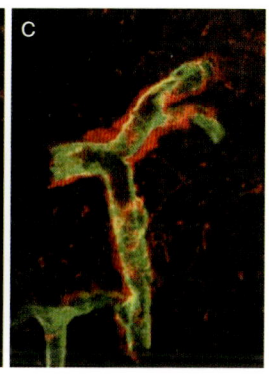

2 ラット脳梗塞モデルにおける脳血管（緑色）と周囲グリア足突起（赤色）

対照（a）と比較して，tPA投与によって脳血管周囲グリア足突起接着が解離し（neurovascular detachment）（b），脳保護薬エダラボン投与によって回復している（c）ことに注目．

しも良好な結果が得られていないことから，脳MRIによるDPM診断の意義が問い直されている[1]．

tPA治療の功罪

> tPAによる微小血管障害が，脳保護薬との併用で効果的に抑制できた．

　脳梗塞急性期にtPAが投与される患者は，日本国内では脳梗塞患者全体の約2〜10％とされており，平均的な救急病院ではわずか2〜3％とされている．tPAは劇的な臨床効果を発揮する場合もある一方で，まったく無効のこともある．また年間tPA施行数が10例以下の病院では，tPA投与に関連した症候性頭蓋内出血頻度が5〜6％と，年間10例以上経験病院と比較して合併症頻度が高くなっている．症候性頭蓋内出血というtPA治療に伴う最も重要な合併症頻度をできるだけ抑制することは，臨床現場で求められている課題である．最近の研究によれば，脳保護薬を併用することでtPAによる微小血管障害を効果的に抑制し[2,3]（2），出血合併症を軽減させたとされており，脳保護薬の血管内皮保護効果（tPAパートナー）として注目されている．

本当のtPA治療適応はどこにある？

　tPAは血管内にのみ存在すれば血栓を溶解してくれる夢の薬剤であるが，いったん血管外に漏出すると脳浮腫を惹起し，神経細胞毒性を発揮し，出血性

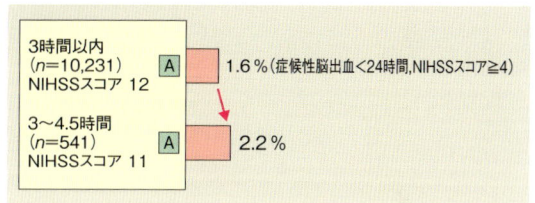

3 SITS-ISTR臨床試験におけるtPA投与3時間以内と3〜4.5時間投与による症候性脳出血の出現頻度

合併症を惹起したりと，さまざまな問題点が表面化してくる．最近の臨床試験ではtPA適応患者の増加を狙って，発症4.5時間以内まで治療適応時間枠の拡大が可能ではないかとする報告もあるが[4]，この場合でも，やはり症候性脳出血合併症は1.6％から2.2％へと増加している（3）．したがって，脳保護薬のようなtPAパートナーを併用することは，tPAをより安全に使用するという観点から重要である．分子機序を考えれば，tPA投与の適否について発症時間や脳MRIによるDPM存在だけで不十分なことは明らかであり，本当のtPA治療適応の決定には脳血液関門破綻の有無を事前に検出する次世代脳画像診断の登場が必要で，今後の研究が期待される．

■引用文献

1. Donnan GA, et al. Penumbral selection of patients for trials of acute stroke therapy. Lancet Neurol 2009; 8: 261-269.
2. Abe K, et al. Strong attenuation of ischemic and postischemic brain edema in rats by a novel free radical scavenger. Stroke 1988; 19: 480-485.
3. Yamashita T, et al. Dissociation and protection of the neurovascular unit after thrombolysis and reperfusion in ischemic rat brain. J Cereb Blood Flow Metab 2009; 29: 715-725.
4. Wahlgren N, et al. SITS investigators.Thrombolysis with alteplase 3-4.5 h after acute ischaemic stroke (SITS-ISTR): an observational study. Lancet 2008; 372: 1303-1309.

1. 脳梗塞

MRIでもわかりにくい脳梗塞がある

永廣信治[1]，森田奈緒美[2]
[1] 徳島大学大学院ヘルスバイオサイエンス研究部脳神経外科学分野，[2] 徳島大学病院放射線科

MRI拡散強調画像（DWI）による脳梗塞急性期の診断

> DWIは急性期脳梗塞の描出に優れているが，DWIの高信号が淡いときや，T2の影響を疑うときには，ADCを確認する．

　MRIの拡散強調画像（diffusion-weighted image：DWI）は，脳梗塞急性期の細胞傷害を高信号として鋭敏に捉えることができるので，脳梗塞急性期の検査法として，急速に普及してきた．われわれの施設でも，1999年の脳卒中ケアユニット設立時から，くも膜下出血症例を除いて，脳卒中搬入時にＣＴ検査ではなくDWIを含むMRI firstで検査を行っている．

　DWIでは，小さなラクナ梗塞も発症後，数時間以内に描出可能である（1a）．内頚動脈狭窄症によるアテローム血栓性脳梗塞急性期においても，小さなartery to artery embolismを描出することができる（1b）．一方，心原性脳塞栓により内頚動脈や中大脳動脈など，主幹動脈が閉塞され強い虚血をきたした場合，症例によっては発症から1時間前後の超急性期でも広範囲の高信号域を示す（1c, d）．MRアンギオグラフィ（MRA）による脳血管情報が同時に得られると，脳梗塞の病型診断とともに血行再建の治療適応を判断することができる．

　DWIは組織の水の拡散現象を強調してみている．虚血により細胞性浮腫が発生すると，細胞内に水が貯まり水の拡散は制限されるので，DWIで高信号に描出される．定量的に拡散の程度を係数として表す方法に，ADC（apparent diffusion coefficient）がある．水の拡散が制限されるとADCは低下（低信号）する．DWIはプロトンや

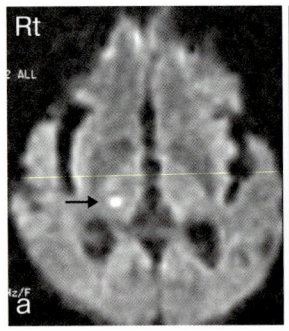 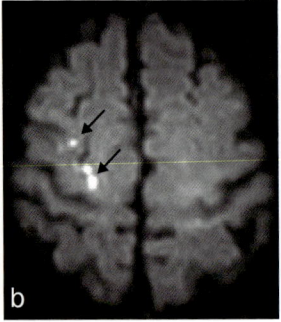 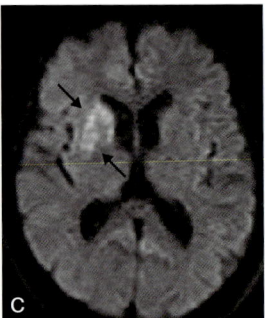 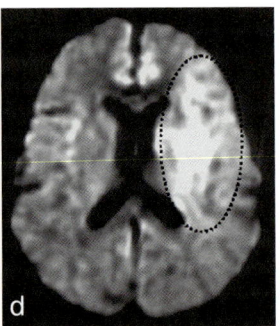

1 脳梗塞のDWI
a：発症から4時間後の右視床ラクナ梗塞（矢印）．
b：右内頚動脈狭窄部から飛んだ脳動脈塞栓による脳梗塞（矢印）．
c：発症1時間後の右中大脳動脈塞栓症．すでに淡い梗塞巣が基底核にみられる（矢印）．
d：発症1.5時間後の左内頚動脈塞栓症．すでに大きな梗塞巣が出現している（点線）．

1. 脳梗塞

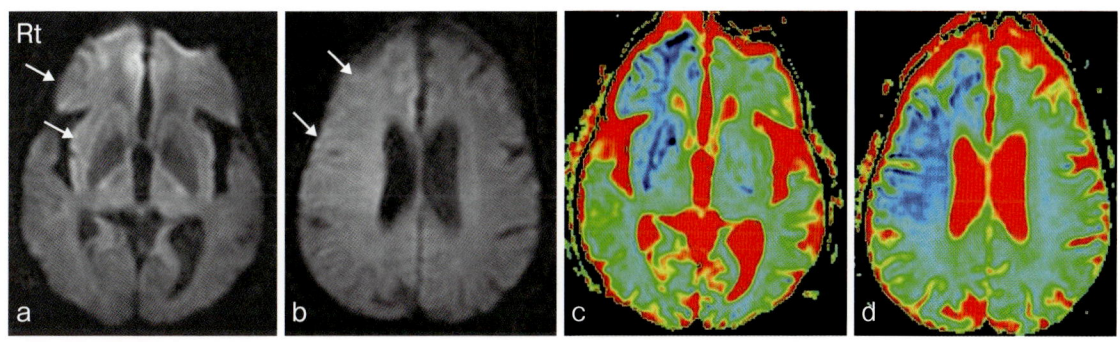

2 右内頚動脈塞栓のDWIとADC map

発症から1時間後.
DWI (a, b) では,超急性期のためか高信号が淡くみえるので,梗塞の範囲がわかりにくい.ADC map (c, d) では明らかに,低下領域が確認できる.

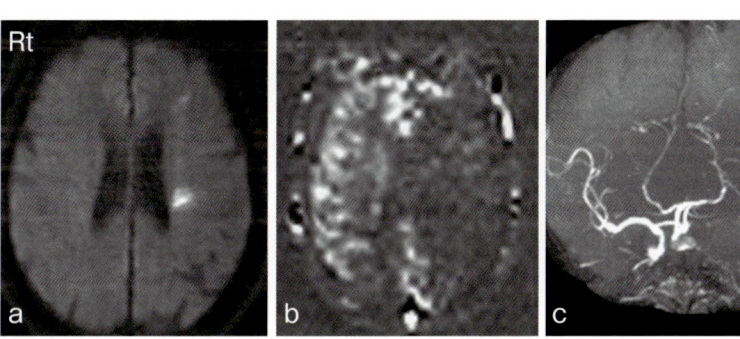

3 左内頚動脈閉塞症（アテローム血栓性）のMRI

右片麻痺が進行して2日目.
a：DWIでは,まだ高信号の領域は小さい.
b：PWIでは,左中大脳動脈領域の血流が広範に低下しており, diffusion-perfusion mismatchの状態である.
c：MRAで,左内頚動脈から中大脳動脈が描出されていない.

T2の影響を受けるため,DWIで高信号を示すのは,新鮮な脳梗塞だけでなく,アーチファクトやT2の影響を強く受ける場合 (T2 shine-through) もある.またDWIの高信号が薄くぼんやりしている場合は,真の梗塞がどの範囲まで広がっているのか判断に迷う場合があるので,ADC値を算出しADC mapを作成すると,細胞傷害の診断が,より確実になる（**2**）.

3T-MRIによる脳梗塞診断

脳梗塞急性期においては,3T-MRIでDWI, T2*WI, MRAを短時間で検査することにより,脳梗塞の病型診断と治療方針の決定が容易となる.

　脳梗塞急性期に的確な病型診断を行い,適切な治療法を選択するためには,短時間で検査を終了する必要があり,2005年からは脳卒中救急に高磁場の3T-MRIを用いている.3T-MRIでは,T2*強調画像（T2*WI）が脳動脈内塞栓子や微小出血の描出に優れ,また特徴的な脳虚血サインを示す[2]. DWIとMRAにT2*WIを加えても,約5分30秒でMRI検査が終了できるので,rt-PAによる緊急検査の場合にはこの3種類の最小限の検査にとどめている[3].

　少し時間に余裕がある場合や,rt-PAが使用可能な制限時間を超えてはいるが,動脈内血栓溶解やバルーンによる血管拡張術などの血行再建が必要か否かの適応決定には,灌流強調画像（perfusion-weighted image：PWI, FAIR法）を追加している（**3**）. diffusionでは高信号領域が小さいのに脳血流低下領域が広い,すなわちdiffusion-perfusion mismatchが大きい場合は,積極的な血行再建の適応と考えられる.

　しかし,3T-MRIの欠点として,磁化率上昇によるゆがみやアーチファクト,磁化の不均一性の増加などもあり,診断時に注意を要する[3].

1. 脳梗塞

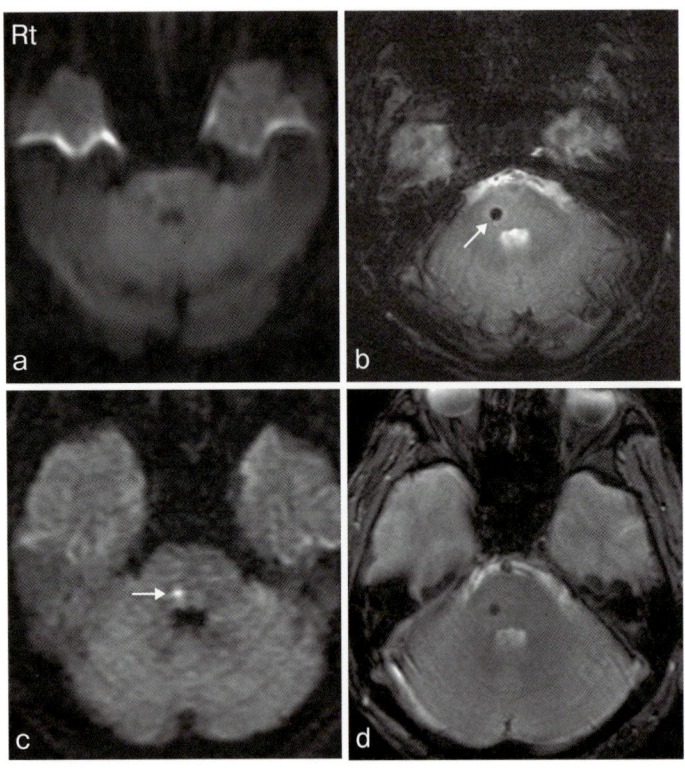

4 橋梗塞のMRI

発症から2時間後（a, b）と翌日（c, d）.
a：2時間後のDWIでは高信号はみられない.
b：2時間後のT2*WIで，橋に微小出血（矢印）がみられる（発症前から存在するのが，以前のMRIで確認されている）.
c：翌日のDWIで，右橋に高信号が出現している（矢印）.
d：翌日のT2*WI.

脳幹梗塞の超急性期はDWIで高信号を呈さないことがある

> 発症後3時間以内にはDWIが陽性とならず，脳梗塞の診断がつかない場合でも，症状から脳幹梗塞が疑われれば，時間をおいて再検査を行う.

　DWIの脳梗塞診断価値は高いが，DWIで高信号を呈さない脳梗塞もあり，診断上，注意が必要である．脳幹梗塞や小さな脳梗塞の超急性期には，DWIで見えにくいことがある．脳幹梗塞の発症からの時間とADCを比較した研究では，発症から3時間以内の脳幹梗塞症例では，ADC低下率がわずか（正常の5％以内）であり，DWIで高信号としては同定できないものがみられた[1]．

　4は，左半身の感覚障害が起こった2時間後のMRI検査画像である．DWIの高信号は明らかではない（4a）．ADCでも明らかな低下病巣は認めず，T2*WIで脳幹を含め多数の微小出血を認めたが，これは以前から存在したものであり責任病巣の同定には至らなかった．症状が残存したため，翌日にMRI再検査を行ったところ，右橋の微小出血の近傍に小梗塞を認め（4c），橋ラクナ梗塞による左半身の感覚障害であることが確認された．

一過性脳虚血発作（TIA）や軽い症状の小梗塞はDWIでも見えにくい

> テント上でも，TIAや小梗塞の急性期には梗塞巣が同定できないことがあり，時間をおいて追跡のDWI検査を行う.

　TIA症例では，症状が消失しても小梗塞を認めることがある．しかし，超急性期には，DWIの高信号が淡く小さいために，検出できないこともある．5は，右手の脱力発作が起こったために搬入された症例のMRI DWI画像である．入院後，急速に症状が軽快し，2時間後には消失した．MRIでは，明らかな異常を認めないと判断したが，

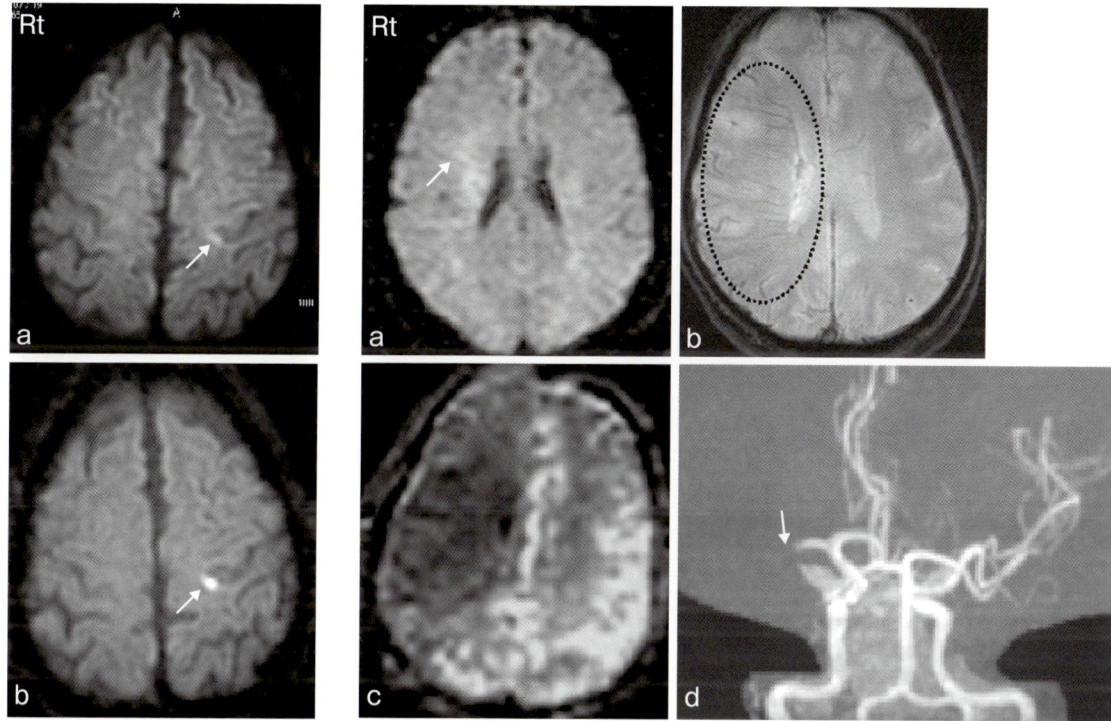

5 TIA症例のDWI

2時間後（a）には淡くて不明瞭だが，翌日（b）のDWIでは，小梗塞巣が描出されている（矢印）．

6 右中大脳動脈塞栓症のMRI

発症から4時間後．
a：DWIで高信号はわずか（矢印）で，まだ完成した梗塞部分は少ない．
b：T2*WIで皮質および髄質静脈が拡張してみえる虚血サインがある（点線囲み）．
c：PWIで右中大脳動脈領域は広範に血流低下がみられ，diffusion-perfusion mismatch（ペナンブラ）が大きい．
d：MRAでは右中大脳動脈水平部で閉塞所見がある（矢印）．

翌日の追跡DWI所見から振り返ってみると，左運動野にわずかに淡い高信号が疑われた．このように，TIA例や軽い症状の小脳梗塞症例では，超急性期のDWIで高信号を見逃す可能性があるので，翌日にも追跡MRIを行い，梗塞巣の有無をチェックしておくことが望ましい．

ペナンブラはDWIで高信号を示さない

脳梗塞の一歩手前のペナンブラは，DWIで高信号を呈さないので，MRAやT2*WI，PWI所見と総合して，病態診断と治療方針決定を行う．

心原性脳塞栓やアテローム血栓性脳梗塞では，大きな脳動脈が閉塞していて症状は強いにもかかわらず，DWIであまり高信号を認めないことがある．これはclinical-diffusion mismatchともいわれる状態で，虚血脳組織は脳梗塞の一歩手前，すなわちペナンブラの状態にあると思われる．T2*WIで虚血のサインである静脈の拡張像が認められ，PWIで脳血流低下が認められれば，まさにdiffusion-perfusion mismatchの状態である（6）．T2*WIの虚血サインは，乏血により酸素摂取率が亢進し，虚血脳の皮質や髄質の静脈中のヘモグロビンがデオキシヘモグロビンに変化したため出現する，と考えられている[2]．

■引用文献

1. Toi H, et al. Diagnosis of acute brain-stem infarcts using diffusion-weighted MRI. Neuroradiol 2003; 45: 352-356.
2. Morita N, et al. Ischemic findings of T2*-weighted 3-tesla MRI in acute stroke patients. Cerebrovasc Dis 2008; 26: 367-375.
3. 森田奈緒美, ほか. 脳梗塞の3T MRI. 臨床放射線 2009; 54: 231-237.

1. 脳梗塞

MRI拡散強調画像のみで拡散制限の診断はできない：T2 shine-throughについて

井川房夫
島根県立中央病院脳神経外科

拡散強調画像

> 細胞が膨化した急性期脳梗塞，細胞密度が高い腫瘍，粘稠な液体などが高信号となり，陳旧性の梗塞や細胞外浮腫などは低信号となる．

　StejskalとTanner[1]が1965年にNMR（核磁気共鳴画像）による拡散係数の測定を初めて報告して以来，NMRは拡散の計算法として利用されている．拡散強調画像（diffusion-weighted image：DWI）は生体内の水プロトンのBrown拡散運動の程度をMRIの信号変化として捉えて画像化する方法で，拡散の影響をMRIの信号に反映するために，Brown拡散運動の大きいプロトンと同運動の少ないプロトンとのあいだの位相のずれを強調する拡散強調傾斜磁場パルス（motionprobing gradient：MPG）と呼ばれるパルスが使用される．

　すなわち，まず，第一の強い傾斜磁場（MPG 1）を印加し，プロトンの位相を変化させる．しかし180°パルスによってプロトンの位相は反転し，また同じ大きさの傾斜磁場（MPG 2）を印加することによって静止しているプロトンでは位相が元に戻る．一方，拡散しているプロトンでは，MPG 2を印加したときに，MPG 1印加直後と同じ位置にあるわけではないので1回目に受けた傾斜磁場量と2回目に受ける傾斜磁場量が同じにならず，位相が元に戻らない．これを1ボクセル内の多数のプロトンでみると，全プロトンが静止していれば，全スピンの位相が揃ってベクトル和としての信号は大きくなり，個々のプロトンがランダムな方向に拡散していればプロトンごとに異なった位相となるため，ベクトル和としての信号は低下する．

　この傾斜磁場の大きさを表すにはb値（b value，b factor）というパラメーターを使用する．このb値が大きいほど，静止しているプロトンと拡散しているプロトンの位相差がより大きくなり，すなわち拡散が強調される．こうして得られる画像が拡散強調画像である．

　臨床的に拡散強調画像では，細胞が膨化した急性期脳梗塞，細胞密度が高い腫瘍，粘稠な液体などが拡散制限の状態で後信号となり，水分子が自由に動ける所は低信号となり，陳旧性の梗塞や細胞外浮腫など，大半の病巣がこれに相当する．

みかけの拡散係数

> 実際の生体ではBrown拡散運動のみならず，さまざまな運動が関与するため，すべての運動を含めて「みかけの拡散」として考える．

　拡散強調画像での信号低下の原因となる微細なincoherent movementをintravoxel incoherent motion（IVIM）と呼び，生体内のIVIMには拡散のほかに灌流，微小循環，軸索輸送なども含まれるため「みかけの拡散」と呼ばれる．拡散の程度は拡散係数という指数により示され，拡散係数も「みかけの拡散係数（apparent diffusion coefficient：ADC）」となる．また，異なるb値で撮像

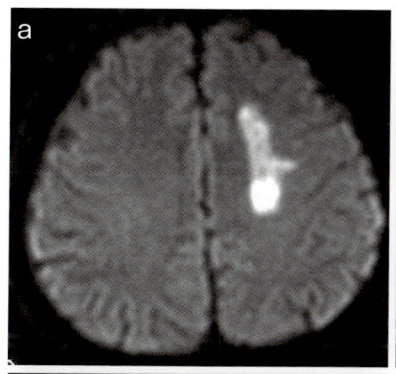
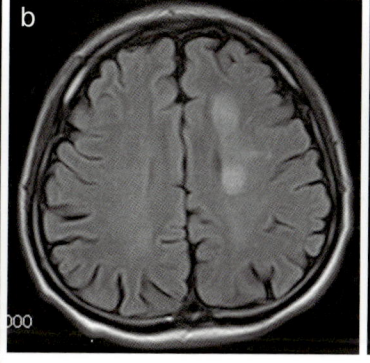
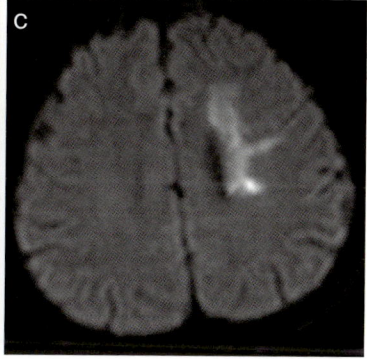
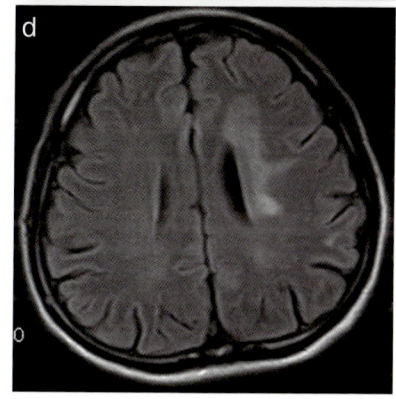

1 脳梗塞亜急性期のMRI画像
a：発症2日目．拡散強調画像で左前頭葉深部白質に高信号を認める．
b：FLAIRでも淡い高信号を認める．
c：発症15日目に拡散強調画像で高信号は持続している．
d：同日のFLAIRでも高信号を認める．

した2枚の画像のb値の変化と信号強度の比から，拡散の程度を算出できる．十分に大きなb値を選ぶことにより灌流などの信号寄与が少なくなり，より拡散が強調された画像となる．

拡散強調画像におけるMR信号（S）と拡散係数（D）との関係は通常以下のように示される．

$$S = S_0 \exp(-bD)$$

ここで，S_0はMPGを用いずに他の条件を一定にして撮像した画像の信号強度，bはb値（そしてこれを表示したものをADC画像という．ADC画像は，ボクセルごとに計算されたADCの値を表示した定量的画像である．

T2 shine-through

> 拡散強調画像は必ずT2緩和の影響を受けるため，その読影には注意が必要である．

拡散強調画像のコントラストの元はT2強調画像であり，拡散が非常に大きい領域以外ではT2の強い影響を受ける．この効果は"T2 shine-through"と呼ばれ，とくにT2強調像で非常に高信号となる疾患では臨床的に重要である．拡散の低下がほとんどなくても，また時には拡散が上昇していても，T2延長効果が大きいために拡散強調像で高信号を示すことがある．状況によっては，拡散強調画像での高信号域が真の拡散制限によるものか，T2 shine-throughによるものかを判断するのが難しいことがあり，このような場合にADC画像が有用となる．

脳虚血急性期の画像診断

> 急性期に低下したADC値は7～10日後にほぼ正常まで回復するが，拡散強調画像ではT2 shine-throughのため高信号が正常化するのに14日以上かかる．

一般に，細胞内には種々の細胞内器官や高分子蛋白が存在し，拡散は制限を受けるが，細胞外では拡散は制限を受けにくい．虚血早期では脳浮腫として細胞性浮腫（cytotoxic edema）と，血管性浮腫（vasogenic edema）が関与する．虚血に

1. 脳梗塞

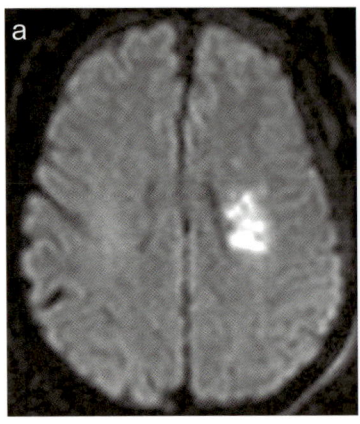
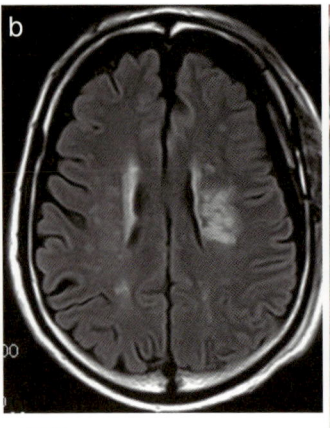
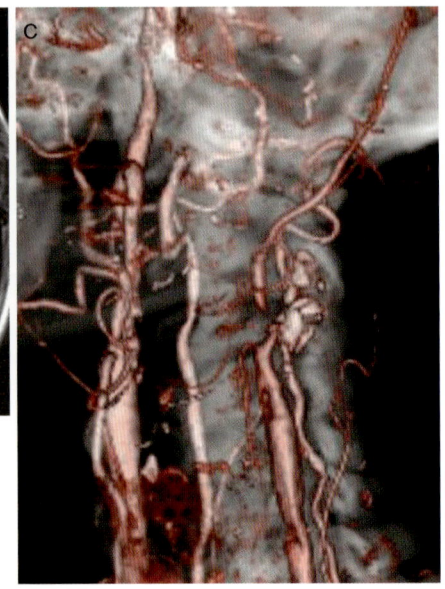

2 脳梗塞亜急性期のMRI画像とCTA画像
a：発症30日目．拡散強調画像で左前頭葉深部白質に高信号を認める．
b：FLAIRでも高信号を認める．
c：CTAで左内頸動脈閉塞を認めた．

より高エネルギーリン酸回路の障害によって細胞膜のNa-Kポンプなどの能動輸送が低下し，Naと水の細胞内移動が生じる．その結果，細胞内浮腫と細胞外スペースの減少から拡散が遅延する[2]ため，拡散強調画像は超急性期脳梗塞の診断に有用とされる．

急性期に低下したADC値は7〜10日後にほぼ正常まで回復するが，拡散強調画像では高信号が正常化するのに14日以上かかる．これはT2 shine-throughのためである．その後ADC値は徐々に高値になるとされるが，ADC値に影響するさまざまな因子を考慮してもこれは細胞性浮腫から血管性浮腫への変化と細胞崩壊，壊死，グリオーシス，囊胞化へと細胞構築の変化と思われる．**1 2**は脳梗塞亜急性期の拡散強調画像であるが，T2 shine-throughのため高信号が持続している．

灌流強調画像

> 神経機能は障害されているが細胞傷害まで至らず，機能回復が期待できる可逆的な領域は，平均通過時間が延長した領域とADCが低下した領域の差分内に含まれると考えられている．

MRIを用いた灌流強調画像（perfusion weighted image：PWI）の報告は1988年Villringerら[3]がmagnetic susceptibility effectによる脳の微小循環の報告をして以来，多数散見される．これは，MR造影剤のような常磁性体が微小血管を通過するさいには，血管周囲組織とのあいだに磁化率の違いによる無数の微小磁場勾配が生じ，これがボクセル内の磁場の不均一を惹起し，周囲の水組織のプロトンの位相の乱れの原因となる．この結果，血管周囲の信号強度低下が引き起こされることによる[4]．

Gd-DTPAの急速注入に伴う局所濃度変化は，局所のT2緩和率と比例関係が成り立つ[2]ため，⊿R2値が計測されれば，PETやSPECTなどのRIトレーサーを用いた方法と同様に，局所脳血流動態の半定量的な解析が可能となる．⊿R2値は以下の式で容易に求めることができる．

$$\Delta R2 = -LN(St/So)/TE$$

（So：造影剤注入前の信号強度，St：撮影時間t秒後における信号強度，⊿R2：T2緩和率変化量，LN：自然対数，TE：echo time）．

したがって，⊿R2の積分値からは相対的局所脳血液量を求めることができる．

一方，PWIはPET，SPECTと異なり非拡散性物質をトレーサーとして使用する点でダイナミックCTとほぼ同様に位置づけられており，Zierler

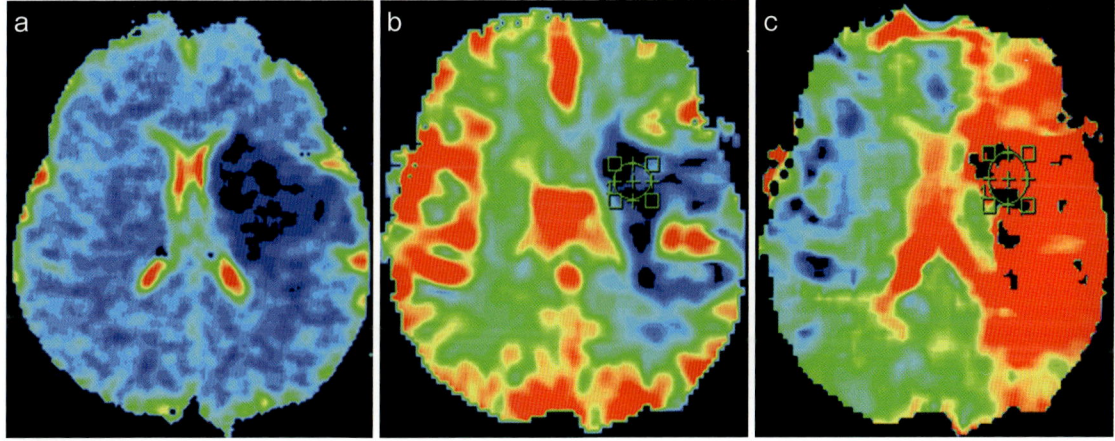

3 拡散・灌流のミスマッチ
a：発症6時間の脳梗塞例．ADCマップで左前頭葉深部白質に低信号を認める．
b：灌流強調画像．脳血液量マップで脳梗塞領域に一致して血流低下を認める．
c：灌流強調画像．平均通過時間マップで脳梗塞領域より広い範囲で循環障害を認める．

のcentral volume theorem[5]に基づいて脳血液量（脳血液量）と平均通過時間（MTT）から脳血流量（CBF）を算出しようとするものである．PWIの利点としてはダイナミックCTに比べ，①時間分解能が高くマルチスライスの撮像が可能，②X線被曝がない，③造影剤の量が少ない，④拡散強調画像など他の新しい検査と同時に施行可能，などがある．しかし，定量的評価を試みるには信号強度の変化がどの程度まで正確にROI（region of interest）内の血管床面積を反映しているかの問題が存在する．

　一般に灌流強調画像では，拡散強調画像で高信号域にほぼ一致あるいはやや広い範囲で脳血液量が低下した領域を認め，この領域と一致あるいはさらに広い範囲で平均通過時間が延長した領域を認める．これは，超急性期では時々刻々と虚血範囲と程度が変化しており，梗塞巣より広い領域での循環遅延，すなわち低灌流を表しているものである（⇒Point!）．神経機能は障害されているが細胞傷害まで至らず，機能回復が期待できる可逆的な領域（いわゆる虚血性ペナンブラ）は平均通過時間が延長した領域とADCが低下した領域の差の領域内に含まれると考えられる[6]．3は急性期脳梗塞のADCマップ，脳血液量マップ，平均通過時間マップであるが，ADCが低下した領域より広い範囲でいわゆる拡散・灌流のミスマッチ（diffusion-perfusion mismatch）の領域が存在し，この部位に虚血性ペナンブラが含まれると考えられた．

> 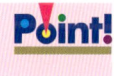 **撮影された画像は変化するなかの，ある1点でしかない**
>
> 脳梗塞は虚血が強いため細胞が傷害された結果であり，一度傷害された細胞の回復は通常は困難と考えられる．細胞傷害は虚血の強さと時間によって決定されるため，どの程度の血流が残存しているかを知ることは，治療するうえで非常に重要である．脳虚血急性期の画像はダイナミックに変化する1点を捉えているにすぎないことを知っておく必要がある．

■引用文献

1. Stejskal EO, et al. Spin diffusion mesurements: Spin echoes in the presence of a time-dependent field gradient. J Chem Phys 1965; 42: 288-292.
2. Matsumoto K, et al. Role of vasogenic edema and tissue cavitation in ischemic evolution on diffusion weighted imaging: Comparison with multiparameter MR and immunohistochemistry. AJNR 1995; 16: 1107-1115.
3. Villringer A et al. Dynamic imaging with lanthanide chelates in normal brain: contrast due to magnetic susceptibility effect. Magn Reso Med 1988; 6: 164-174.
4. Edelman RR et al. Cerebral blood flow: assessment with dinamic contrast-enhanced T2*-wighted MR imaging at 1.5T. Radiology 1990; 176: 211-220.
5. Zierler KL. Theoretical basis of indicator-dilution methods for measuring flow and volume. Circ Res 1962; 10: 393-407.
6. Ikawa F, et al. Ultrafast magnetic resonance imaging in medicine 1999; 213-216.

1. 脳梗塞

MRI（拡散強調画像）のみでは超急性期脳梗塞を見誤ることがある

垣下浩二，寺田友昭
和歌山ろうさい病院脳神経外科

脳梗塞の診断

> 拡散強調画像（DWI）により，発症1時間以内の超急性期脳梗塞でも診断できるようになってきた．

　脳卒中は日本人の死因第3位であり，そのうち脳梗塞が60％を占めている．脳梗塞の画像診断として，頭部CT，MRI，SPECTが用いられる．近年，tPAの発症3時間以内の脳梗塞に対する使用が認可され，急性期の適切な診断が重要となってきている．

　CTでは虚血の程度の強い脳梗塞においては発症後2～3時間以内でも低吸収域を呈するが，いわゆるearly CT signといわれる①レンズ核の不明瞭化，②島皮質の不明瞭化，③脳実質のX線吸収値のわずかな低下，④脳溝の消失は軽微な所見で，検出には適切な撮像条件と読影の熟練が必須である．

　SPECTは脳梗塞発症直後から明確な欠損像を示し，灌流異常を鋭敏にとらえることができるが，空間分解能が低いため小さな病巣の検出には適していない．

　MRIでは，EPI（echo planar imaging）を用いた拡散強調画像（diffusion-weighted image：DWI）により，通常の撮影法（T1強調像，T2強調像，FLAIR）では，梗塞巣の信号変化がみられない超急性期（発症1時間以内）でも異常な高信号を示し，超急性期脳梗塞を診断できるようになってきている．DWIで高信号を示す領域は虚血によ

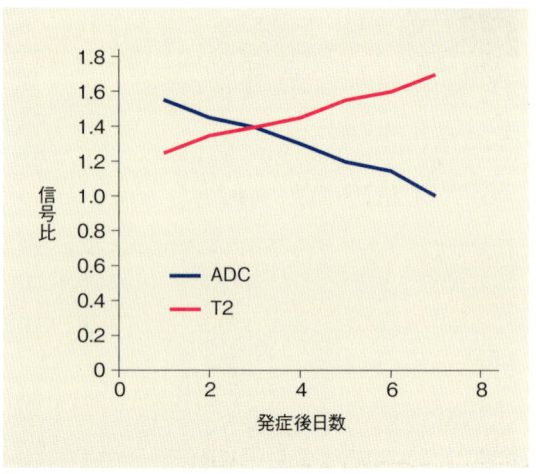

1 信号強度に影響を与える因子の経時変化
（Burdete JB, et al, 1998[1]）より改変）

り細胞が膨化した状態と考えられ，ほとんどは脳梗塞になってしまうが，適切な治療を行えば梗塞に陥らない可逆的な部分もある．

等方性拡散強調画像（isotropic DWI）

　MRI拡散強調画像（DWI）とは，プロトンの拡散運動を何らかの方法で強調した画像，すなわち拡散を強調するための傾斜磁場を加えて撮影した画像で，とくに脳内では水の拡散のみをとらえられる高い傾斜磁場が用いられる．脳白質には線維があり，もともと水分子の動きが制限されている．そのため傾斜磁場と白質線維の方向で信号強度が変化する．この信号強度の変化を排除した拡散強調画像が等方性拡散強調画像（isotropic DWI）で，一般にDWIとして撮影されている．

1. 脳梗塞

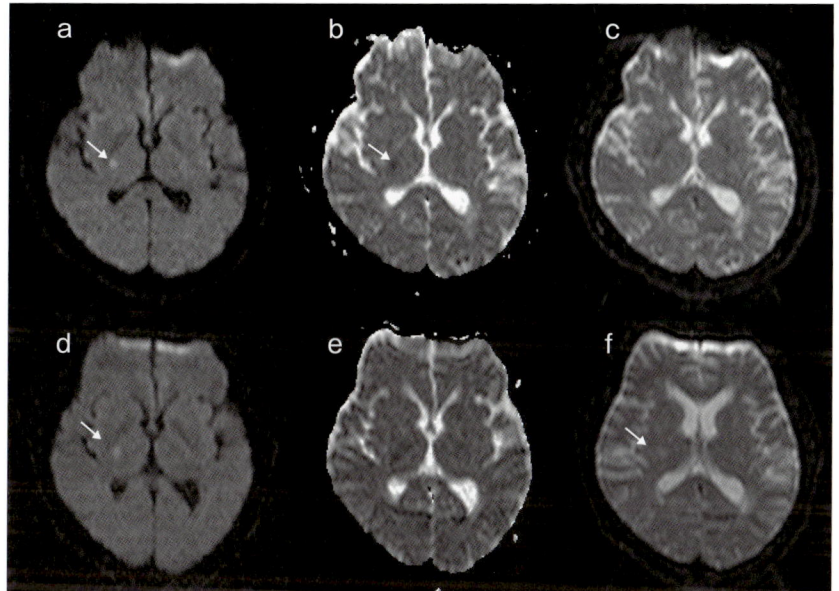

2 同一病変の経時変化

発症2時間では，DW（a）で高信号，ADC map（b）で低信号に，発症7日目では，DW（d）ではまだ高信号を呈するがADC map（e）では信号なく，T2（f）では高信号になった．
上段：発症2時間後．
下段：発症7日後．
a, d：DW．
b, e：ADC．
c, f：T2．

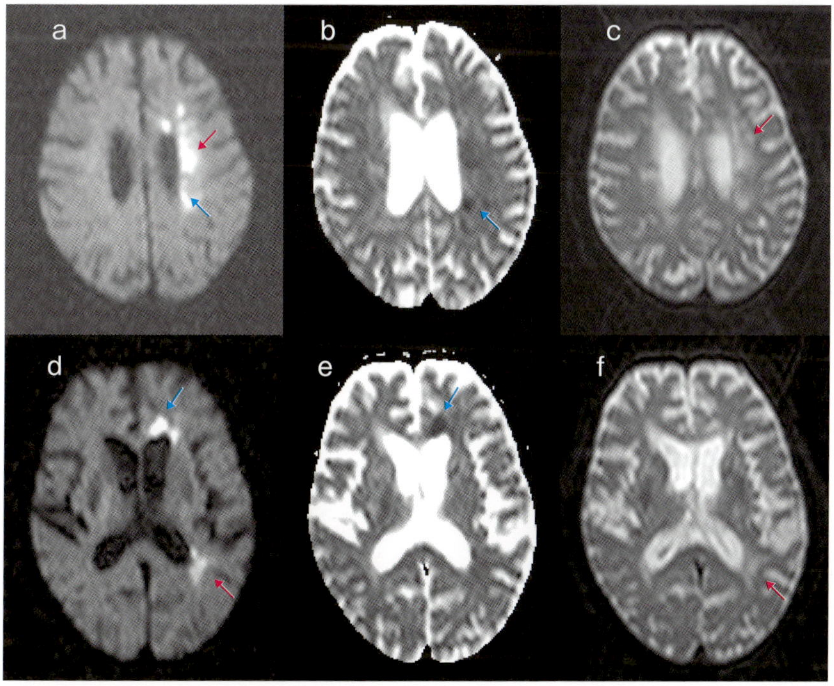

3 新旧さまざまな時期の脳梗塞を持つ症例

左内頸動脈狭窄を指摘されていて，失語，右下肢脱力が出現したためMRI施行したところ，DW（a, d）では多発性に高信号を認め，ADC mapでは後部放線冠（b），左帯状回（e）に低信号（→），他の部位はT2（c, f）で高信号を呈した（→）．DWIでは広範囲の病巣を呈しているがT2で高信号を呈した部分は以前の梗塞巣で，ADCで低信号を呈している部分は今回の梗塞病変と考えられる．
a, d：DWI．
b, e：ADC．
c, f：T2．

脳梗塞とT2 shine-through

> DWIは病変検出に優れているが，信号の解釈にはT2強調像やADC（apparent diffusion coefficient）mapが必要．

DWIはさまざまなパラメーターによって信号強度が変化する．一つはみかけの拡散係数，さらにプロトン密度である．プロトン密度が高い場合，すなわちT2緩和が延長すると高信号として描出され，これをT2 shine-throughとよぶ．急性期脳梗塞では，ADC値は低値を示し，その後，経時的に上昇する．T2緩和は，発症時には変化ないが，経時的に延長していく（1）．そのため，発症数

13

1. 脳梗塞

日した脳梗塞でもDWIでは高信号に描出されることがあり，急性期脳梗塞と間違わないように注意しなければならない（⇒**Point!**）．

DWI高信号がすべて超急性期脳梗塞巣とは限らない！

　MRIのDWIは鋭敏度，特異度ともにCTよりも優れ，急性期脳梗塞の診断に不可欠になってきている．しかし，DWI高信号は細胞性浮腫を反映するものであって，しばらく時間が経過した梗塞巣も高信号を呈する．とくに，再発をきたしやすい，アテローム血栓性脳梗塞では，短期間に梗塞を繰り返す症例もみられ，その場合，新規病巣があるのかどうかしっかりと判別しなければならない（**3**）．そのため，DWIの高信号がADCに

急性期脳梗塞DWI高信号の解釈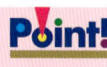

ADC値は発症7〜10日で正常値に戻り，DWIの高信号は，発症2週間まで高信号を呈すると報告されている[1]．これは，DWI高信号に与える影響が発症3日目まではADC値が，3日目以降はT2高信号がより影響するためと考えられている（**1**）．そのため，超急性期脳梗塞であるかどうかはADC mapで評価することにより診断することが可能である（**2**）．

よるものか，T2 shine-throughによるものか確認が必要である．

■引用文献

1. Burdete JB, et al. Cerebral infarction: time course of signal changes on diffusion-weighted MR images. AJR 1998; 171: 791-795.

急性期ラクナ梗塞が疑われる片麻痺患者でも拡散強調画像に変化を認めないことがある：頚椎頚髄疾患を忘れるべからず

菅 貞郎
東京歯科大学市川総合病院脳神経外科

急性期脳梗塞の診断

> MRIの進歩により，急性期脳梗塞の画像診断の精度が飛躍的に向上しているが，神経局所症状と画像所見が一致しない症例がある．

2005（平成17）年，わが国でrt-PAが脳梗塞急性期の治療法として認可され，恩恵にあずかる症例が増えている．rt-PA投与に関しては，発症3時間以内とされているため，迅速な診断が求められている．その一方で，出血性合併症の回避に関して，いっそうの注意が必要とされ，診断の正確さが求められている．

現在，わが国では5,000台のMRIが稼働しており，急性期脳梗塞が疑われる患者には積極的な画像診断が早期から行われている．そのため，片麻痺などの神経局所症状を呈する患者で，MRI拡散強調画像（DWI）にて高信号域が確認された場合は脳梗塞の診断に苦慮することはないが，まれにではあるが，神経局所症状を呈するにもかかわらず，頭蓋内病変がDWIで確定できないことがある．

急性期DWIの限界

> DWIは急性期脳梗塞の診断に威力を発揮するが，新鮮脳梗塞を検出できない場合がある．

DWIによる急性期脳梗塞の診断精度は，発症からの時間，病変の部位，大きさなどによって異なるが，発症24時間以内でも5％程度の偽陰性を示すとの報告がある．とくに椎骨脳底動脈系ではその頻度が高いとされているが，大脳半球病変では2％と比較的少ない．そのため，局所神経症状が継続する場合は，時間をおいて再度DWIを撮像することで責任病変を確定できることがある[1]．

脊髄性片麻痺の診断

> 片麻痺は頭蓋内疾患のみで起きるわけではなく，片麻痺があってもDWIに変化がないこともある．

急性期脳梗塞患者で最も多い症状は片麻痺である．片麻痺は，大脳皮質運動野から延髄頚髄移行部で交叉する皮質脊髄路の中枢側で起きるが，まれに錐体交叉後の脊髄半側錐体路の障害で同側性の片麻痺が起こる[2]．

以下に症例を提示する．症例は80歳女性，高血圧治療中．最初，左肩が痛くなり，次に左半身がまったく動かなくなり，発症30分で来院．来院時，意識清明にて，左片麻痺3/5．頭部CTでは異常所見なし．NIHSS 4点と軽症であり，年齢も考慮してrt-PAは使用せず．ラクナ梗塞の診断にて，治療を開始した．翌日の頭部DWIでは新鮮病変なし．頭部MRAでも頭蓋内主幹動脈には有意な狭窄なし．また左片麻痺も改善したため，TIAと判断した．ところが，その後に右手に力が入りにくくなり，頚部MRIを施行したところ，変形性頚椎症による高度の脊柱管狭窄とC4-5椎間の高度の脊髄扁平化を認め，頚髄症による片麻

1. 脳梗塞

痺症状と考えられた（**1**）．

　従来の脊椎脊髄病変に伴う急性発症の片麻痺患者の報告は，特発性頚椎硬膜外血腫の報告が多い[3]．やはり脳梗塞と間違われ，抗血小板療法や，血栓溶解療法が行われることもあり，注意が喚起されている（⇒**Point!**）．

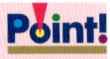

脊椎脊髄病変による片麻痺の診断

臨床経過：頚部から肩にかけての疼痛．
神経症状：①中枢性顔面神経麻痺はない，②下肢に強い麻痺の場合もある（下肢への運動繊維は脊髄の外側を走行している），③両側性の麻痺（対側の軽度も麻痺もチェック），④知覚症状（進行すれば Brown-Sequard 症候群を呈する）．
画像診断：①神経症状が継続すれば頭部 DWI を繰り返す，②頚椎 MRI．

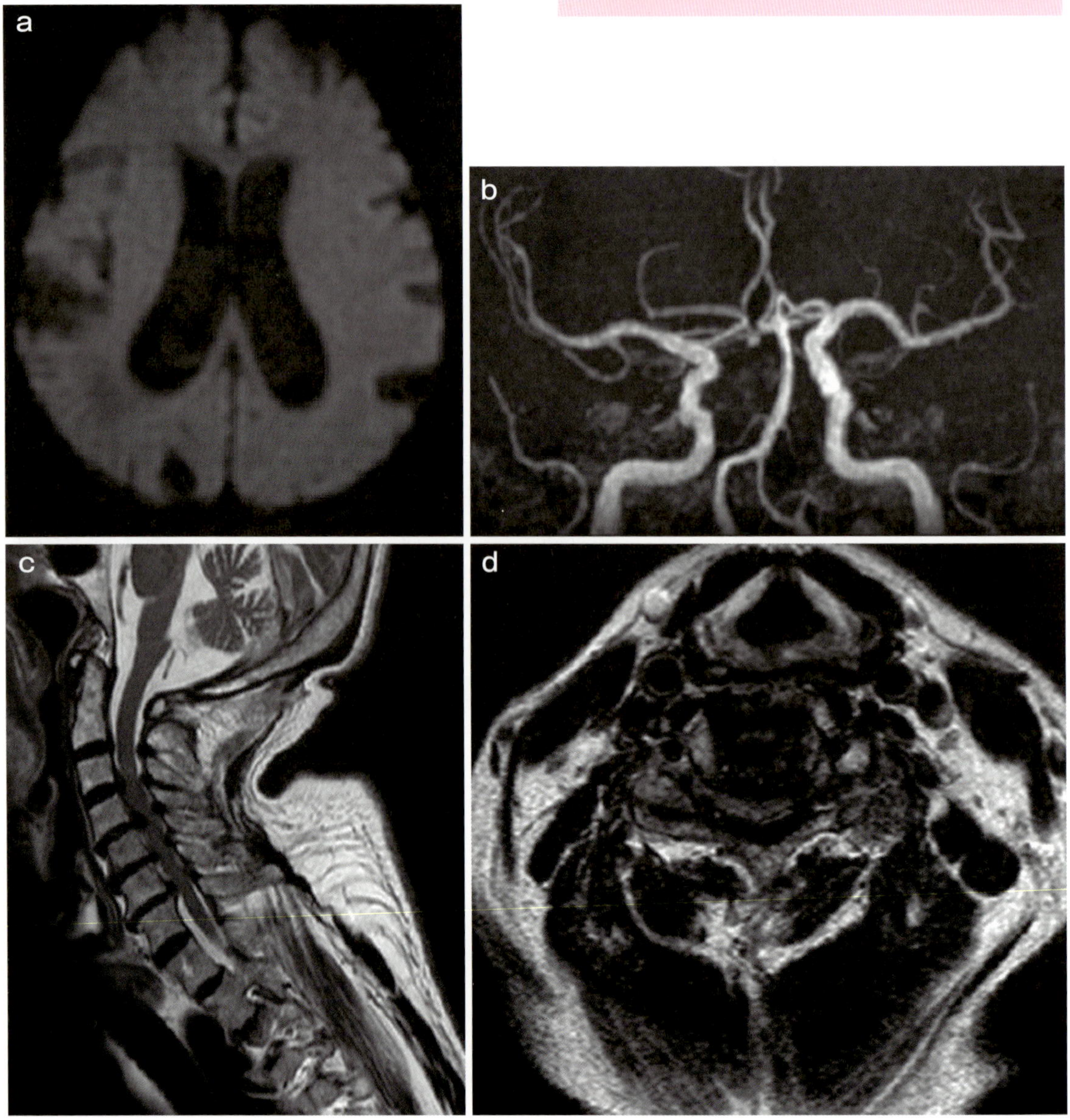

1 左片麻痺で発症した患者の DWI, MRA, MRI 所見

80歳，女性．DWI（a）では新鮮虚血病巣は認められず，MRA（b）でも頭蓋内主幹動脈に狭窄病変は認められない．頚椎 MRI T2 強調画像矢状断（c），水平断（d）で変形性頚椎症による高度脊柱管狭窄と C4-5 椎間の高度脊髄扁平化を認める．

1. 脳梗塞

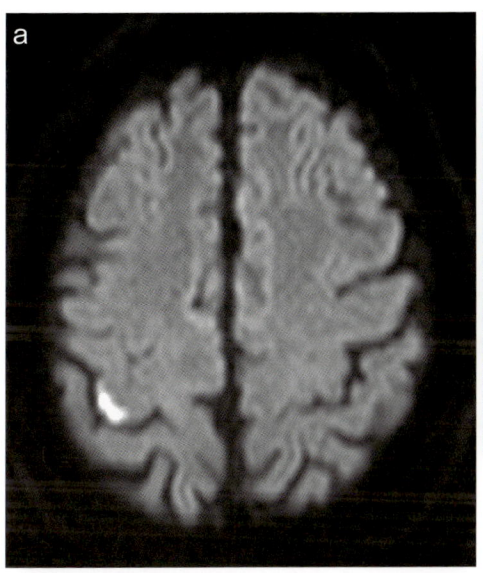
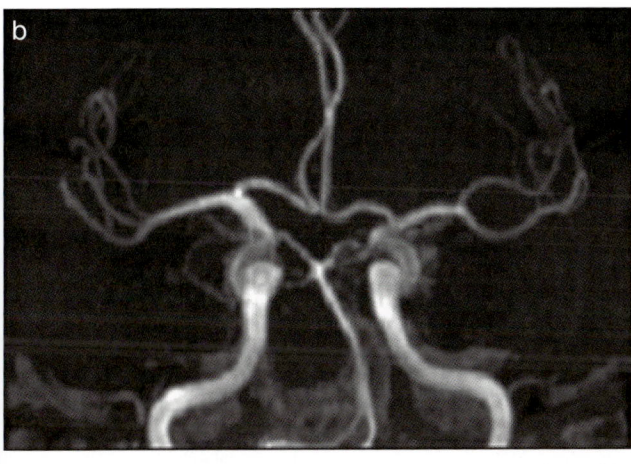

2 左手指の脱力で発症した患者のDWI（a），MRA（b）所見

74歳，男性．中心前回の手の運動野に新鮮脳梗塞を認めるが，MRAでは明らかな異常は認めない．

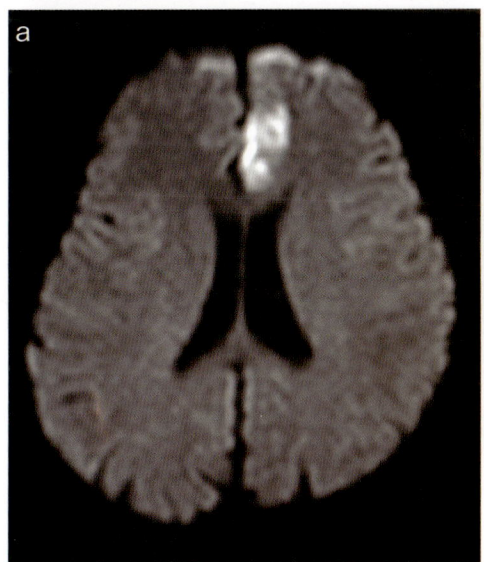
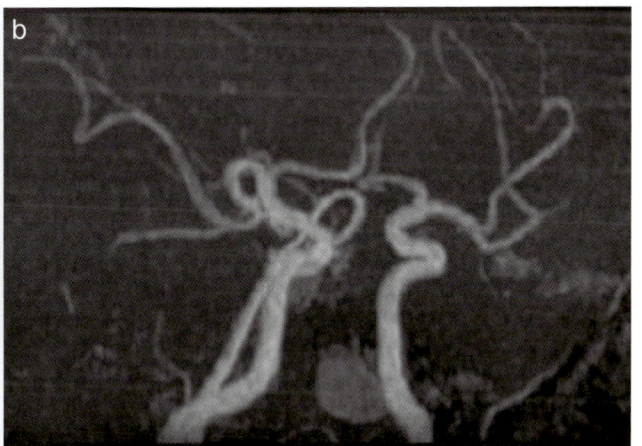

3 右下肢の単麻痺で発症した患者のDWI（a），MRA（b）所見

55歳，男性．左前頭葉内側に新鮮脳梗塞を認め，MRAでは左前大脳動脈A2の狭窄を認めた．

単麻痺でも脳梗塞？

末梢神経障害と診断しがちな単麻痺でも，大脳病変のことがある．

逆に，心原性脳塞栓症やartery to artery embolismによる橈骨神経麻痺と紛らわしいprecentral "hand knob" ischemiaによる手の麻痺や[4]，下肢の単麻痺の症例と末梢神経障害との鑑別で，DWIにて脳梗塞と確認できる場合も多い（**2 3**）．

急性の神経脱落症状を呈する患者では，神経学的所見と画像所見を，どちらか一方に頼るのではなく，相補的に判断して診断を進めることの肝要さをあらためて強調したい．

■引用文献

1. 佐々木真理：診断・検査 CT，MRI血管造影，超音波検査，血液検査．棚橋紀夫，ほか（編）．脳卒中診療 こんなときどうする Q&A，中外医学社，2008; p.18-19
2. 田代邦雄：運動麻痺の診かた．平山恵造（監）．臨床神経内科学，改訂5版，南山堂，2006; p.118-124.
3. 宗 剛平，ほか．軽微な外傷を契機に片麻痺を生じた特発性頸椎硬膜外血腫の1例．脳神経外科 2008; 36: 731-734.
4. Gass A, et al. A diffusion-weighted MRI study of acute ischemic distal arm paresis. Neurology 2001; 57: 1589-1594.

17

1. 脳梗塞

ラクナ梗塞がFLAIR画像では見えないことがある

椎野顯彦, 野崎和彦
滋賀医科大学医学部医学科脳神経外科学講座

ラクナ梗塞と白質病変

> 病巣の位置や撮像条件によって, ラクナ梗塞の見え方が変わってくることがある.

　ラクナ梗塞は脳梗塞の約1/3を占める疾患であるが, 無症候のものを含めると脳梗塞のなかでは最も多いタイプと思われる.

　MRIはラクナ梗塞の検出に優れるが, この場合, 白質病変や血管周囲腔の拡大との鑑別に配慮する必要がある. ラクナ梗塞と白質病変には類似点が多く, ともに脳卒中の危険因子とされている[1]. しかし, ラクナ梗塞の成因は一様ではないことや, 白質病変には良好な経過をたどるタイプもあることから[2], 予後や治療法など両者の扱いには細かい配慮が必要である. 現時点では可能な限り, これらの病変を区別して診断しておく必要があると思われる.

　FLAIR (fluid-attenuated inversion recovery) 法は, T2強調画像でありながら髄液の信号を抑制するよう設定されており, 脳表や脳室近傍の脳梗塞などの病変の描出に優れている[3]. FLAIR画像におけるラクナ梗塞は, 壊死に陥った中央の空洞部が低信号, 周辺部の梗塞変化をきたした組織が高信号として認められるため, 白質病変や血管周囲腔の拡大との鑑別に有用である. しかし, 病巣の位置や撮像条件によっては, ラクナ梗塞の見え方が変わってくることがあり, 注意が必要である. 以下に, FLAIR画像のみではラクナ梗塞の診断がつきにくい具体的な事例を示す.

　本稿で用いたMR画像の撮像条件 (1.5T MR装置を使用). T1強調画像: spoiled gradient recalled echo法, TR=10.6 msec, TE=4.2 msec, FA=20°, 1.2 mm thickness. T2強調画像: TR=4050 msec, TE=100 msec, 4 mm thickness, gapless. FLAIR画像: TR=10000 msec, TE=130 msec, TI=2000 msec, 4 mm thickness, gapless. 拡散強調画像: TR=7500 msec, TE=120 msec, b-value=1000, 4 mm thickness, gapless. T2*強調画像: TR=450 msec, TE=15 msec, FA=20°, 4 mm thickness, gapless.

1 ラクナのタイプによる分類 (Poirierら)

Type I (lacunar infarcts)	
Ia	中央に空洞があり, その辺縁には典型的な虚血性変化が認められる (変性した神経細胞, 反応性アストロサイトの増加, 炎症細胞の浸潤など)
Ib	不完全ラクナ梗塞 (小血管周囲組織の粗鬆化, 神経細胞の減少, 髄鞘の減少, 反応性アストロサイトの増加など)
Type II (small hemorrhage)	
Type III (dilatation of perivascular spaces)	

ラクナの分類

> ラクナとは, ラテン語で空洞, 穴, 池, 欠損という意味.

　Poirierらは, ラクナを3つのタイプに分類した (1)[4]. このうち, ラクナ梗塞はType Iに相当する. ここでType Ibは, Lammieら[5]が"in-

1. 脳梗塞

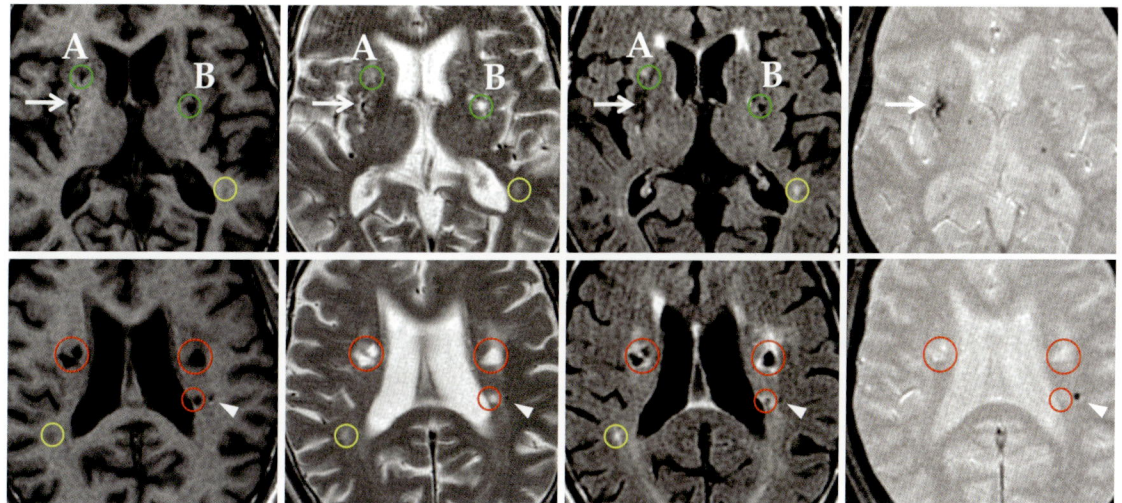

❷ 3つのタイプが混在するラクナ梗塞

上下段とも左から順に T1 強調画像，T2 強調画像，FLAIR 画像，T2*強調画像．
赤丸：ラクナ梗塞．T1 強調画像で中央に強い低信号＋周辺に淡い低信号，T2 強調画像で中央に強い高信号＋周辺に淡い高信号，FLAIR 画像で中央に強い低信号＋周辺に強い高信号．病巣中央は空洞部，周辺部はグリオーシスなどの虚血後の変化を反映していると思われる．
緑丸：ラクナ梗塞．A，B の病巣とも T1 強調画像で中央に強い低信号＋周辺に淡い低信号．T2 強調画像では B の病巣のみ，中央に強い高信号＋周辺に淡い高信号として認められる．A の病巣は T2 強調画像，FLAIR 画像ともに不鮮明である．B の病巣は，FLAIR 画像では空洞のみで，周囲のグリオーシスなどの病変は不鮮明．
黄丸：白質病変．T1 強調画像で淡い低信号（灰白質と同程度までの低信号），T2 強調画像で淡い高信号，FLAIR 画像で強い高信号で中央に空洞は認められない．
矢印：被殻出血の跡．出血の中央部はスリット状の空洞，周辺はグリオーシスになっていると思われる．空洞部は，T1 強調画像で不規則な形の強い低信号，T2 強調画像で不規則な形状の強い高信号であるが，FLAIR 画像では空洞としての描出は不鮮明．
矢頭：微小出血．T1 強調画像，T2 強調画像，FLAIR 画像で低信号．T2*強調画像で明瞭に認められる．

complete lacunar infarction"として提唱したもので，神経細胞の変性が主体で，アストロサイトの反応や炎症反応はあっても通常の梗塞変化よりも軽度なものを指している．梗塞と白質病変との中間的なものとも考えられる．

本稿では，空洞形成のあるIaタイプをラクナ梗塞として記述する．Poirier 氏は，IaとIbの分類はもはや必要ないと考えている（personal communication, poirierpaulin@aol.com）．

FLAIR画像には落とし穴がある

> FLAIRはラクナ梗塞検出に優れた撮像法であるが，この画像のみでは思わぬ落とし穴にはまる可能性がある．

典型的なラクナ梗塞は，FLAIR画像では中心の空洞が低信号，周辺の梗塞病変が高信号となる．T2強調画像では，中心の空洞が周囲のグリオーシスよりもさらに強い高信号として認められる．T1強調画像では空洞は強い低信号，周辺部が淡い低信号として認められる．

FLAIR法で繰り返し時間を短くすると，得られる組織のコントラストは低下する．梗塞内部の空洞の性状が蛋白質濃度の違いなど髄液と多少とも異なる場合，すなわち縦緩和時間が髄液と異なると，空洞内部の信号は低信号にはならない．これは，TI時に印加するパルスで空洞内部の信号が完全には抑制されないためである．奥寺らは，FLAIR画像を根拠としたラクナ梗塞や白質病変の診断に警告を発している[6]．

3タイプのラクナが混在する症例を❷に示す．FLAIR画像で典型的なラクナ梗塞を赤丸で示した．ラクナ梗塞は，病巣中央付近に低信号（小空洞），周辺部に高信号（組織の虚血変化）の病巣として描出されている．図の緑丸は，FLAIR画像では空洞がみえない（A），あるいは，空洞の

1. 脳梗塞

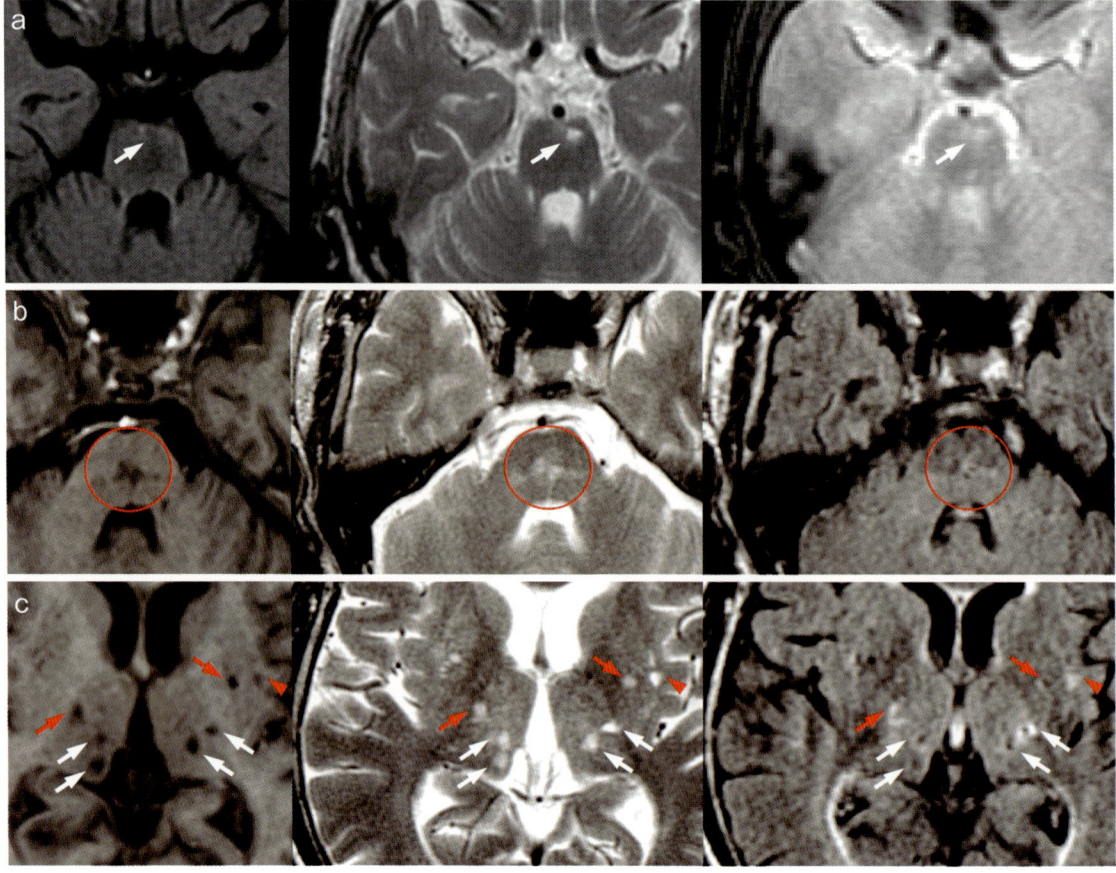

3 FLAIR画像の落とし穴

a：脳橋腹側のラクナ梗塞．左からFLAIR画像，T2強調画像，T2*強調画像．T2強調画像では明瞭な囊胞と周囲の淡い組織変化（グリオーシスなど）が認められるが，FLAIR画像では病巣そのものが認められない．T2*強調画像から出血性病変でないことがわかる．
b：脳橋中央部のラクナ梗塞．左からT1強調画像，T2強調画像，FLAIR画像．T1強調画像とT2強調画像で，複数の小さな空洞と周囲の組織変化が認められるが，FLAIR画像では不明瞭である．
c：視床と被殻に多発するラクナ梗塞．左から順にT1強調画像，T2強調画像，FLAIR画像．7つのラクナ梗塞のうち，赤矢印のものはFLAIR画像では不鮮明．赤矢頭の部位は，FLAIRよりもT2強調画像でより高信号を呈していることから，ラクナ梗塞と考えられる．

みで周囲の梗塞組織が見えない（B）病巣を示している．病巣AはT1強調画像で不整形の空洞が確認でき，周囲に淡い低吸収域も存在する．病巣Bは，T1強調画像，T2強調画像ともに空洞周囲の梗塞変化が認められるが，FLAIRでは円形の空洞のみのようにみえる．このようにラクナ梗塞や多発性硬化症において，脳幹，基底核部，視床などにできた病巣はFLAIRではわかりにくいことがあると言われている[7]．

病巣の部位，撮像条件による落とし穴

> 脳幹，基底核，視床の小病変は，FLAIRで見えにくいことがある．

3aの症例では，脳橋左腹側にT2強調画像で明らかな高信号の病巣が認められるにもかかわらず，FLAIR画像ではこの病巣は認められない．T2*強調画像では辺縁が不明瞭な高信号として認められ，微小出血あるいはヘモジデリンの沈着を思わせる所見はない．FLAIRではグリオーシス

1. 脳梗塞

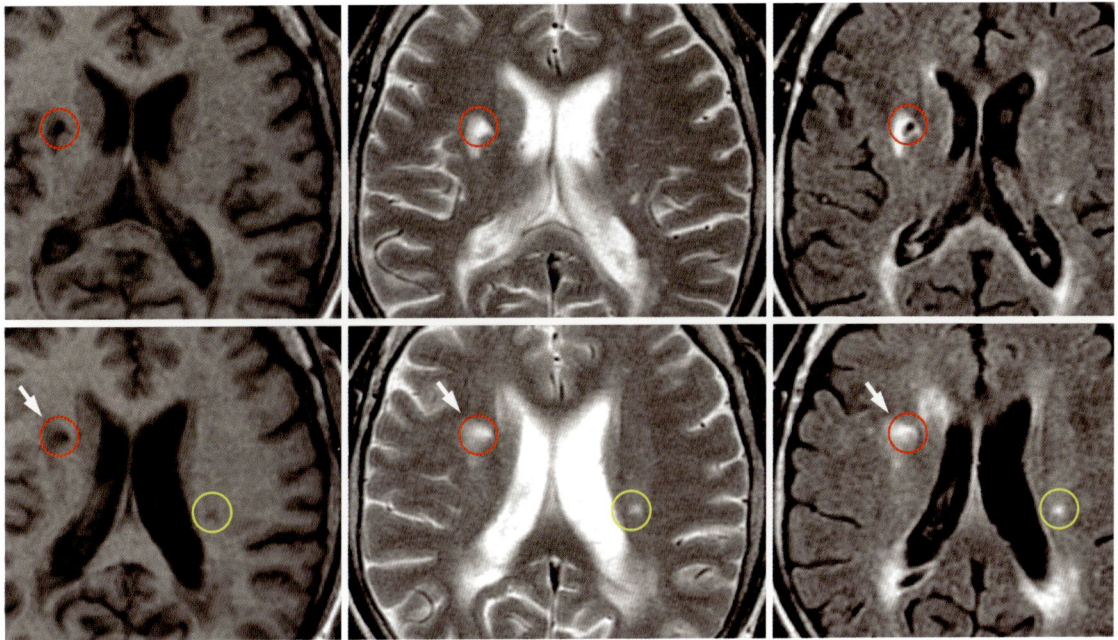

4 深部白質のラクナ梗塞

上下段とも左からT1強調画像，T2強調画像，FLAIR画像．
左深部白質の病巣（黄丸）はT1強調画像で，淡い低吸収値であるため，ラクナ梗塞ではなく白質病変と思われる．下段の右白質深部の病巣（赤丸）はT1強調画像で強い低信号の領域（空洞）と周囲に淡い低信号（虚血後の組織変化），T2強調画像で強い高信号の領域（空洞）と周囲に淡い高信号の領域（虚血後の組織変化）が認められ，この病巣はラクナ梗塞であることがわかる．
FLAIR画像では，中央の空洞が認められず集簇した白質病変との鑑別が困難である．これより少し下のスライス（上段）では，FLAIR画像でも空洞が認められる．FLAIR画像では，T1強調画像やT2強調画像よりも，スライスの病巣中心からの位置ずれや空洞がごく小さい場合には，空洞が見えにくくなる可能性がある．

もはっきりしない．

3 bの症例では，脳橋中央部に小空洞を伴ったラクナ梗塞がT1強調画像とT2強調画像では認められるが，FLAIR画像でははっきりしない．

3 cは，視床と被殻に7個のラクナ梗塞を認めるが，左被殻と右視床で内包付近の病巣（赤矢印）はFLAIRではわかりにくい．左被殻外側のものは，T2強調画像で明瞭な空洞形成が認められるが，FLAIRでは淡い高信号領域としてみえる（矢頭）．

> FLAIR画像は，病巣中心からの位置ズレの影響を受けやすかったり，ごく小さな空洞は，描出されない可能性がある．

4 は，深部白質に2個のラクナ梗塞がある症例である．図の黄丸，左深部白質の病巣はT1強調画像で，淡い低吸収値であるためラクナ梗塞ではなく白質病変と思われる．図の矢印で示されてい

る赤丸の部位はT1強調画像，T2強調画像ともに空洞形成のあるラクナ梗塞とわかるが，FLAIR画像では，中央の空洞が認められない．少しスライスの位置をずらしてみると，図の上段のようにFLAIR画像で空洞が認められた．このことから，T1強調画像やT2強調画像よりもFLAIR画像のほうが病巣中心からの位置ズレの影響を受けやすい，あるいは，ごく小さな空洞は，FLAIR画像では描出されない可能性があると思われる．

FLAIRの撮像条件の影響を調べた結果を**5**に示す．びまん性の白質病変の中にあるラクナ梗塞のさいに問題となることがある．図の赤丸の領域は，T2強調画像で強い高信号の領域（空洞）が認められるため，ラクナ梗塞である．FLAIR画像のうち繰り返し時間が8secの条件では，この空洞が他の条件よりも不鮮明である．逆に，図の緑丸の部位はFLAIR画像ではラクナ梗塞のよう

21

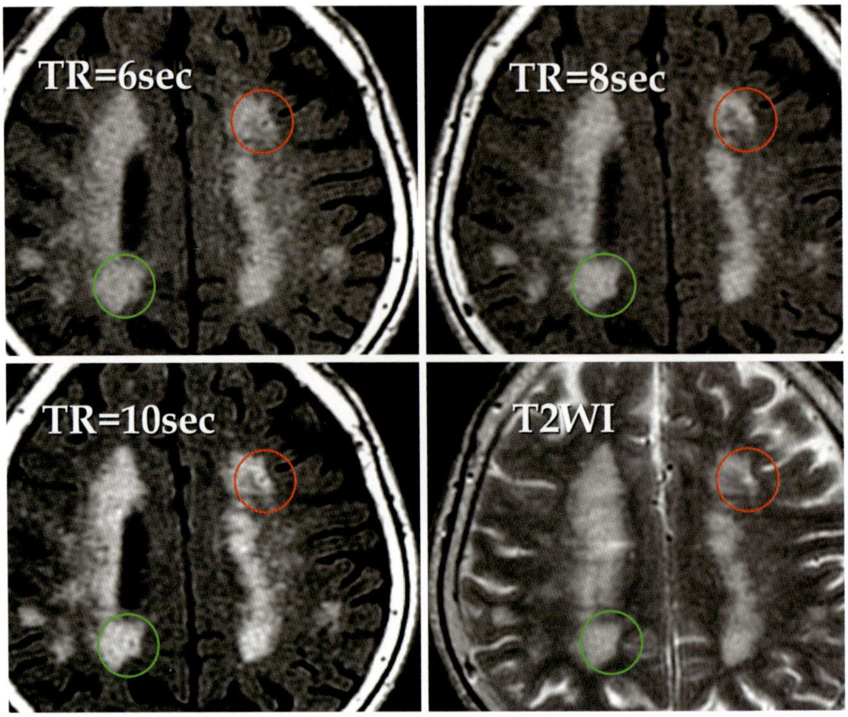

1. 脳梗塞

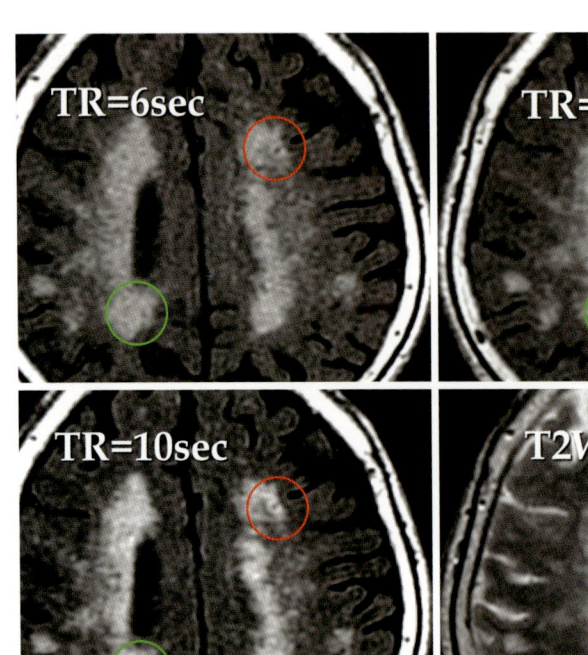

5 FLAIRの撮像条件による見え方の違い

赤丸：ラクナ梗塞．
緑丸：白質病変．
左前頭葉深部白質にラクナ梗塞があるが（赤丸），周囲の虚血に伴う高信号領域は白質病変と重なっている．FLAIR画像で，TR=8,000msecのときは，病巣中央の空洞部の描出が他の条件より不明瞭である．FLAIR画像で，TR=10,000msecのときは，逆に空洞形成のようにみえる部位が目立つが，T2強調画像で空洞形成は認められない（緑丸）．FLAIRの撮像条件：TR/TE/TI=6000/130/1500, 8000/130/2000, 10000/133/2300msec．

にみえるが，T2強調画像では空洞が認められず，ラクナ梗塞でないことがわかる（⇒Point!）．

梗塞の時期による落とし穴

梗塞急性期には，ラクナは存在しない．

　当然のことながら，ラクナ梗塞出現から空洞形成までには数日かかる[8]．**6**に左側脳室近傍の発症間もないラクナ梗塞を示す．直径が3mm程度と小さく形も不整形ではないため，白質病変のようにみえる．T2強調画像よりもFLAIR画像のほうが明瞭で，形も卵円形で不整ではない．無症候性のため，発症からの期日は不明．拡散強調画像で梗塞部が高信号として認められる期間は，梗塞発症時から1～2週間程度であると考えられる[9]．しかし，拡散強調画像ではT2が強調されており，T2 shine-throughのために実際には1か月近くラクナ梗塞が高信号として認められることがある．

　7は，初回検査から10日後のMRI画像．拡散強調画像では依然として高信号であるが，FLAIR画像では中央に空洞の形成が認められる．

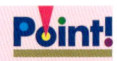

ラクナ梗塞の診断はFLAIR画像のみでは危険である

①基底核，視床，脳幹部の小病巣は，FLAIR画像で高信号になりにくい．FLAIR法は180°パルスを用いているので，縦緩和時間の影響を受けることや，拍動のある血管や髄液の影響を受けやすいことが原因と推測される．
②空洞はFLAIR画像でみえにくいことがある．空洞の内溶液の性状が髄液と異なり両者の縦緩和時間の差が大きいと，信号の抑制が不十分になるためと考えられる．
③びまん性白質病変内のラクナ梗塞は，FLAIR画像のみの判定では偽陰性，偽陽性の可能性がある．解決法としては，T1強調画像，T2強調画像，T2*強調画像，拡散強調画像を組み合わせてみる必要がある．また，小病巣であるため，スライス厚は薄く，スライスギャップはないほうがよい．

　最近，使われるようになったPROPELLER（periodically rotated overlapping parallel lines with enhanced reconstruction）法を用いたFLAIR画像では，この空洞はかえって不明瞭であった．k空間の高周波数領域のデータ収集が少ないことなどが原因と考えられる．拡散強調画像で高信号の時期を過ぎても空洞形成がない場合は，一時的にラクナ梗塞と白質病変の鑑別ができないことになる

1. 脳梗塞

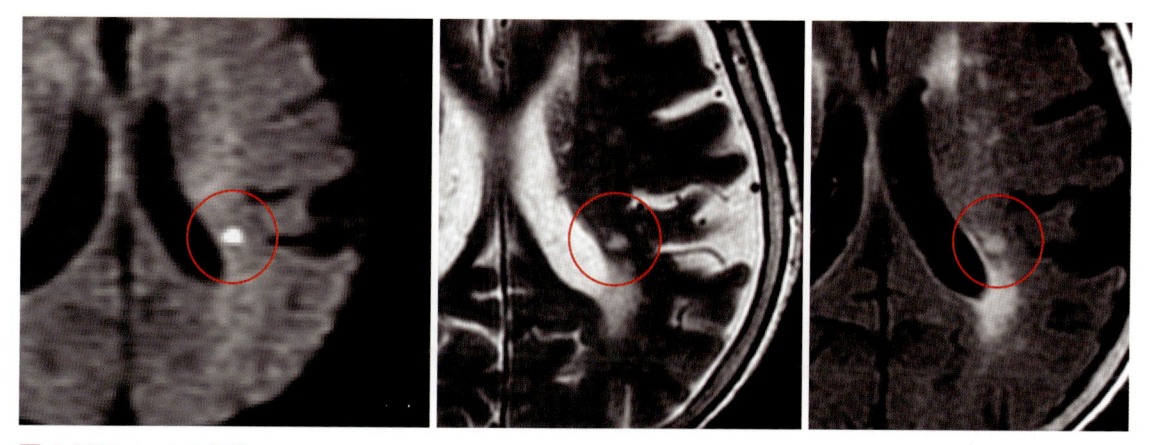

6 急性期のラクナ梗塞

左から順に拡散強調画像，T2強調画像，FLAIR画像．
無症候性のため，発症の時期は不明．拡散強調画像で高信号として描出されている．この時期は，空洞形成がなく，T2強調画像とFLAIR画像では，ともに白質病変と鑑別できない．FLAIR画像のほうがT2強調画像よりもT2の影響が強く出るので，病巣はFLAIR画像のほうが明瞭である．

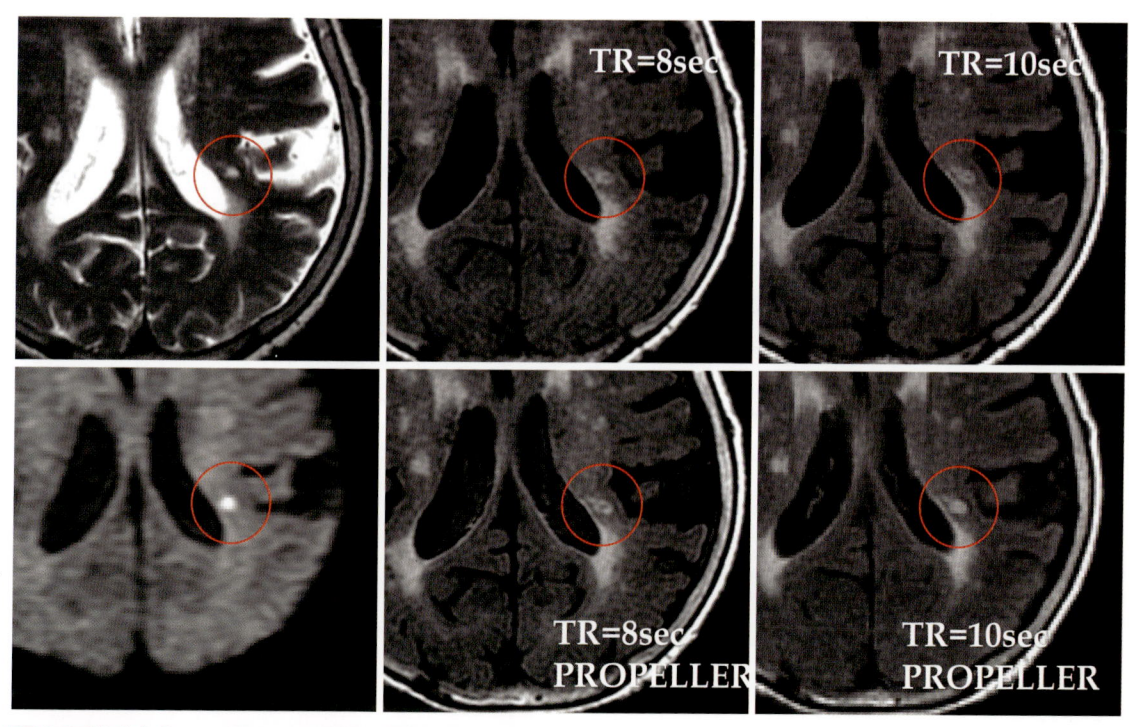

7 初回検査から10日後のMRI画像（6と同一症例）

T2強調画像では，空洞は目立たないが，FLAIR画像では中心部に空洞形成が認められる．FLAIRの撮像条件によって空洞の見えやすさも異なる．PROPELLER（periodically rotated overlapping parallel lines with enhanced reconstruction）は，繰り返し時間ごとにk空間をプロペラのように回転して埋めていく方法で，被写体によるモーションアーチファクトを少なくする目的で使われている．この図の右下の例（TR=10,000 msec，PROPELLER使用）のように，条件設定によっては空洞がみえにくい場合もあるので注意が必要である．

1. 脳梗塞

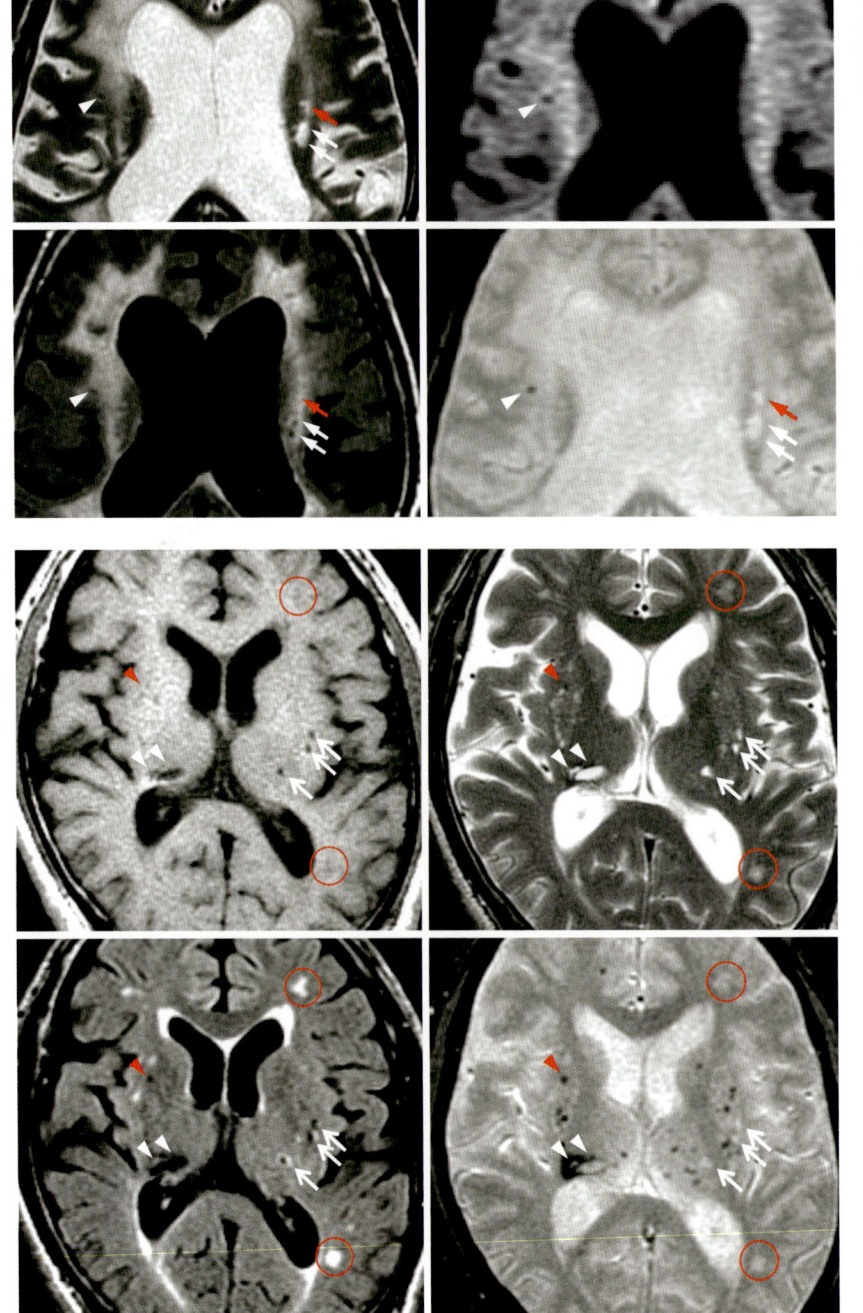

8 びまん性白質病変内のラクナ梗塞と微小出血の混在例

左上, 右上, 左下, 右下の順に, T2強調画像, 拡散強調画像, FLAIR画像, T2*強調画像. 白矢印, 赤矢印ともラクナ梗塞. 白矢頭：微小出血. 左大脳深部白質の3か所にラクナ梗塞を認めるが, 赤矢印の病巣はFLAIR画像では不明瞭. 右の深部白質の病巣はFLAIR画像ではラクナ梗塞の存在が疑われるが, T2*強調画像で微小出血あるいはヘモジデリンの沈着の所見.

9 多発性の微小出血, ラクナ梗塞, 白質病変の合併例

左上, 右上, 左下, 右下の順にT1強調画像, T2強調画像, FLAIR画像, T2*強調画像. 白矢印：左の被殻と視床に3個のラクナ梗塞. 白矢頭：右視床の症候性出血. 赤矢頭：無症候性微小出血. これはFLAIRでラクナ梗塞あるいは血管周囲腔の拡大のようにも見える. 赤丸：白質病変. T1強調画像で淡い低信号となるので, ラクナ梗塞との鑑別が可能である.
被殻や視床では, FLAIR画像で空洞周囲の組織変化が高信号として見られないこともあり, 微小出血や血管周囲腔拡大との鑑別が必要となる. T2*強調画像があると, この鑑別は容易になる.

が，この事例のように，空洞形成が拡散強調画像で高信号の時期に起きていれば問題ないと思われる．

小出血による落とし穴

> ラクナ梗塞と微小出血はしばしば混在する．

白質病変内に微小出血がある場合は，FLAIR画像でラクナ梗塞のようにみえるので注意が必要である（8 9）．T2*強調画像をしておくと，微小出血は強い低信号として認められるので有用である．

謝辞：MRI撮像に協力いただいた，東近江敬愛病院の放射線技師の小谷宏樹氏，松澤善浩氏，志賀まゆみ氏，滋賀医科大学附属病院の放射線技師の吉村雅寛氏，ならびにMRの技術的なアドバイスをしていただいたGE横河メディカルシステムの松田豪氏に感謝いたします．

■引用文献

1. Vermeer SE, et al. Incidence and risk factors of silent brain infarcts in the population-based Rotterdam Scan Study. Stroke 2003; 34: 392-396.
2. Schmidt R, et al. Austrian StrokePrevention Study. Progression of cerebral white matter lesions: 6-year results ofthe Austrian Stroke Prevention Study. Lancet 2003; 361 (9374): 2046-2048.
3. Brant-Zawadzki M, et al. Fluid-attenuated inversion recovery (FLAIR) for assessment of cerebral infarction. Initial clinical experience in 50 patients. Stroke1996; 27: 1187-1191.
4. Poirier J, et al. A proposed new classification. ClinNeuropathol 1984; 3: 266.
5. Lammie GA, et al. Incomplete lacunar infarction (Type Ib lacunes). ActaNeuropathol 1998; 96: 163-171.
6. 奥寺利男，ほか．無症候性脳梗塞および白質病変の画像診断．日本臨床 2006; 64: 263-267.
7. Okuda T, et al. Brain lesions: when should fluid-attenuated inversion-recoverysequences be used in MR evaluation? Radiology 1999; 212: 793-879.
8. 太田晃一，ほか．Magnetic resonance imagingのfluid-attenuated inversion recovery画像におけるラクナ梗塞像の経時的変化について．臨床神経 2001; 41: 277-282.
9. Yamada N, et al. Value of diffusion-weighted imaging and apparent diffusion coefficient in recent cerebral infarctions: a correlative study with contrast-enhanced T1-weighted imaging. AJNR Am J Neuroradiol 1999; 20: 193-198.

1．脳梗塞

造影MRIによって
脳腫瘍と診断しやすい脳梗塞がある

笹嶋寿郎，溝井和夫
秋田大学医学部脳神経外科

脳腫瘍と誤診しやすい
脳血管障害がある

　脳血管障害のなかには，慢性の経過で発症して脳腫瘍と類似したCT，MRI所見を呈し，確定診断に難渋する症例がある．脳腫瘍と紛らわしい病態の鑑別には形態学的画像に加えてSPECT，PETなどの循環代謝画像を含む多面的解析も有用である．脳腫瘍類似の画像所見を呈した脳血管障害の自験例2例を提示し，各症例における鑑別のポイントについて概説する．

悪性リンパ腫が疑われた
脳梗塞（亜急性期）

> 造影MRIの増強域に123I-IMP SPECTで再分布がみられ，悪性リンパ腫が疑われた．

　症例は74歳の男性[1]．2か月前から車の運転などの日常生活上で失行がみられたため，近医を受診した．CTで右前頭葉の低吸収域を指摘され当科に紹介された．入院時，意識はJapan Coma Scale（JCS）2で，見当識障害および観念失行を認め，改訂長谷川式簡易知能評価スケール（HDS-R）は18/30点であった．

　入院時のMRI（1）ではT2強調像およびFLAIR像で右下前頭回から島回に高信号域がみられ，同部位は造影後に比較的均一に増強された．病変は髄液腔に接して脳表に局在しており，悪性リンパ腫が疑われた．発症6週後の123I-IMP SPECTでは，123I-IMP静注30分後に撮像した早期画像で前頭葉から側頭葉にかけてトレーサの集積が低下していたが（2a），6時間後の後期画像ではMRIの増強域に一致して集積が増加し（2b），悪性リンパ腫を示唆する所見であった．

> PETではFDG集積が低下しており，脳血管撮影，経時的画像検査から皮質枝梗塞と診断した．

　一方，同時期のFDG-PETでは右下前頭回から島回に及ぶ増強域のFDG集積は低下しており（2c），病変部における123I-IMP高集積は亜急性期の脳梗塞巣への再分布が示唆された．

　右内頚動脈撮影では，中心前溝動脈が狭小化して閉塞し（3a），静脈相で増強域に一致して淡い濃染像が描出されたため，前頭葉弁蓋部の皮質枝梗塞と診断した（3b）．発症から4か月後のMRIでは，右下前頭回から島回の増強効果はほぼ消失し，上側頭回の皮質の一部は萎縮して脳溝も拡大しており，慢性期の脳梗塞巣の所見であった（4a～d）．同日の123I-IMP SPECTでは早期画像（4e）で右前頭葉から側頭葉にかけて集積はさらに低下し，後期画像（4f）でも病変部の再分布は2か月前と比較してきわめて軽度であった．

画像診断における鑑別のポイント

> 梗塞巣はMRIの拡散強調像で病変が高信号を示すが，悪性リンパ腫も高信号に描出される．

　脳梗塞巣は，MRIで発症6日以降の亜急性期に

1. 脳梗塞

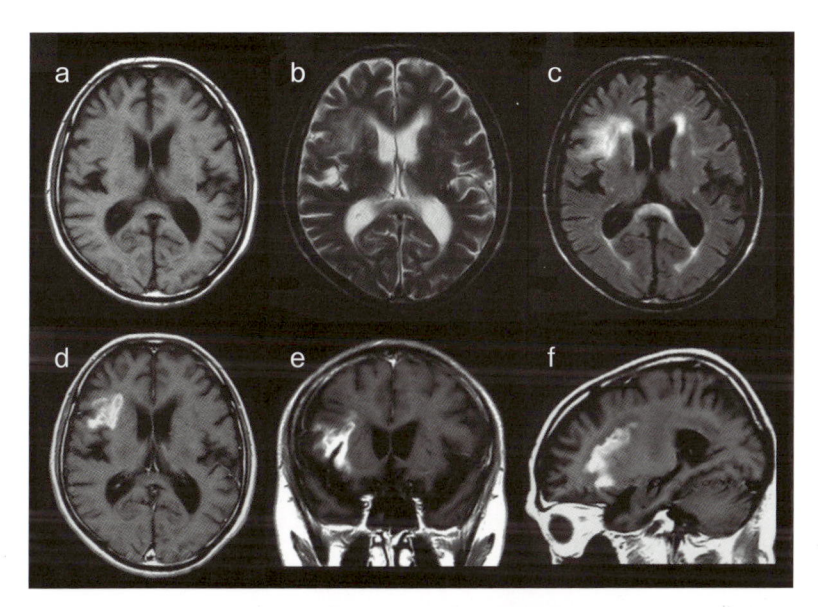

1 入院時のMRI像

発症から1か月後のMRI T2強調像（b），およびFLAIR像（c）で右下前頭回〜島回に高信号域があり，造影後（d〜f）に比較的均一に増強される．
a: MRI（T1強調像）．
b: MRI（T2強調像）．
c: MRI（FLAIR像）．
d: 造影MRI（軸位断像）．
e: 造影MRI（冠状断像）．
f: 造影MRI（矢状断像）．

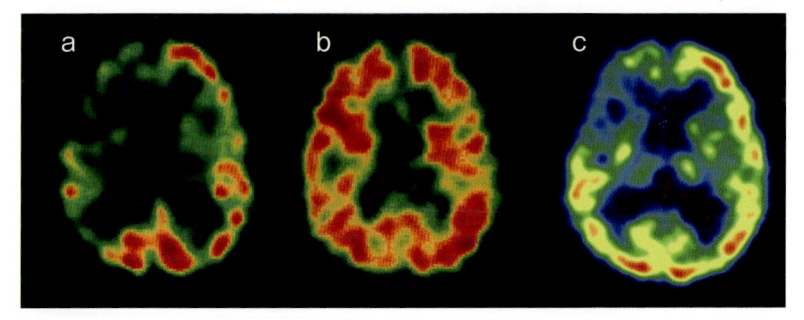

2 発症6週後の^{123}I-IMP SPECT像とFDG-PET像

早期画像（a）で病変の集積は低下しているが，後期画像（b）ではMRIの増強域に一致して集積が増加している．FDG-PET（c）で病変の糖代謝は低下している．
a: ^{123}I-IMP SPECT早期画像（静注30分後），
b: ^{123}I-IMP SPECT後期画像（静注6時間後），
c: FDG-PET画像．

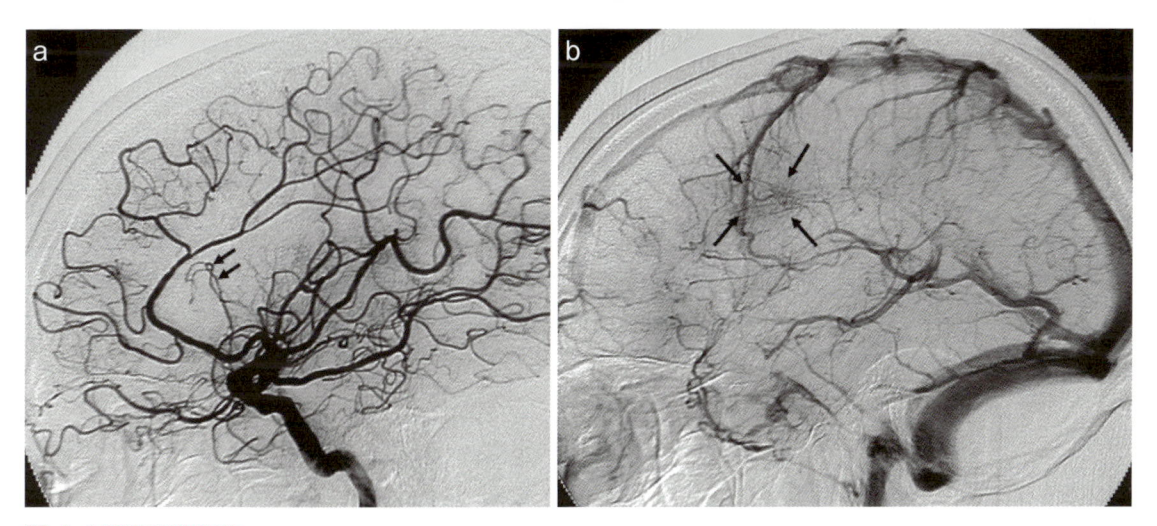

3 右内頚動脈造影像

動脈相（a）で中心前溝動脈が狭小化して閉塞している（矢印）．静脈相（b）でMRIの増強域に一致して淡い濃染像がみられる（矢印）．
a: 右内頚動脈撮影（動脈相），b: 右内頚動脈撮影（静脈相）．

1. 脳梗塞

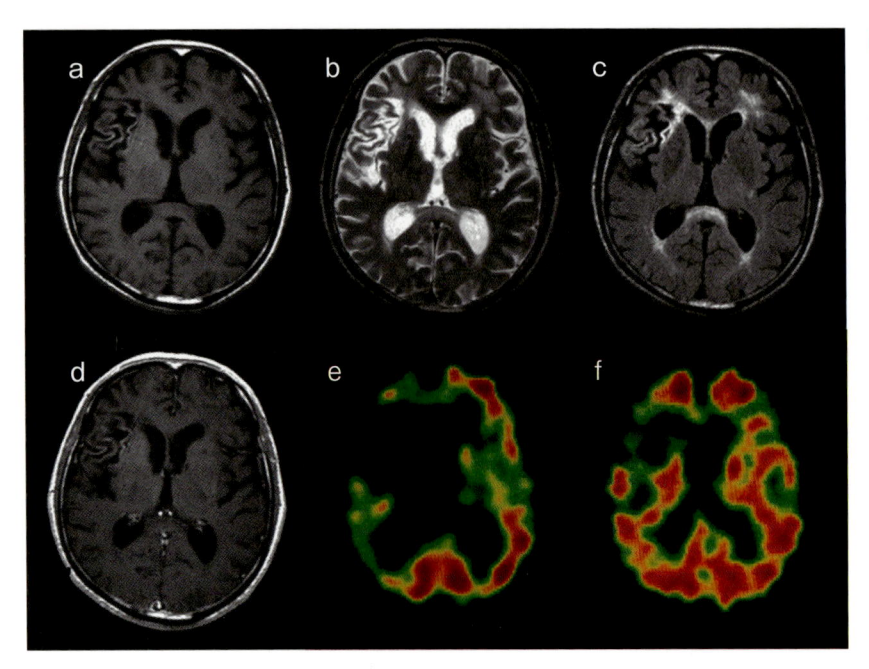

4 発症4か月後のMRI像と¹²³I-IMP SPECT像

MRI（a〜d）で病変の増強効果は消失している．¹²³I-IMP SPECTでは早期画像（e）で病変の集積がさらに低下し，後期画像（f）における再分布現象も減少している．
a: MRI（T1強調像）．
b: MRI（T2強調像）．
c: MRI（FLAIR像）．
d: 造影MRI．
e: ¹²³I-IMP SPECT 早期画像（静注30分後）．
f: ¹²³I-IMP SPECT 後期画像（静注6時間後）．

増強されて脳腫瘍と紛らわしい画像所見をしばしば呈する．病変の局在が責任血管の灌流領域と一致する症例は動脈性梗塞として鑑別可能であるが，本症例のように末梢の皮質枝梗塞の場合，責任血管の灌流領域は個体差が大きく，病変の分布から脳梗塞と診断することは容易ではない．

梗塞巣は拡散強調像で病変が高信号を示すこともよく知られているが，脳腫瘍のなかで悪性リンパ腫も高信号に描出されることから，鑑別は困難である．

> ¹²³I-IMP SPECTでも，脳梗塞と悪性リンパ腫は，静注3〜6時間後の後期画像で¹²³I-IMPがより強く集積し，鑑別が困難である．

¹²³I-IMPは初回脳循環における脳組織への集積量が脳血流量に比例することから脳血流トレーサとして臨床応用されている．そのため，脳梗塞と脳腫瘍の鑑別に有用である．しかし，¹²³I-IMP SPECTでも脳梗塞と悪性リンパ腫の鑑別が困難な場合がある．両者とも，通常の血流画像と比較して，静注3〜6時間後の後期画像において¹²³I-IMPがより強く集積する特徴を有するためである[2-5]．

脳梗塞における再分布機序としては¹²³I-IMPが静注後早期に一度，肺に取り込まれ，その後，徐々に肺から放出され，低灌流の梗塞巣に遅れて集積する可能性[3]や，IMPの水溶性代謝産物であるp-iodobenzoic acidの血液脳関門の透過性亢進や血管新生による集積亢進が推定されている[4]．この再分布現象は局所脳血流量に依存し，25〜35mL/100g/minの領域に最も生じやすく，脳組織のviabilityを反映するという報告や，神経細胞の代謝や酸素消費量に関連付ける報告もあるが，いまだ議論が多いところである[2,3]．また，悪性リンパ腫における再分布機序としては，腫瘍細胞が有する非特異的アミン受容体への¹²³I-IMPの結合が推察されている[5]．本症例も，増強域に¹²³I-IMPが再分布したため悪性リンパ腫との鑑別が困難であった．

> FDG-PETによる糖代謝所見で，脳梗塞と悪性リンパ腫の鑑別ができた．

FDG-PETでは梗塞巣は糖代謝が低下するのに対して，悪性リンパ腫では糖代謝亢進を反映して増強域に一致した高集積が特徴的である[6]．本症例では病変部の糖代謝が低下しており，亜急性期

の梗塞巣を示唆する所見であった．

^{123}I-IMP SPECTの経時的解析では，梗塞巣における^{123}I-IMP再分布は亜急性期から慢性期にかけて減少するとされている[2]．本症例のその後のSPECT所見も脳梗塞の自然経過に一致していた．MRIで増強効果を示し，^{123}I-IMPの再分布がみられる脳実質内病変の鑑別では，FDG-PETなど代謝を含めた多面的解析と画像所見の経時的解析に基づく病期の検討が重要である（⇒Point!）．

造影MRIは血液脳関門（BBB）の破綻をみているにすぎない Point!

BBB破綻の機序としては，脳梗塞による血管内皮損傷と再灌流，脳腫瘍，あるいは脳出血後におけるBBBが不完全な新生血管の増生，脳腫瘍の血管壁への直接浸潤，脱髄・変性疾患，感染症における炎症の血管壁への波及などがあげられる．したがって，造影MRIにおける増強域の鑑別診断は脳腫瘍，脳血管障害，脱髄・変性疾患，感染症のいずれの可能性も常に念頭において多面的かつ経時的に検査することが肝要である．

視床グリオーマが疑われた脳深部静脈血栓症

> MRI，造影MRI，Tl-SPECTでグリオーマを疑ったが，PETではFDG集積が低下しており，脳血管撮影で脳深部静脈血栓症と診断した．

症例は51歳の女性[1]．数か月前から物忘れがひどくなり，食事の支度もできなくなった．次第に自発性も低下したため近医を受診した．CTで両側視床に低吸収域を認めたが，経過観察していた．3か月後のCTで病変が増大して当科へ入院した．

入院時，意識レベルはJCS 3で，見当識障害がみられ，HDSは1.5/32.5点であった．うっ血乳頭はなく，脳神経および運動，感覚などの機能障害はみられなかった．両側視床の病変はMRI T1強調像で低信号域，T2強調像で高信号域を呈し，左側は辺縁不整で内包および被殻にまで及んでいた．とくに左視床の病変はGd投与後に増強された（5a～c）．^{201}Tl SPECTでは増強域に一致して高集積があり（5d），PETで同部位の局所脳血流量は低下し（5e），FDG-PETではトレーサの集積が低下していた（5f）．

両側内頚動脈撮影の静脈相で右内大脳静脈と両側脳底静脈は造影されず，左内大脳静脈とGalen大静脈は一部が描出されるのみで，両側内頚動脈撮影および左椎骨動脈撮影では直静脈洞内に血栓形成があり，直静脈洞の近位1/2はほとんど描出

5 グリオーマが疑われた患者の画像所見

MRIで左視床の病変はT1強調像（a）で低信号，T2強調像（c）で高信号を呈し，造影後に増強された（b）．^{201}Tl SPECT（d）でMRIの増強域に一致して高集積がみられ，PETでは病変の局所脳血流量（e）および糖消費量（f）の低下が認められた．
a: MRI（T1強調像），b: MRI（T2強調像），c: 造影MRI，d: ^{201}Tl SPECT，e: 局所脳血流量，f: FDG-PET．

1. 脳梗塞

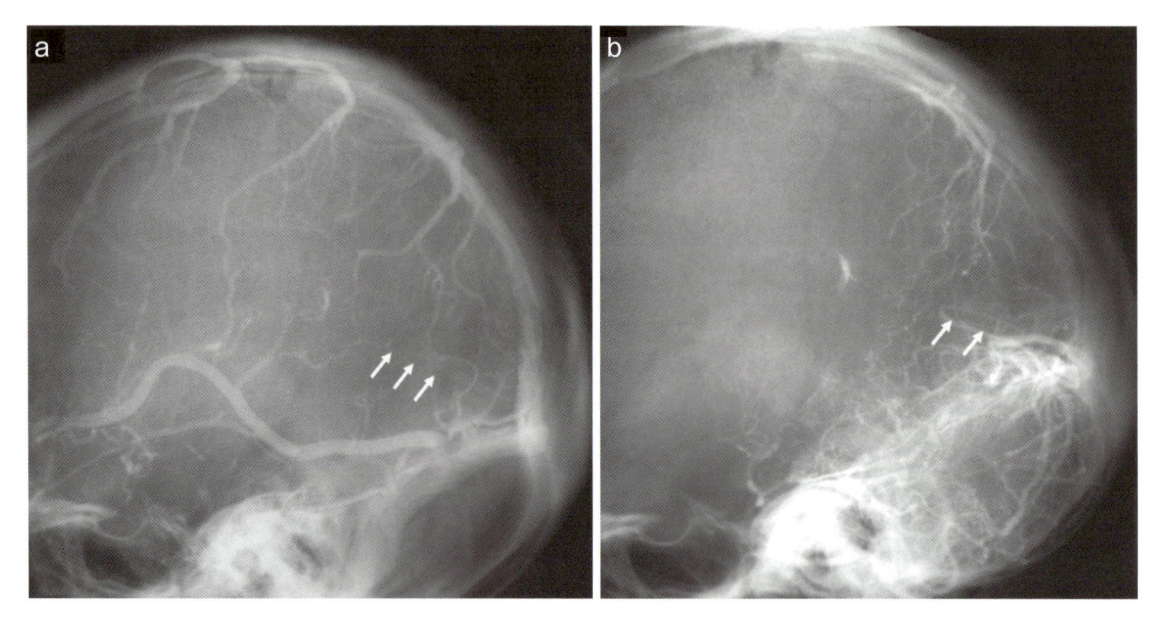

図6 左内頚動脈撮影と左椎骨動脈撮影で認められた直静脈洞内の血栓

左内頚動脈撮影(a)で内大脳静脈およびGalen大静脈の描出は不良で,脳底静脈は描出されない.左内頚動脈撮影(a)および左椎骨動脈撮影(b)で直静脈洞の近位1/2はほとんど描出されず,直静脈洞内に血栓を認める(↓).
a: 左内頚動脈撮影(静脈相), b: 左椎骨動脈撮影(静脈相).

されなかった(図6a,b).血液凝固系検査でプロトロンビン時間(9.7sec)の短縮,ヘパプラスチンテスト(200%以上)およびトロンボテスト(150%以上)の延長があり,内・外血液凝固系が亢進していた.10%グリセリン(400mL/day)の点滴静注とチクロピジン(200mg/day)の内服で経過観察した.

入院1か月後から意識レベルはJCS 2に改善し,質問に対する応答も迅速となり,2か月後のMRIでは,T2強調像で左視床に限局性の高信号域を認めるのみで増強効果も消失し,HDSは17点にまで改善して独歩退院した.

脳深部静脈血栓症について

> 比較的まれな疾患で,死亡率は10〜30%と高いが,可逆性変化であることから,迅速に診断し,早期に適切な治療を行うことが重要である.

脳静脈および静脈洞血栓症は脳血管障害の約10%を占め,大部分は皮質静脈あるいは表在静脈洞の血栓症である.脳深部静脈血栓症は比較的まれな疾患で,20〜35歳と若年の女性に好発し,死亡率は10〜30%と高いとされている[7].本疾患の原因あるいは誘因としては感染,経口避妊薬,妊娠,先天性心疾患,悪性新生物などが報告されているが,特異的なものはない[7].初発症状としては,頭蓋内圧亢進による頭痛が最も多く,その後,高率に視床梗塞をきたして感情,認識あるいは記憶障害などの精神症状を呈することが多い.その発症様式は大部分が急性あるいは亜急性で,皮質静脈血栓症よりも早期に発症する傾向にある.脳深部静脈の急性閉塞では重篤な症状を呈することが多い.

しかし,慢性の経過で閉塞すると無症状のこともあり,初期診断が困難である.本疾患はvasogenic edemaを主体とする可逆性変化であることから,迅速に確定診断し,早期に適切な治療を行うことが重要である.

また,発症時のapparent diffusion coefficient(ADC)値が低下した領域はcytotoxic edemaが主体の不可逆的変化で梗塞に陥る可能性が高く,ADC値の低下していない領域はvasogenic edema

画像診断における鑑別のポイント

> 確定診断には脳血管撮影がgold standardであったが，最近ではMR venographyあるいはCT venographyの有用性が報告されている．

急性期のCT所見では深部静脈，あるいはGalen大静脈の血栓を示唆する高吸収域と，基底核〜視床の静脈梗塞による低吸収域や，出血性梗塞による高吸収域が知られている．MRIでは基底核〜視床にT2強調像およびFLAIR像で高信号域を認める．拡散強調像で病変はおおむね高信号を呈するが，低信号も混在し，不均一な所見を呈することが動脈性梗塞との鑑別に重要といわれている[10]．

本症例はMRIで左視床に増強域があり，同部位に^{201}Tlの高集積を認め，悪性グリオーマを示唆する所見であった．しかし，FDG-PETで病巣の糖代謝は低下しており，悪性グリオーマとしては非典型的所見であった．これまでにも梗塞巣が血液脳関門の透過性亢進により増強され，^{201}Tlが高集積して悪性グリオーマに類似の画像所見を呈することが知られている[11]．また，本症例は両側視床の局所脳血流量および糖代謝の低下が動脈性梗塞よりは軽度で，治療後に病巣は縮小し症状は軽快したことから，PETによる循環代謝解析は予後判定の一助となる可能性が示唆された．以前は本疾患の確定診断および責任血管の同定には脳血管撮影がgold standardであったが，最近はMR venographyあるいはCT venographyの有用性が報告されて[8,12]，第一選択と考えられる．

謝辞：各症例のPET検査にご協力いただいた秋田県立脳血管研究センター放射線科の関係諸氏に深謝いたします．

■引用文献

1. 笹嶋寿郎，ほか．脳腫瘍と鑑別困難な脳血管障害の画像診断．分子脳血管病 2006; 5: 108-116.
2. Creutzig H, et al. Cerebral dynamics of N-isopropyl-(^{123}I)p-iodoamphetamine. J Nucl Med 1986; 27: 178-183.
3. 松本正弘，ほか．脳血管障害における^{123}I-IMP SPECTの再分布について．CI研究 1994; 16: 149-155.
4. 小田野行男，ほか．^{123}I-IMP脳血流シンチにおけるcrossed cerebellar diaschisis (CCD) の発現と再分布現象に関する研究．核医学 1993; 30: 189-195.
5. Shinoda J, et al. High ^{123}I-IMP retention on SPECT image in primary central nervous system lymphoma. J Neurooncol 2003; 61: 261-265.
6. Kosaka N, et al. ^{18}F-FDG PET of common enhancing malignant brain tumors. AJR Am J Roentgenol 2008; 190: W365-W369.
7. Greenberg MS: Handbook of Neurosurgery. 5th edition, Thieme International, Stuttgart, 2001; p.851-854.
8. Leach JL, et al. Imaging of cerebral venous thrombosis: current techniques, spectrum of findings, and diagnostic pitfalls. Radiographics 2006; 26: S19-S43.
9. 今田裕尊，ほか．MRI拡散強調画像が診断，治療に有用であった深部静脈血栓症の1治験例．脳神経外科 2004; 32: 285-289.
10. 尾上亮，ほか．MRI拡散強調画像による静脈性梗塞の超急性期診断：症例報告と文献考察．脳神経 2001; 53: 979-983.
11. Tomura N, et al. Unexpected accumulation of thallium-201 in cerebral infarction. J Comput Assist Tomogr 1998; 22: 126-129.
12. 本田優，ほか．深部脳静脈血栓症の3例．脳神経 2004; 56: 689-694.

1. 脳梗塞

MRAでは血管狭窄や閉塞が疑われても、脳血管撮影や3D-CTAでは異常を認めないことがある

佐々木達也, 金森政之, 西嶌美知春
青森県立中央病院脳神経外科

MRAの長所と短所

> 非侵襲的な検査としてMRAの使用頻度は増してきているが、その特性を理解して読影しないと誤診を招くことがある.

さまざまなMRAの手法があるが、脳血管の評価には造影剤を使用しない非侵襲的な3D time-of-flight (TOF) MRAが汎用されている. その原理や撮像法の詳細は成書[1-3]を参照されたい. この方法は、ある程度以上の速さの血流を持つ血管を描出できる方法である.

長所としては、造影剤を使用せずに3次元の高空間分解能の血管像が得られることがあげられ、放射線被曝もない. 3次元なので任意の方向から観察できる. 別の長所として近位部に高度狭窄や閉塞がある場合には遠位部の信号が低下するので、撮像範囲外の病変を検出できる場合がある (⇒Point!).

一方、欠点としては通常では撮像時間が10分程度と長く、動きにも弱いので、意識障害の患者や小児では鎮静が必要である. また、血流が撮像部位に流れ込むことを利用しているために、血流障害がある場合に流れが遅くなることにより飽和効果が起きやすくなり描出が不良となる[4]. 動脈

偽陽性に注意 **Point!**

> 長所の裏返しになるが、近位部に高度狭窄や閉塞がある場合には遠位部の信号が低下するので、狭窄がまったくない遠位部が、あたかも閉塞しているようにみえる場合がある.

瘤クリップなど金属体の近傍では信号が欠損するため、残存neckの評価など、その周辺の診断には向いていない. 分解能にも限界があり、通常は穿通枝などの細い血管の診断能もよくない.

また、狭窄部、強い屈曲部、拡張部などでは信号が消失するので、偽陽性が多く、狭窄度の判定には向かない (**1 2**). 乱流で血流方向が多彩になったり、血流速度が低下した部位からの信号が低下する. このため狭窄病変がしばしば過大評価される.

いずれにしてもMRAには限界やピットフォールが存在することを理解して、必要に応じて他のモダリティと併用することが肝要である.

■引用文献

1. 三木 均:MRAの基本的な原理. 興梠征典(編):脳脊髄MRAの読み方, 中外医学社, 2000; p.1-17.
2. 青木茂樹:脳血管のMRA. 血管壁の画像診断. 高橋昭喜(編):脳血管障害の画像診断, 中外医学社, 2003; p.85-102.
3. 礒田治夫, ほか:MR angiography (MRA). 前田正幸(編):頭部画像診断の勘ドコロ, メジカルビュー社, 2006; p.54-76.
4. Wilcock DJ, et al. Problems and pitfalls of 3-D TOF magnetic resonance angiography of the intracranial circulation. Clin Rdiol 1995; 50: 526-532.

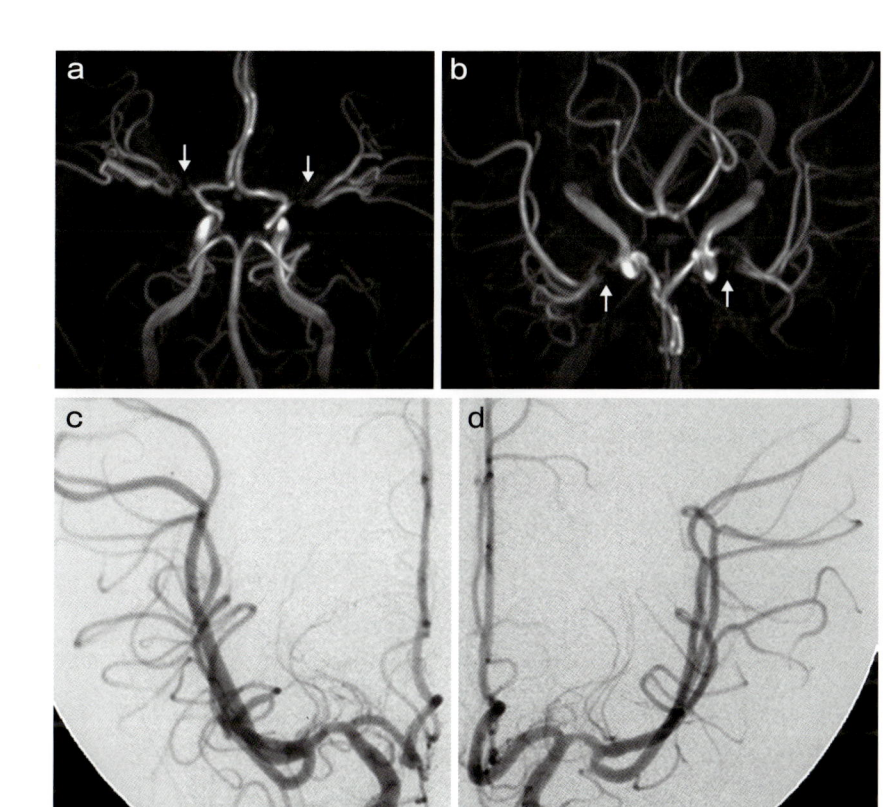

1. 脳梗塞

1 MRAとDSA

10歳，男児．頭痛を主訴に外来を受診した．MRAにて両側M1の高度狭窄または閉塞が疑われたが，DSAでは明らかな狭窄病変を認めなかった．
a: MRA 正面像．
b: MRA 上面像では両側中大脳動脈M1部の高度狭窄または閉塞が疑われた．
c: 右内頚動脈撮影正面像では中大脳動脈の狭窄は明らかでなかった．
d: 左内頚動脈撮影正面像では中大脳動脈M1部の軽度の狭窄を否定できないが，明らかな狭窄ではないと判断した．

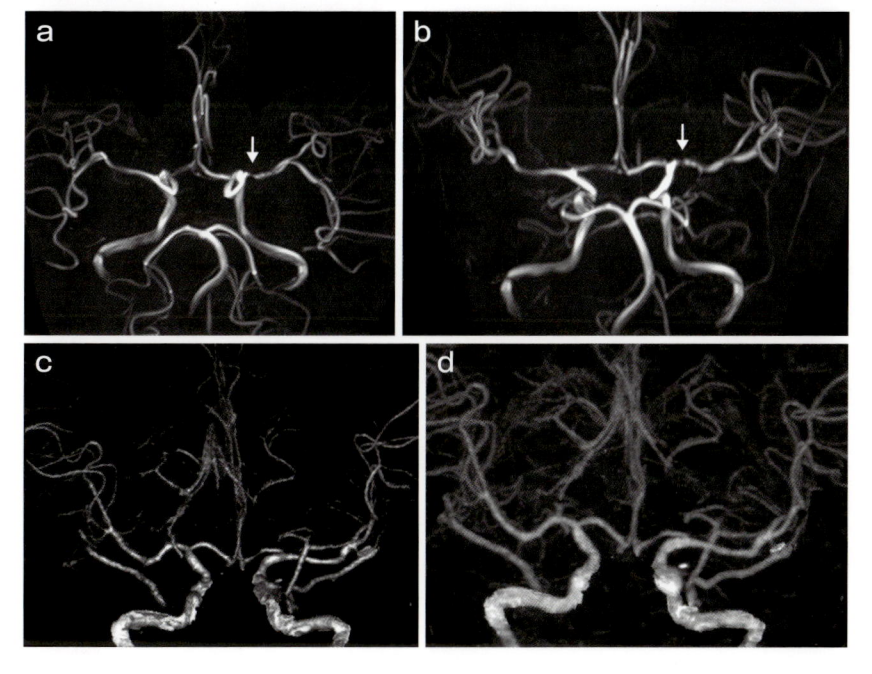

2 MRAと3D-CTA

65歳，女性．脳ドックにて左M1の狭窄と診断されたが，3D-CTAではvolume rendering像でもMIP（maximum intensity projection）画像でも狭窄を認めなかった．
a, b：MRA正面像では左中大脳動脈M1部の狭窄と診断した．
c：3D-CTAのvolume rendering像．
d：3D-CTAのMIP（maximum intensity projection）像では明らかな狭窄を認めなかった．

1. 脳梗塞

脳血管造影では頸動脈プラークの正確な評価ができない

川原一郎[1], 陶山一彦[2], 永田 泉[2]
[1] 国立病院機構長崎医療センター脳神経外科, [2] 長崎大学病院脳神経外科

頸動脈プラークの評価

> 頸動脈プラークにおける脳梗塞発症の危険性は，必ずしも血管造影上の狭窄率には反映されず，プラークの組織性状を含めた的確な評価が求められる．

動脈硬化性疾患は，生活習慣の欧米化に伴い現在なお増加傾向を呈しており，死因，QOL低下，医療費などの面からも重要な課題である．頸部頸動脈狭窄症は脳梗塞発症の危険性を有する代表的な動脈硬化性疾患であるが，以前から症候性の有無および狭窄率が重要視されてきた．狭窄率の評価に関しては，脳血管造影検査が"gold standard"として位置づけられ，大規模臨床試験においては，症候性高度狭窄病変における内膜剥離術（carotid endarterectomy：CEA）の有効性が実証され[1,2]，脳梗塞予防のための確立した外科的治療法として広く行われている．また最近では，わが国においても頸動脈用ステントの使用が認可され，今後さらなる普及が期待されている．

近年，高度狭窄病変でなくても虚血イベントは起こりうることが判明し，プラークの不安定性は必ずしも脳血管造影上の狭窄率には反映されないことがわかってきた[3]．言い換えれば，プラークの進行と血管内腔の狭小化は必ずしも相関しないといえる（**1**）．高度狭窄病変にプラーク破綻をきたせば血管閉塞も起こりうるが，狭窄率が低くてもartery-to-artery塞栓による虚血性イベントを引き起こす可能性がある．動脈硬化の進行そのものは緩徐であるが，比較的急激な形態変化により突然発症を呈することも多い．したがって，本病変を早期に的確に診断し，適切な治療法を選択して発症を予防することが重要である．

初期の動脈硬化性変化やプラーク自体の診断は血管造影検査では限界がある．血管造影は，あくまで血管内腔の評価（luminology）に適しており，血管壁の評価には不適と考えられる．血管壁自体の評価に関しては他の非侵襲的検査が必要とな

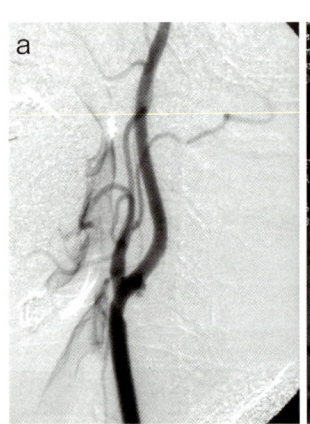

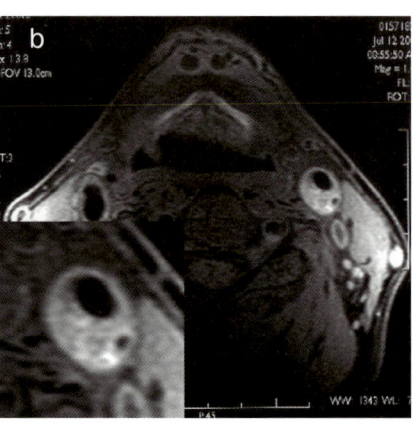

1 頸動脈プラークの画像評価

脳血管造影では狭窄の程度は低いと思われたが，MRプラークイメージングでは比較的厚いプラークを有し，T1強調画像にて高信号を呈する不安定プラークであることがわかった．
a：左総頸動脈造影．
b：T1強調画像．

1. 脳梗塞

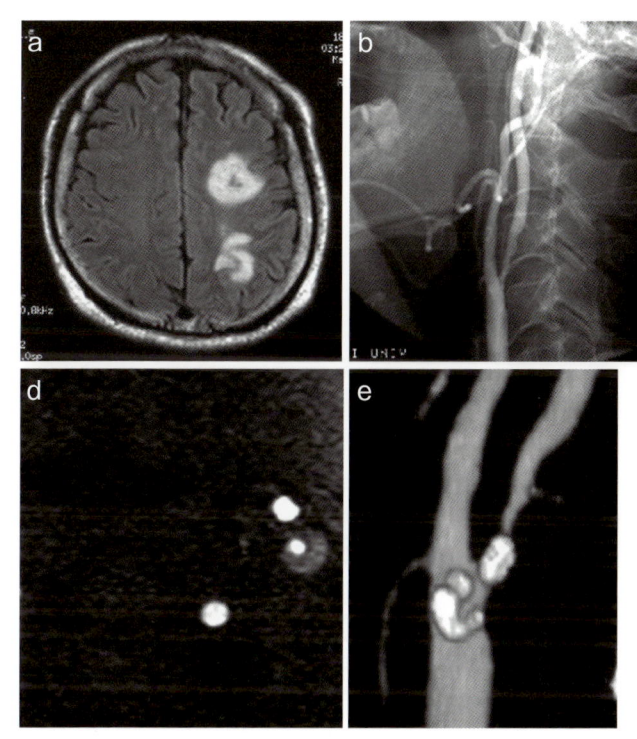

図2 症候性の左内頸動脈高度狭窄病変の症例

T1強調画像およびTOF画像いずれにおいても高信号を呈しており，プラーク内出血を伴う不安定プラークであると考えられた．CTAでは石灰化が描出され，頸動脈内膜剥離術（CEA）が施行された．
a：FLAIR．
b：左総頸動脈造影．
c：T1強調画像．
d：TOF．
e：CTA．

る．プラークの組織性状に関して，これまでは主に超音波検査がその役割を担ってきた．非侵襲的かつ簡便でスクリーニングや術後のフォローなどにも有用であるという利点はあるものの，石灰化や高位病変に関しての評価は困難であり，検者間による評価も異なるなど客観的評価は難しい．血管内治療の普及に伴い，血管内超音波検査も盛んに行われるようになったが，侵襲的，遠位塞栓の危険性などの問題がある．

MRプラークイメージング

> プラークを形態的・機能的両面から可視化することが可能となれば，より正確な性状診断が可能となるものと期待される．

不安定プラークの病理組織学的特徴は，豊富な脂質成分（脂質コア），薄い線維性被膜，著明な炎症細胞浸潤（とくにマクロファージ）の存在であると考えられている[4]．最近では，プラーク内の新生血管の存在や樹状細胞などの免疫細胞の関与も不安定化と深く関わっていることが解明されてきた[5]．とくに細胞浸潤がプラーク肩部に限局した場合には，破綻する危険性がより高く不安定であると考えられている．形態的には，浮遊血栓の存在やプラーク破綻などによって引き起こされる潰瘍性病変の存在も，脳梗塞や一過性脳虚血発作との関連性が指摘されている．

近年，血管壁の評価法としてMRIは非侵襲的できわめて有用であることが報告されている[6]．time of flight（TOF）法を用いたMRAでは血管内腔の画像を得ることができるが，さらに心電図同期化したblack-blood法を追加することで，血管内腔の血流信号を無信号化した良好な血管壁の描出が可能である．また脂肪抑制を併用することでコントラストを上げケミカルアーチファクトを軽減できる．具体的には，豊富な脂質成分を有する不安定プラークはT1強調画像にて等〜高信号を呈し，比較的新しいプラーク内出血を伴っている病変はTOF画像においても高信号を呈する（**図2**）．

Yamadaらは，T1強調画像での高信号は不安定化と深く関わっていると報告している[7]．線維組織成分に関しては，通常，TOF画像やT1強調画像で

1. 脳梗塞

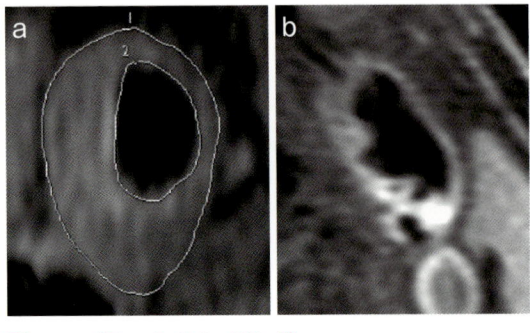

3 MRIプラークイメージング

MRIでは，プラークボリュームの算出や潰瘍性病変の検出も可能である．
a：プロトン密度画像，b：T1強調画像．

4 プラーク組織性状とMR信号強度との関係

	TOF	T1WI	PD	T2WI
脂質コア（出血なし）	等～軽度高	等～高	等～高	等～高
脂質コア（新鮮出血）	高	高	低～等	低～等
脂質コア（出血あり）	高	高	高	高
線維性被膜	低	等～軽度高	等～軽度高	等～軽度高
石灰化	低	低	低	低
線維組織	等～低	等～軽度高	等～軽度高	等～軽度高

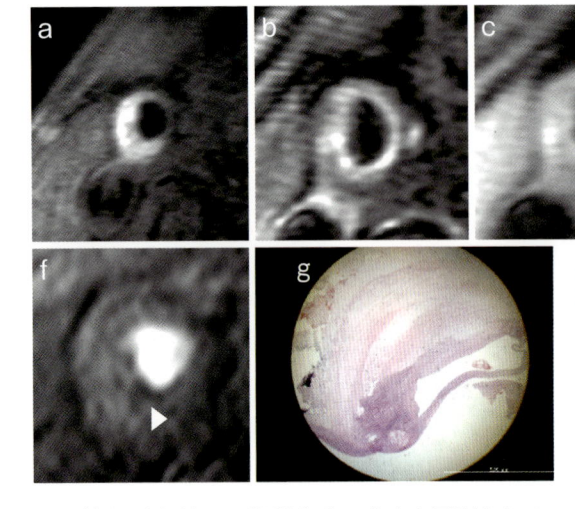

5 3D-GRASS画像で認められたマクロファージ浸潤

超磁性酸化鉄造影剤（SPIO）投与前と比べ投与後の3D-GRASS画像ではプラーク肩部に信号低下部位（矢頭）が認められマクロファージの浸潤が強く疑われた．同部位はCEA手術標本にてマクロファージを含む炎症細胞の著明な浸潤が確認された．
a：T1強調画像，b：T2強調画像，c：プロトン密度画像，d：TOF，e：3D-GRASS画像（SPIO投与前），f：3D-GRASS画像（SPIO投与後），g：病理標本．

低～等信号を呈し，脂質成分や出血と区別される．線維性被膜は，一般的にはTOFにおいて高信号の血管内腔と区別され低信号のバンドとして描出される．さらにプラークボリュームの算出[8]や潰瘍性病変を観察するのにもMRIは有用である（3 4）．

近年では，種々の造影剤を用いて機能的な面からプラークを評価する試みもなされ[9-11]，不安定化プラークの特徴であるマクロファージ，新生血管，フィブリン血栓などの可視化が報告されている．われわれも，超磁性酸化鉄（superparamagnetic iron oxide particles：SPIO）およびガドリニウム（Gd）造影剤を用いて，マクロファージや新生血管の可視化を報告してきた[12,13]．マクロファージ浸潤部位は，SPIO投与後の3D-GRASS（gradient recalled acquisition in the steady state）画像にて低信号域として捉えることができ，新生血管はGdによって造影効果を呈することが確認された（5 6）．今後さらなる研究が必要であるが，不安定プラークを形態的な面からだけでなく機能的な面からも捉えることができれば，より正確なプラークの性状診断が可能になるものと期待される．

CTプラークイメージング

> 狭窄率や血管内腔の性状および石灰化の評価において優れているが，CT値を用いたプラーク性状評価には限界がある．

石灰化病変の検出に関してはMRIよりCTのほうが有用である．CTAでは元画像においてカルシウムスコア化も可能であり，多断面再構成法を用いることで任意断面での観察が容易に行え，CEAやステント留置のさいの術前情報として有用である．

1. 脳梗塞

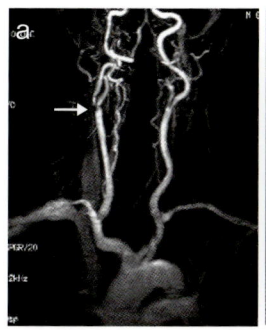

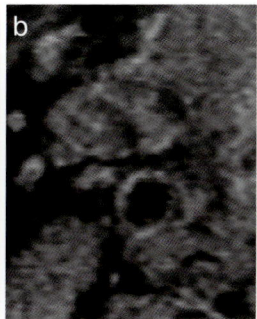

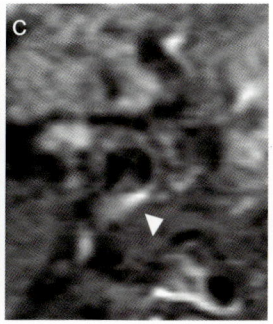

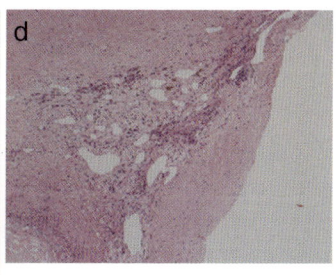

6 ガドリニウム（Gd）造影剤で認められた新生血管

右内頸動脈狭窄病変（矢印）であるが，ガドリニウム（Gd）造影剤投与にてプラーク肩部への造影剤集積が認められた（矢頭）．手術にて得られた標本では，同部位には炎症細胞の浸潤を伴う多数の新生血管が確認された．
a：MRA（TOF），b：T1強調画像（Gd投与前），c：T1強調画像（Gd投与後），d：病理標本．

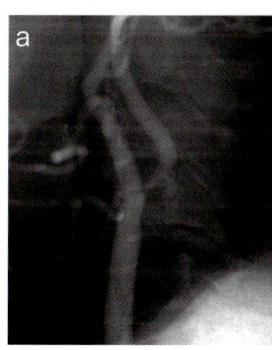

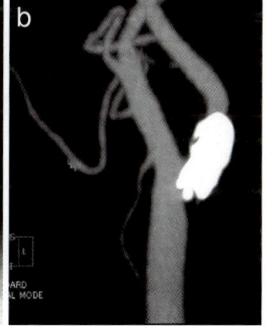

7 CTプラークイメージング

血管造影ではそれほど目立たないが，CTAでは鮮明に石灰化が描出される．本病変では全周性の石灰化を呈しており，ステント留置は不向きと考えられCEAが施行された．
a：左総頸動脈造影，b：CTA．

一般的に石灰化が強い病変は比較的安定したプラークである場合が多いとされるが，全周性の石灰化を呈した病変はステント不向きと考えられており，CTAによる石灰化の評価は治療選択のうえできわめて有用であるといえる（7）．また，CT値によってプラークの性状評価を行った報告もあり，CT値の低いプラークは症候性である場合が多いとされる[14]が，出血を伴うプラークの検出はCT値のみでは困難であり，プラーク性状評価には現時点ではMRIほど確立したものではない．

■引用文献

1. Chaturvedi S, et al. Carotid endarterectomy - An evidence-based review. Report of the therapeutics and technology assessment subcommittee of the American Academy of Neurology. Neurology 2005; 65: 794-801.
2. Sacco RL, et al. Guidelines for prevention of stroke in patients with ischemic stroke or transient ischemic attack: a statement for healthcare professionals from the American Heart Association / American Stroke Association Council on Stroke: co-sponsored by the Council on Cardiovascular Radiology and Intervention. Stroke 2006; 37: 577-617.
3. Wasserman BA, et al. Low-grade carotid stenosis: looking beyond the lumen with MRI. Stroke 2005; 36: 2504-2513.
4. Ross R. Atherosclerosis is an inflammatory disease. Am Heart J 1999; 138: S419-420.
5. Hansson GK, et al. Innate and adaptive immunity in the pathogenesis of atherosclerosis. Circ Res 2002; 91: 281-291.
6. Honda M, et al. High-resolution magnetic resonance imaging for detection of carotid plaques. Neurosurgery 2006; 58: 338-346.
7. Yamada N, et al. Association between signal hyperintensity on T1-weighted MR imaging of carotid plaques and ipsilateral ischemic events. Am J Neuroradiol 2007; 28: 287-292.
8. 川原一郎，ほか．High-resolution MRIによるcarotid plaque volumeの評価　脳卒中 2007; 29: 29-37.
9. Kooi ME, et al. Accumulation of ultrasmall superparamagnetic particles of iron oxide in human atherosclerotic plaques can be detected by in vivo magnetic resonance imaging. Circulation 2003; 107: 2453-2458.
10. Yuan C, et al. Contrast-enhanced high resolution MRI for atherosclerotic carotid artery tissue characterization. J Magn Reson Imaging 2002; 15: 62-67.
11. Sirol M, et al. Fibrin-targeted contrast agent for improvement of in vivo acute thrombus detection with magnetic resonance imaging. Atherosclerosis 2005; 182: 79-85.
12. Kawahara I, et al. Potential of magnetic resonance plaque imaging using superparamagnetic particles of iron oxide for the detection of carotid plaque. Neurol Med Chir (Tokyo) 2008; 48: 157-162.
13. Kawahara I, et al. High-resolution magnetic resonance imaging using gadolinium-based contrast agent for atherosclerotic carotid plaque. Surgical Neurology 2007; 68: 60-66.
14. Serfaty JM, et al. Plaque density on CT, a potential marker of ischemic stroke. Neurology 2006; 66: 118-120.

Point! プラークを的確に評価できる検査法はあるか？

プラークとは，種々の組織成分がさまざまな比率で混在した複雑な病理像を呈し，かつ経時的にもその内部は変化しうる病変である．こうした病変を一つの診断機器で評価するのには限界があるため，種々の診断機器の長所，短所を考慮し，総合的な評価・診断を行い，適切な治療法を選択して病変の進展および発症を予防することが重要である．

1. 脳梗塞

脳卒中後の機能改善の予測は，MRI検査では困難か？

酒向正春
初台リハビリテーション病院脳卒中診療科

脳卒中の画像診断と機能予後

> 脳卒中の画像診断は病態診断や脳損傷評価を可能とする，機能予後予測の最も有力なモダリティーである．画像診断の進歩を機能回復治療に直結する運用が急がれる．

脳卒中発症直後の機能予後予測は困難とされてきた．機能予後には，画像診断のほかに，年齢，機能障害（片麻痺，言語障害などの程度），能力低下（基本ADL：食事，尿意，寝返り），高次脳機能障害，病前ADLなどが関与し，廃用症候群の発症が機能予後を確実に悪化させるためである．このため，脳卒中発症後は画像診断に基づき，最大残存能力を引き出す治療を早期に開始すべきである[1]．

MRIは脳卒中診断の必須検査である．T1強調画像，T2強調画像，FLAIR画像による脳損傷の解剖学的診断とMR angiography（MRA）による脳血管診断は脳卒中病態診断を可能とした．拡散強調画像（DWI）はプロトンのブラウン運動を可視化することで脳梗塞超急性期の細胞性浮腫を描出し[2]，T2*画像は新旧含めた微小脳出血を鋭敏に描出する．また，拡散テンソル画像（DTI）を用いたMR tractographyは，錐体路損傷を鋭敏に描出する[3-5]（**1**）．

MRI検査による脳卒中後の機能予後予測は，はたしてどこまで可能であろうか（⇒**Point!**）．

MR tractographyの臨床的意義

> MR tractographyによる神経線維の描出は，錐体路を代表とする神経線維の損傷評価を確実に進歩させる．

拡散テンソル画像（DTI）はプロトンの拡散運

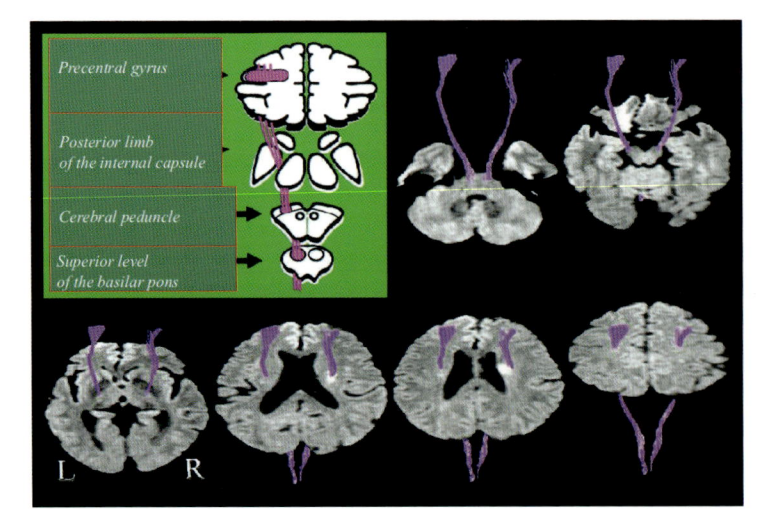

1
錐体路（皮質脊髄路）の走行

MR tractographyによる錐体路の走行を示す．描出された神経線維は大脳皮質中心前回から半卵円中心，放線冠，内包後脚，中脳大脳脚ほぼ中1/3，橋腹側を走行する．

発症早期の機能予測予後で廃用症候群を防ぐ

MRI検査，年齢，病前ADL，認知症の有無の情報により，脳卒中後の機能予後予測は発症早期から可能である．一方，廃用症候群の進行は機能予後を増悪させる．廃用症候群は脳卒中治療チームの医原的問題であり，画像診断とリハビリテーションチームを含めた急性期治療体制の確立が必要である．

動の3次元的な方向性を定量化した画像であり，脳内での水の拡散は神経線維に沿った方向が速く，神経線維と直行する方向は遅い．等方性拡散（diffusion isotropy）は上下，左右，前後の方向にかかわらず，同じ速度で拡散する性質であり，異方性拡散（diffusion anisotropy）は方向によって拡散の速度が異なる性質を示す．

　MR tractographyは任意voxelの最大拡散方向を追跡し，その軌跡を表示したものである．これにより，錐体路，感覚路，視放線などの神経線維の走行と病巣との関係が表示され，臨床症状のより具体的裏付けとして，錐体路障害などの予後予測の可能性が示された．小西らはMR tractographyを使って算出した病巣のinvolvement scaleとmRS（modified Rankin Scale）の良好な相関を示し[3]（**2**），村上らは錐体路の異方性（fractional anisotropy：FA）が運動機能予後を推定できる可能性を報告した[4]．また，山田らは弓状束のinvol-vementが伝導失語につながることを報告し[5]，高次脳機能障害の病態解明における有用性を示した．

単純MRI検査から予測する機能予後

単純MRI検査による脳損傷診断は，回復可能な機能診断を意味し，最大能力を引き出す治療戦略へつなげることが可能である．

　症例1（**3**）は93歳女性，左放線冠のラクナ梗塞であり，今回の脳梗塞以外に明らかな脳損傷は認めない．神経症状として，錐体路損傷による右不全片麻痺を認めたが，廃用症候群でADLは介助を要した．高齢者だが，認知症はなく，病前ADLは自立であった．画像診断から錐体路以外の後遺障害は免れ，歩行とADLの自立が期待できるため，積極的リハビリテーションを施行した．動作学習機能低下により，4か月の治療期間を要したが，4点杖歩行とADLは自立し，独居で自宅退院した．右片麻痺はBRS（Brunnstrom stage）：Ⅳ，Ⅳ，ⅤからⅤ，Ⅴ，Ⅴに軽快し，FIM（functional independence measure）は78（43:35）から112（77：35）に向上した．

　症例2（**4**）は78歳男性，右中大脳動脈領域の広汎な心原性脳塞栓症で脳ヘルニアによる右後頭葉と右視床損傷を合併した．神経症状として，意識障害，左片麻痺，体幹失調，左感覚脱失，左半

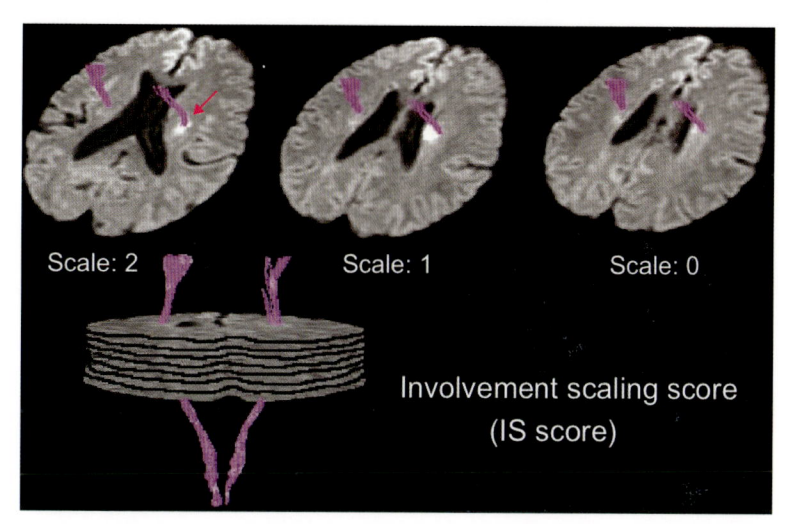

2 IS（involvement scale）スコア

ISスコアは，DWIの各スライスにおける錐体路損傷を表す．Scale 0は損傷なし，Scale 1は部分損傷，Scale 2は完全損傷を示し，3mmスライスのスコアを合計して評価される．

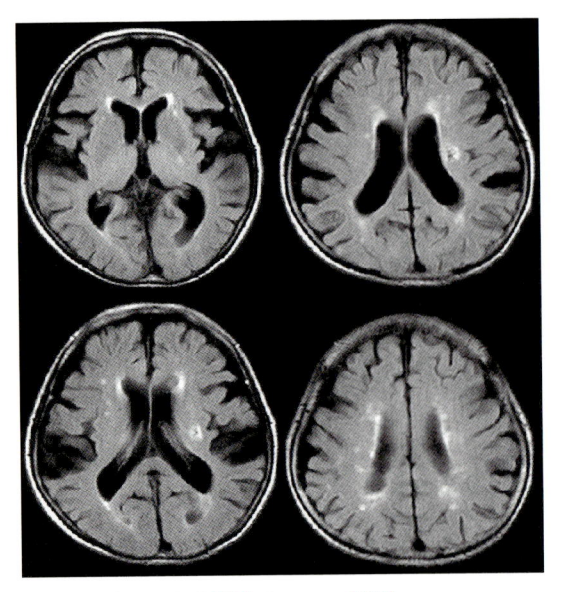

1. 脳梗塞

❸ 左放線冠ラクナ梗塞のFLAIR画像

症例1（93歳女性）．左放線冠にHIAと脳軟化を認める．脳室周囲高輝度域，皮質下白質病変，脳萎縮は軽度〜中等度．

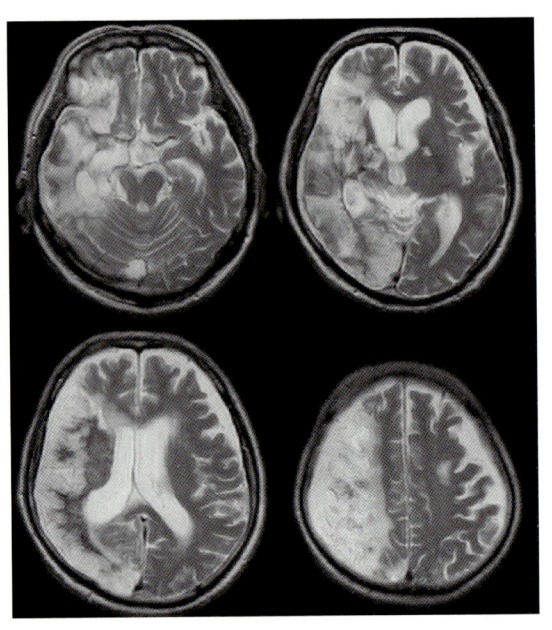

❹ 右中大脳動脈領域の重症心原性脳塞栓症のT2画像

症例2（78歳男性）．右中大脳動脈閉塞による広汎な出血性脳梗塞と，脳ヘルニアによる右後頭葉と右視床損傷を認める．

盲，構音障害，嚥下障害，左無視を代表とする重度高次脳機能障害を認め，重症廃用症候群も合併し寝たきり状態であった．右前大脳動脈領域と左大脳半球は健常であり，認知症はなく，病前ADLは自立であり，家族の協力支援体制が得られた．高齢と重度片麻痺と高次脳機能障害のため，歩行やADLに介助は要するが，画像診断からは意識，構音・嚥下機能，基本動作，高次脳機能は軽快が期待できるため，積極的リハビリテーションを施行した．治療期間には6か月を要したが，起立動作が見守り，歩行は介助，経口摂取は自立，構音・コミュニケーション機能も軽快し会社の経営指示も可能となり，車椅子で自宅退院した．右片麻痺はBRS：Ⅱ，Ⅱ，Ⅲから著変なく，FIMは34（17：17）から50（30：20）に軽快した．

症例3（**❺**）は55歳男性，左被殻から大脳皮質下への約144mLの重症脳出血の緊急開頭血腫除去術後である．神経症状として，意識障害，右片麻痺，右感覚鈍麻，嚥下障害，そして，全失語，右無視，失行，失認などの重度高次脳機能障害が生じ，廃用症候群も合併し，ADLは全介助であった．画像診断から左前頭葉前方や側頭葉の損傷は

軽度で，左視床と右大脳半球は健常である．意識，失語症の軽快が期待でき，55歳の若年齢は経口摂取，歩行やADLの自立も期待できるため，積極的リハビリテーションを施行した．治療期間には5か月半を要したが，意識，右無視，経口摂取は改善，失語症も著明に軽快し，屋内歩行，ADL，仕事上のコミュニケーションも見守りとなり自宅退院し，部分復職中である．右片麻痺はBRS：Ⅱ，Ⅰ，ⅠからⅢ，Ⅱ，Ⅲに軽快し，FIMは27（15：12）から104（75：29）に向上した．

脳卒中発症直後に重度神経障害やADL障害を認めても，画像診断により後遺機能障害と回復可能な機能を判別診断することがきわめて重要である．脳卒中症例は廃用症候群をきたす前に早期治療を施行することが必須であり[1]，とくに，病前に認知症がなく，ADLが自立した症例の機能回復は期待でき，単純MRI検査と年齢で歩行，ADLが自立可能か否かを早期診断することは困難ではない．残存神経機能を回復させる治療戦略の早期開始が，脳卒中チーム医療の役目であることは言うまでもない．

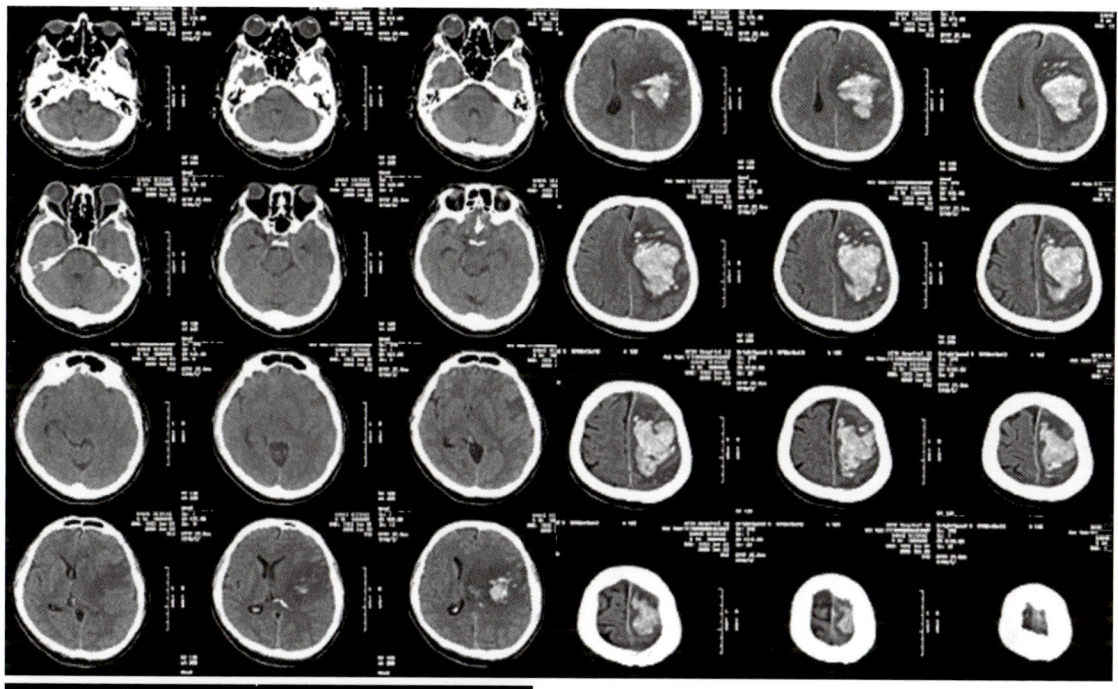

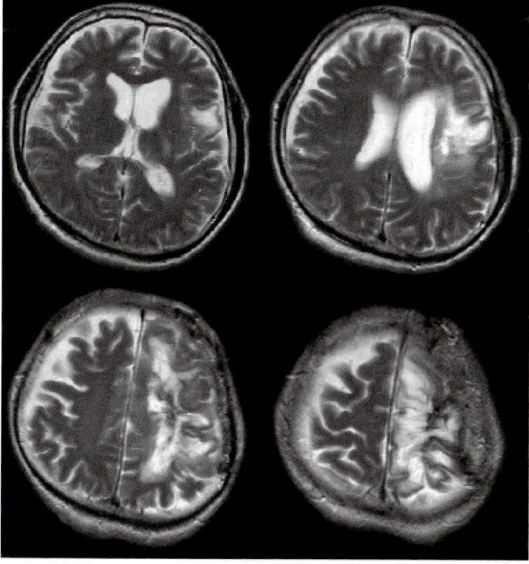

5 重症脳出血の発症時CTと開頭血腫除去術後T2画像

症例3（55歳男性）．CT（上）は左被殻から前頭葉・頭頂葉皮質下への約144 mLの血腫，脳浮腫と正中偏位を認め，MRI（下）は開頭血腫除去施行後慢性期を示す．

■引用文献

1. 酒向正春．急性期脳卒中のリハビリテーションの適応と限界．脳と循環 2008; 13: 213-216.
2. Sakoh M, et al. Prediction of tissue survival after middle cerebral artery occlusion based on changes in the apparent diffusion of water. J Neurosurg 2001; 95: 450-458.
3. Konishi J, et al. MR tractography for the evaluation of functional recovery from lenticulostriate infarcts. Neurology 2005; 64: 108-113.
4. Murakami A, et al. Fiber-tracking techniques can predict the degree of neurologic impairment for periventricular leukomalacia. Pediatrics 2008; 122: 500-506.
5. Yamada K, et al. MR tractography depicting damage to the arcuate fasciculus in a patient with conduction aphasia. Neurology 2007; 67: 789.

1. 脳梗塞

椎骨動脈の病変は，MRAでは見落とすことがある

渡邉雅男，木村和美
川崎医科大学脳卒中医学教室

椎骨動脈の特性

内腔のみを見ているMRAや血管造影で細く描出された場合，病的に血管が細いのか，もともと低形成であるのか鑑別に悩む．

椎骨動脈は，血管径に左右差のあることが多く，また血管病変が疑われた場合も病的なものか，もともとの低形成であるのか，鑑別に苦慮することがある．また，日本人は椎骨動脈は内頸動脈と比べ，動脈解離をきたすことが多いという特徴がある．

動脈解離は虚血性脳血管障害と出血性脳血管障害という異なる病態の原因になるが，詳細な病態はいまなお不明な点が多い．血管内腔のみを評価する従来のMRAや脳血管撮影では，椎骨動脈に狭窄があった場合，それが動脈硬化性の変化なのか，動脈解離によるものなのかは，鑑別困難な場合が多い．

椎骨動脈解離の診断は，MRIのT1強調画像でintramural hematomaの存在や，CTアンギオや血管造影検査でdouble lumen signやintimal flapを確認することである（**1**）[1]．しかし，MRIでのintramural hematomaはアーチファクトとの鑑別が困難な場合があり，また，血管造影でのdouble lumen signは造影ムラとの鑑別が問題になる．また，造影剤を使用する検査や侵襲的な検査は，

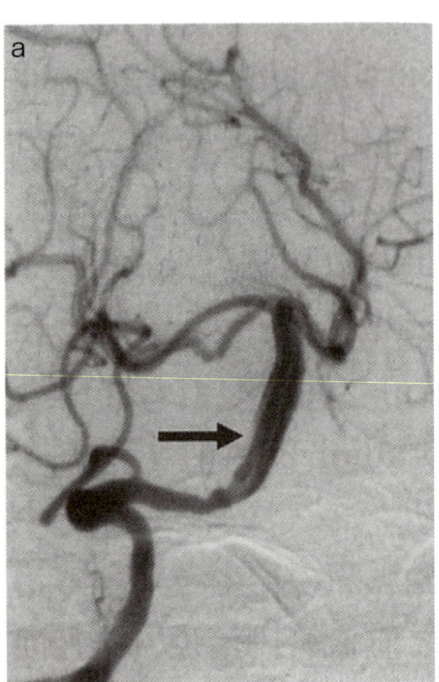

1 血管造影とMRI画像

a：血管造影のdouble lumen/intimal flap. 脳底動脈内に線状の透亮像（黒矢印）を認める．（峰松一夫，2009[1]より）
b：MRIのintramural hematoma. T1強調画像で三日月状の高信号域（黄矢印）を認める．（峰松一夫，2009[1]より）

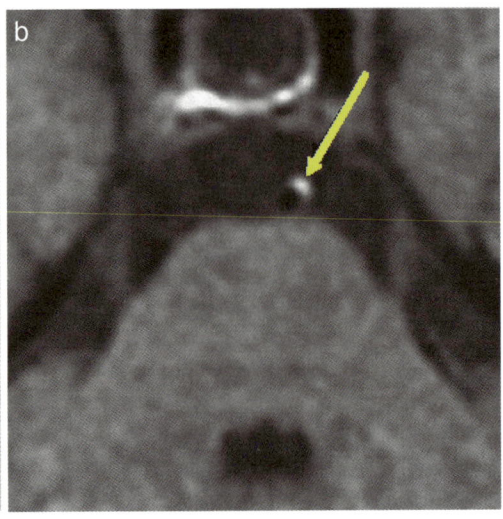

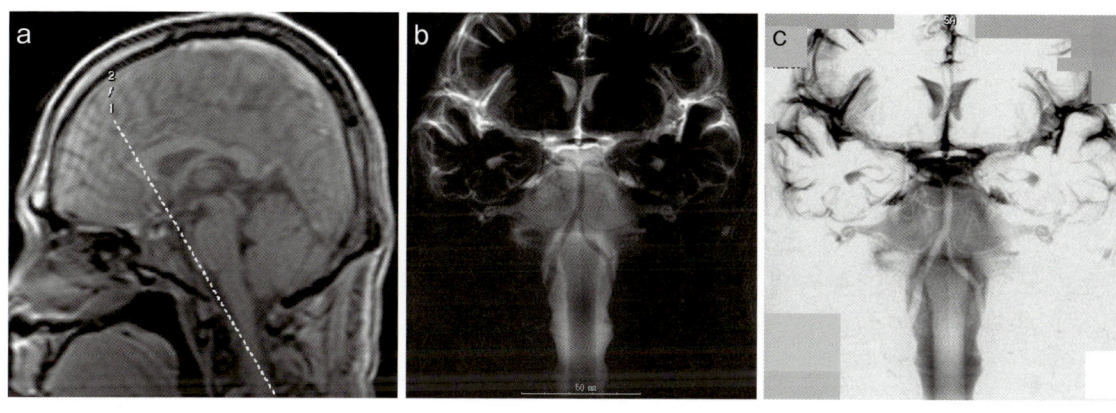

2 BPAS

a：BPASの撮影方法．斜台に沿って平行にスキャンする．b：正常例．c：正常例（白黒反転像）．

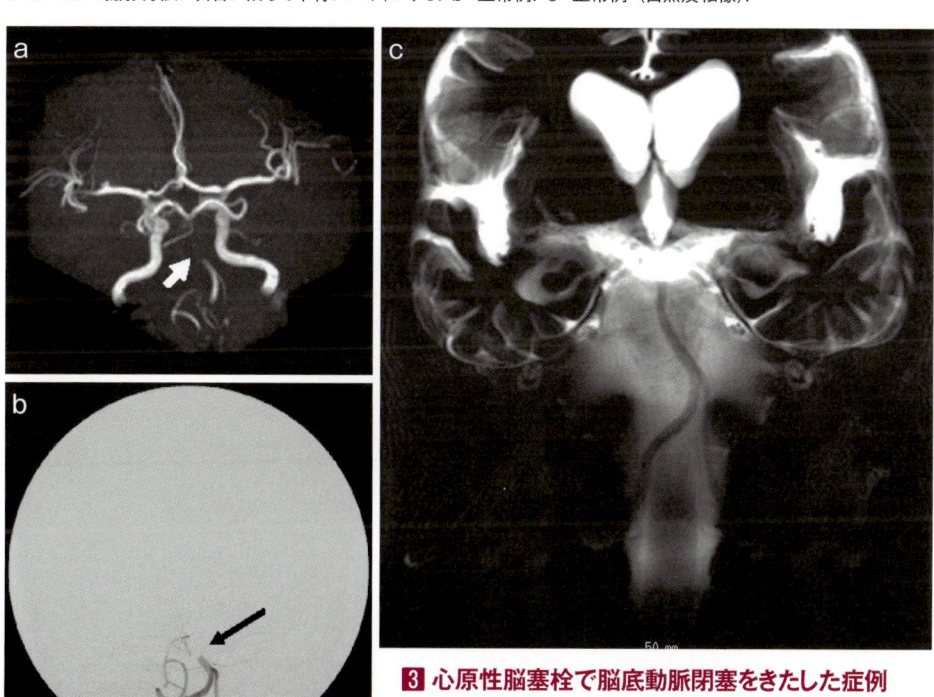

3 心原性脳塞栓で脳底動脈閉塞をきたした症例

a, b：MRAと脳血管造影では脳底動脈閉塞（a：白矢印 b：黒矢印）を認める．
c：BPASでは脳底動脈の外観が描出されている．

何度も繰り返し検査を行うわけにはいかない．

basiparallel anatomical scanning（BPAS）の特徴

BPAS法は，椎骨動脈と脳底動脈の外観を画像化する撮影方法である．

BPASとは？

BPASは，長畑ら[2, 3]がsurface anatomical scanning（SAS）を脳底部に応用した撮影法として最初に報告した．撮影断面は斜台に平行とし（2），斜台後縁から後方へ20mmの厚さで撮像し，撮像時間は40sec程度である．脳底部は髄液に囲まれているため，heavy T2強調画像を応用したBPASは水とそれ以外の構造物（血管や脳幹部）とのコントラストが明瞭になり，とくに脳底動脈の輪郭を描出することができる．正常例のBPAS像を2に示す．

1. 脳梗塞

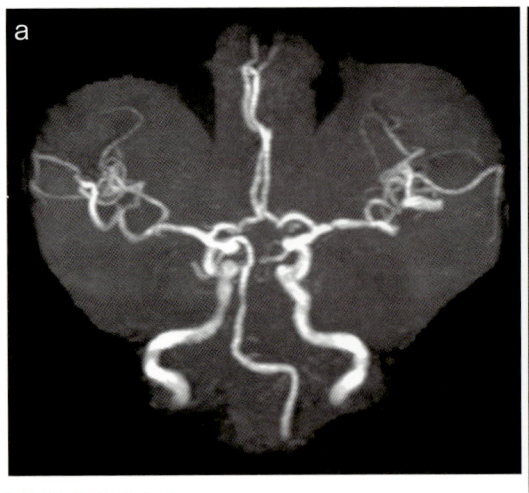

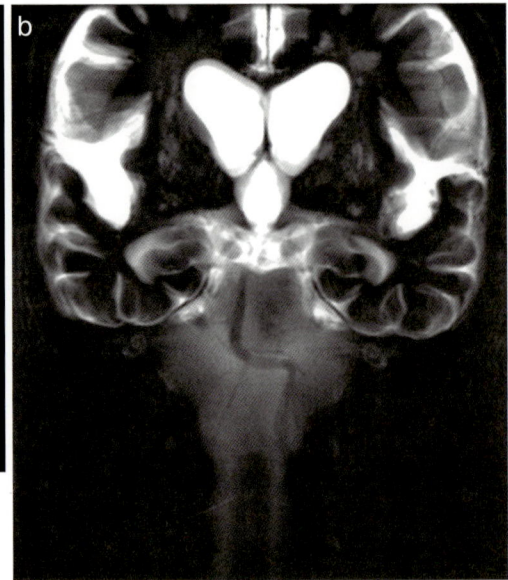

4 右椎骨動脈低形成症例

a：MRAでは右椎骨動脈は描出されていない．
b：BPASでは右椎骨動脈は低形成となっている．

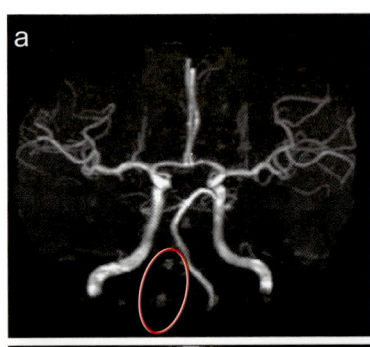

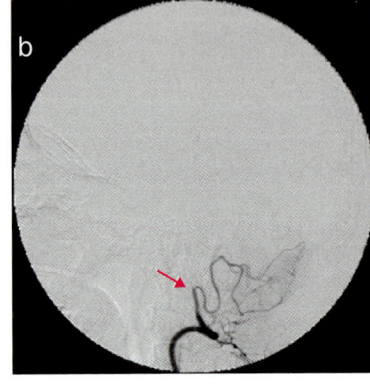

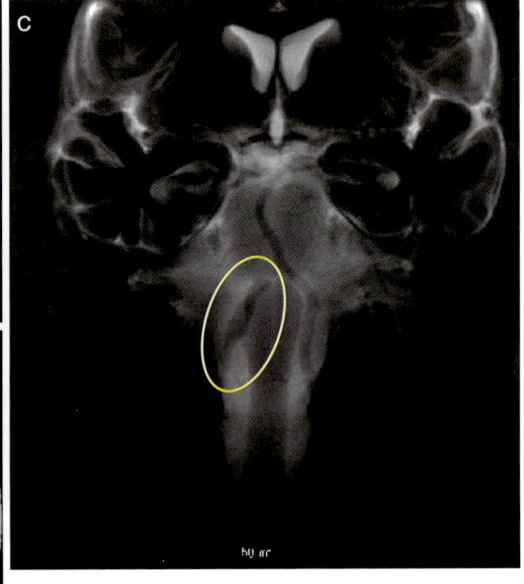

5 椎骨動脈解離症例

a：MRAでは右椎骨動脈の描出が不良である（赤丸内）．
b：血管造影では右椎骨動脈は後下小脳動脈より末梢は閉塞している（矢印）．
c：BPASでは右椎骨動脈は拡張している（黄丸）．

実際の撮影例

3は，心原性脳塞栓症で脳底動脈が閉塞した例である．BPASは閉塞する前の脳底動脈の形態を診断することに役立ち，MRAで脳底動脈が閉塞しているのがわかる．

4aは，MRAでは右椎骨動脈の描出がなく，後天的な閉塞なのか，もともと低形成であるのかは鑑別できない．BPAS（**4b**）を用いると，右椎骨動脈は低形成であることがわかり，病的意義に乏しいことがわかる．

5は右椎骨動脈解離の症例である．MRAでは右椎骨動脈の描出がなく，血管造影でも右椎骨動脈は後下小脳動脈より末梢は描出されない．BPASをみると，右椎骨動脈が拡張しており，偽

6 血管造影とBPASとの比較

	BPAS		
	拡張なし	低形成	拡張
血管造影			
正常	135	0	0
閉塞	25	6	1
狭窄	13	2	1
低形成	3	21	0
動脈瘤	0	0	1
合計	176	29	3

7 MRAとBPASとの比較

	BPAS		
	拡張なし	低形成	拡張
MRA			
正常	136	0	1
閉塞	26	8	2
狭窄	14	1	0
低形成	0	20	0
動脈瘤	0	0	0
合計	176	29	3

9 椎骨脳底動脈系の診断のための各種モダリティの比較

	侵襲性	被曝量	動脈内腔の描出	動脈外周の描出	動脈壁の描出
血管造影	+	+	++	−	−
CT	±	++	+〜++	−	++
エコー	−	−	+	−	+
MRA	−	−	+	−	−
BPAS	−	−	−	++	−

腔の拡張によって真腔が閉塞したと診断できる．

BPASとMRA，BPASと血管造影との比較

> 狭窄性病変か低形成かの評価にBPASを用いると，約20％の症例に有用だった．

われわれは，脳血管造影，MRA，そしてBPASの3者で所見の相違について検討を行った．2007年8月から2009年1月までに脳血管撮影とMRAを撮影した208例にBPASを撮影し，MRAとBPAS，血管造影とBPASとの比較を行った．

6は血管造影とBPASとの所見の比較である．血管造影で椎骨脳底動脈系に狭窄または閉塞と診断された48例のうち，8例（16.7％）はBPASで低形成であった．また，48例のうち2例はBPASで拡張性変化を認めていた．

7はMRAとBPASとの比較である．MRAで椎骨脳底動脈系に狭窄または閉塞と診断された51例のうち，9例（17.6％）はBPASで低形成であった．MRAで閉塞と診断された36例のうち，2例にBPASで拡張性変化を認めており，1例はMRAで正常であったが，BPASで拡張性変化を認めた．

このようにBPASを用いると，狭窄性病変なのか，低形成かどうかの評価に約20％の症例に有用である．Nagahata[3]らは385例のMRAとBPASとの所見比較を行っているが，16.1％の症例でBPASがないと正確な診断ができないと述べており，われわれの結果もまたそれに近いデータである．

Point! 複数の検査を組み合わせる

椎骨脳底動脈系の画像診断には，複数のモダリティを組み合わせることで，より正確な血管病変の診断が可能となってきている．

BPASでの診断の限界

> 動脈の拡張を伴わない動脈解離は，BPASのみでは診断できない．

画像診断で椎骨動脈解離を診断するためには，1本の動脈に2つの腔が存在することを証明する必要がある．外膜と中膜のあいだに起こった解離の場合，血管が外側に膨隆し，解離性動脈瘤を形成しやすい．一方，内膜下に起こる解離の場合，内膜が血管内腔に突出し，内腔の狭窄を生じる．BPASは血管の拡張の有無，低形成かどうかのスクリーニングに適しているが，動脈の拡張を伴わない動脈解離の場合にBPASのみでは診断できない

8はmegadolicho basilar arteryが閉塞した症例である．BPASでは拡張性変化を認めているが，

1. 脳梗塞

8
megadolicho basilar artery の症例

a：MRAでは脳底動脈の描出が不鮮明な部分がある．
b：血管造影では脳底動脈は拡張しており，閉塞をしている．
c：BPASでは左椎骨動脈と脳底動脈は著明に拡張している．
d：剖検では脳底動脈内は血栓で閉塞していた．

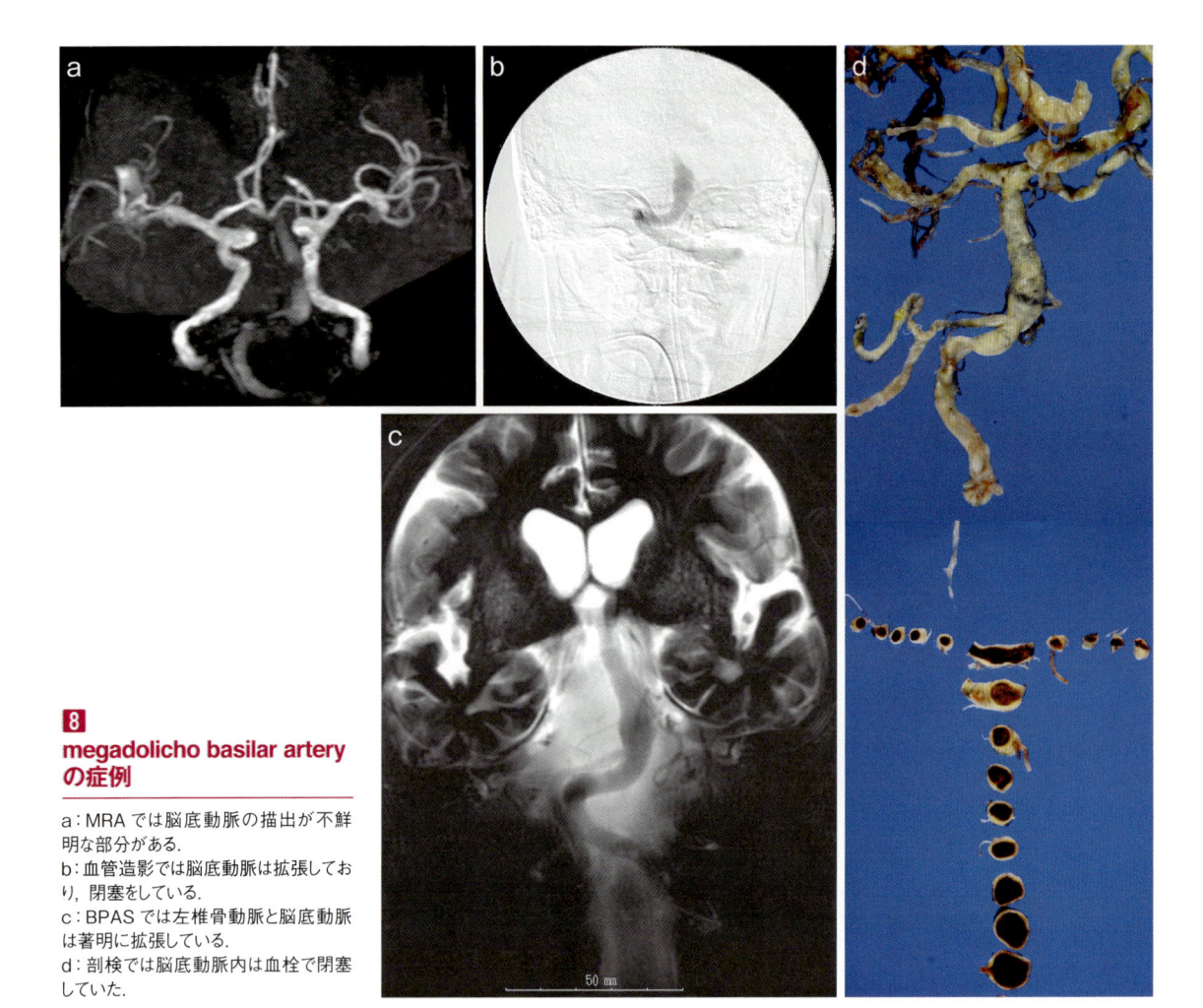

剖検では脳底動脈の内腔は血栓で閉塞しており，解離は認めなかった．

　このように，BPASのみでは動脈壁のリモデリングによる拡張性変化と解離による拡張性変化の鑑別は困難である．その他，T1強調画像，T2強調画像などの血管断面の情報を加えることによって，それらの鑑別が可能になる． **9**（前ページ）に各モダリティの比較を示した（⇒**Point!**）．

■引用文献

1. 峰松一夫：脳動脈解離診療の手引き．循環器病研究委託費18公-5（SCADS-Japan）脳血管解離の病態と治療法の開発，2009: p.20-24.
2. Nagahata M, et al. Basi-parallel anatomical scanning (bpas) mri: A simple mri technique for demonstrating the surface appearance of the intracranial vertebrobasilar artery. Nippon Igaku Hoshasen Gakkai Zasshi 2003; 63 :582-584.
3. Nagahata M,et al. Surface appearance of the vertebrobasilar artery revealed on basiparallel anatomic scanning (bpas) -mr imaging: Its role for brain mr examination. AJNR Am J Neuroradiol 2005; 26: 2508-2513.

頭部MRI画像だけでは，CADASILの確定診断はできない

秋山久尚，長谷川泰弘
聖マリアンナ医科大学神経内科

多発性脳梗塞，びまん性大脳白質病変

> 20歳ごろから頭痛があり，42歳時と62歳時に脳梗塞を発症したが，動脈硬化の危険因子を認めなかった症例．

頭部MRI画像上，多発性脳梗塞，びまん性大脳白質病変を認める症例は，高齢者ではよく遭遇する．しかし，頭部画像所見のみでは，鑑別診断は困難であり，詳細な病歴や家族歴の聴取が必要である．

ここでは，多発性脳梗塞，一過性脳虚血発作と診断された症例を紹介する．

症例：66歳，男性．
主訴：歩行障害．
既往歴：20歳ごろから頭痛持ち，42歳時と62歳時に脳梗塞，63歳時に一過性脳虚血発作・高血圧なし，糖尿病なし，脂質異常症なし．
嗜好歴：喫煙は10本/日×18年間（24〜42歳まで，現在は禁煙中），飲酒はビール500mL/日．
家族歴：父が脳梗塞（肺炎にて死亡）．
現病歴：42歳時，会議中に突然の構語障害，左上下肢の脱力，左顔面の違和感が出現し他院へ入院．脳梗塞と診断されアスピリンの内服開始となった．後遺症として軽度の構語障害，左片麻痺を残した．62歳時，めまい感，左半身のしびれ，左片麻痺の増悪を認め他院へ入院．脳梗塞と診断され加療したが，以前より悪化した構語障害と歩行障害を残した．63歳時，めまい感，右上下肢の脱力が出現，他院へ入院するも一過性脳虚血発作と診断され，シロスタゾールの追加処方となった．その後も徐々に歩行障害が進行し精査目的にて当院へ紹介となった．

入院時現症：血圧121/83 mmHg，心拍数68/分整，体温36.3℃．一般身体所見は異常なし．神経学的所見は，意識清明，見当識障害，失語・失認・失行などの高次脳機能障害はなかったが，#1認知機能障害（長谷川式23/30），#2構語・嚥下障害，#3顔面・舌を含まない左片麻痺，#4両側病的反射と左足クローヌス，#5動作緩慢，小刻み歩行，姿勢反射障害などの錐体外路徴候を認めた．

入院時検査成績：血液検査⇒血算，生化学には異常なし．D-dimerのみ6.6μg/mLと高値であった．心電図⇒洞調律．頸動脈超音波検査⇒動脈硬化性変化なし．経食道心臓超音波検査⇒心腔内血栓なし，大動脈の動脈硬化性変化に乏しい．経胸壁心臓超音波検査⇒trivial AR, trivial TR．下肢超音波検査⇒深部静脈血栓なし．頭部MRI画像（ **1** ）⇒両側基底核・放線冠および左視床に陳旧性多発性脳梗塞あり，両側大脳にびまん性白質病変あり．頭部MRA検査⇒主幹動脈の描出は保たれ，動脈硬化性変化に乏しい．脳SPECT検査⇒両側大脳半球での血流低下あり．脳脊髄液検査⇒細胞数2/μL（すべて単核球），総蛋白61mg/dL，糖61mg/dL．

1. 脳梗塞

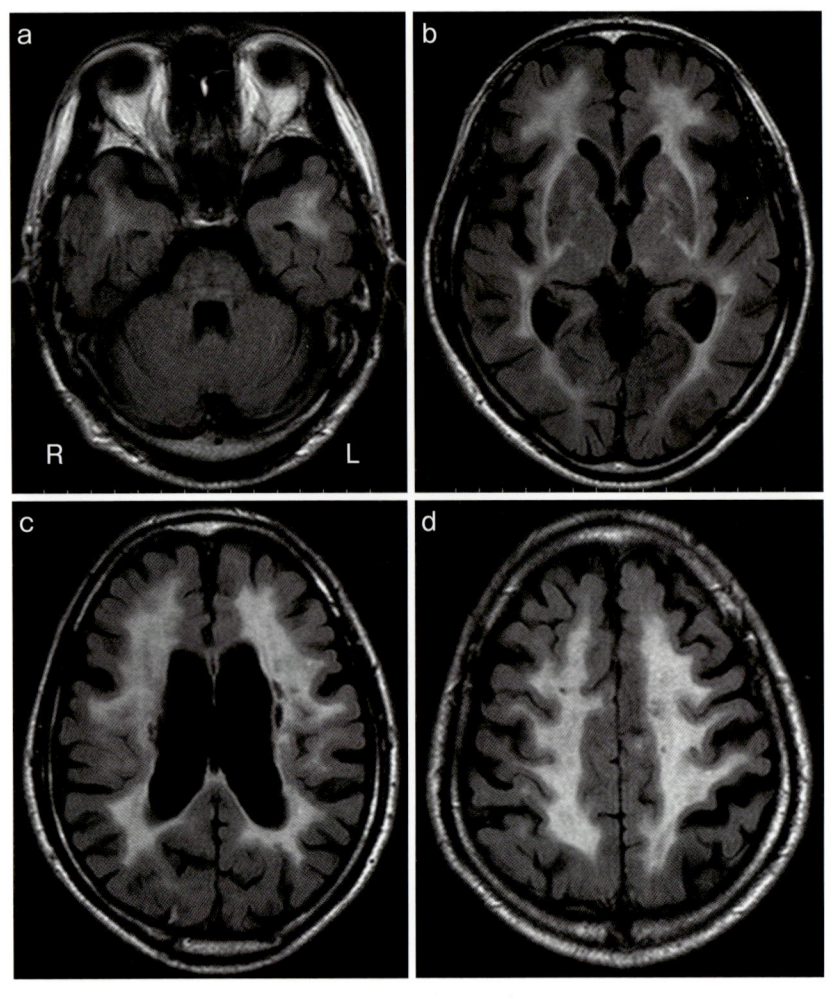

1 入院時の頭部MRI（FLAIR）画像

a：両側側頭極，橋に高信号域を認める．
b：両側基底核および左視床に陳旧性ラクナ梗塞，両側前頭極を含めた両側大脳白質さらに両側外包にも高信号域を認める．
c：両側放線冠に陳旧性ラクナ梗塞，両側大脳白質にびまん性の高信号域を認める．
d：両側大脳白質にびまん性の高信号域を認める．

病歴と家族歴，MRI画像の特徴

> 特徴的なMRI画像で見当をつけ，DNA解析によるNotch3遺伝子変異で確定診断する．

びまん性大脳白質病変の特徴的な分布，および繰り返す脳梗塞歴や同様の家族歴の存在が重要である．

①高血圧，糖尿病，脂質異常症などの脳卒中の動脈硬化の危険因子を持たずに42歳時に脳梗塞を発症，②その後も，62歳時に脳梗塞再発や63歳時に一過性脳虚血発作を繰り返し，仮性球麻痺や認知機能障害を認める．③父が脳梗塞，④頭部MRI検査にて，両側大脳白質，基底核，視床などに多発性脳梗塞およびleukoaraiosisを認める

（とくにFLAIR画像やT2強調画像で，両側側頭極，内側前頭極，外包の高信号域あり）ことからCADASIL（Cerebral Autosomal Dominant Arteriopathy with Subcortical Infarcts and Leukoencephalopathy）を疑い，DNA解析によるNotch3遺伝子変異を確認した．

CADASILとは

> CADASILの臨床症状が出現する前に，頭部MRI検査での異常を確認できる症例もある．

頭部MRI画像でCADASILの予測は可能であるが確定診断はできない．疑えば遺伝子検査や生検が必要である．

CADASILは，皮質下梗塞と広範な白質脳症を

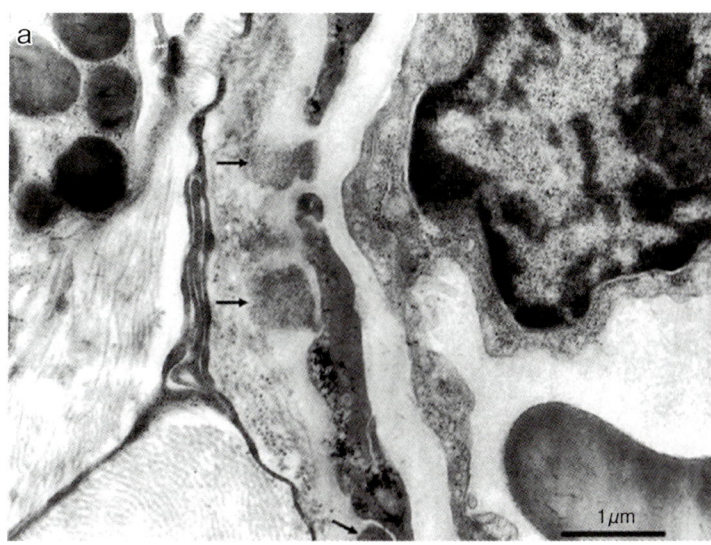

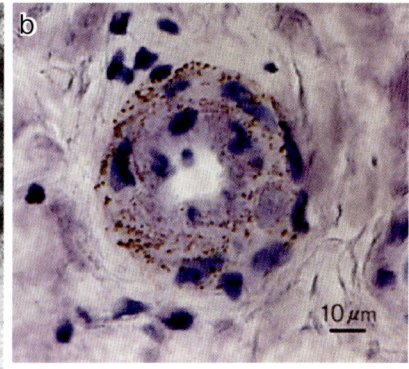

2 CADASIL患者の生検筋にみられる電子顕微鏡所見

a：生検筋における血管内皮細胞の核が見え，pericyteの基底膜にオスミウム好性の顆粒状物質（GOM）の沈着（→）を見る．
b：筋生検凍結切片のNotch3細胞外ドメインに対する抗体を用いた免疫染色で，Notch3の顆粒状の沈着を認める．

（内野誠．CADASIL. BRAIN and NERVE 2008; 60: 1227-1228 より許可を得て転載）

伴う常染色体優性遺伝性脳動脈症である．1977年にSouranderら，Stevensら[1,2]がスウェーデンとイギリスで多発性脳梗塞性認知症の家系を報告，1993年にTournier-Lasserveら[3]が19q12に原因遺伝子の局在を報告，CADASILと命名した．その後，1996年にJoutelら[4]がNotch3遺伝子が病因遺伝子であり，遺伝子座が19p13.1～13.2になることを報告した．遺伝子性脳卒中の一つである．

Chabriatら[5]は，CADASILの臨床症状について，20～30歳代から先行する前兆のある片頭痛（頻度約30%），通常は40～50歳のあいだに発症する一過性脳虚血発作または脳卒中，さらに進行すると仮性球麻痺，膀胱障害などを伴った皮質下性認知症を呈するとし，これらの症状が出現する前に頭部MRI検査での異常所見がみられる症例もあると報告している．

病理学的には，脳実質小動脈の中膜筋層の変性や消失，外膜の線維性肥厚がみられ，好酸性PAS陽性顆粒の沈着が認められる．この顆粒は，電子顕微鏡で電子密度の高いGOM（Granular Osmiophilic Material）であり，CADASILの確定診断に有用な所見である（ 2 ）．発症機序については，変異Notch3に起因するGOMの沈着，それに伴う細・小動脈平滑筋細胞の進行性の変性・壊死と考えられている．

診断と治療

CADASIL症例へのtPAやワルファリンの投与は，微小出血の危険性を助長する可能性があり，避けるべきである．

診断は，臨床的に，①20～40歳代で前兆のある（あるいはない）片頭痛発作がみられる，②高血圧，糖尿病，脂質異常症など脳卒中の動脈硬化の危険因子を持たずに，40～50歳代と比較的若年で一過性脳虚血発作やラクナ梗塞を繰り返す，③60歳を過ぎるころには次第に進行して仮性球麻痺や認知症を呈する，④家族に類似症状（常染色体優性遺伝）をみるなどの特徴的な病歴や所見により疑う．

頭部MRI検査上では，両側大脳深部白質，基底核，視床，橋などに多発性小梗塞，leukoaraiosisを認め，とくにFLAIR画像やT2強調画像で，両側側頭極，内側前頭極，外包の高信号域とT2*強調画像で

1. 脳梗塞

> **Point!**
> **CADASILの可能性を忘れずに**
>
> 脳卒中の動脈硬化の危険因子を認めないのに，比較的若年で再発性の一過性脳虚血発作やラクナ梗塞を持ち，前兆のある片頭痛や認知症も認め，頭部MRI検査でBinswanger型の両側広範な大脳白質病変を呈する場合には，単なる原因不明の多発性脳梗塞に伴う脳血管性認知症と安易に考えずにCADASILをも考慮し，病歴や家族歴などの再聴取，遺伝子検査，皮膚・骨格筋・腓腹神経生検も考えるべきである．

の点状微小出血が特徴的とされる．確定診断には，①DNA解析にて*Notch3*遺伝子変異を証明すること，②電子顕微鏡で骨格筋・皮膚の細小動脈の平滑筋基底膜部にオスミウム好性の顆粒状物質GOMの沈着を認める，または，*Notch3*の細胞外ドメインに対する抗体を用いた免疫染色で*Notch3*の沈着を認めることが必要である．

また，1998年のDavousによる診断基準[6]では，Probable CADASILを，①50歳以下の発症，②以下の2つ以上を呈する⇒（a）神経徴候を残す脳卒中様発作，（b）片頭痛，（c）重症の気分障害，（d）皮質下性認知症，③脳卒中の動脈硬化の危険因子なし，④常染色体優性遺伝の家族歴，⑤頭部MRI検査で皮質梗塞のない大脳白質病変，としている（⇒**Point!**）．

治療については，特異的な治療法はない．アスピリン，Aggrenox®（徐放性ジピリダモールとアスピリンの配合剤），クロピドグレルなどの抗血小板薬が，進行を抑制し脳卒中の再発予防をするかもしれないが，微小出血を助長してしまう可能性も捨てきれない．ホモシスティンが上昇していることがあり，そのさいには葉酸投与も理にかなっている．tPA（tissue plasminogen activator）投与はCADASIL症例には避けるべきであり，ワルファリン投与も微小出血の危険性を助長するので避けるべきである．また，塩酸ドネペジルがCADASIL症例の認知機能改善に有効であったという報告も示されている．

■引用文献

1. Sourander P, et al. Hereditary multi-infarct dementia. Morphological and clinical studies of a new disease. Acta Neuropathol 1977; 39: 247-254.
2. Stevens DL, et al. Chronic familial vascular encephalopathy. Lancet ii 1977; 1364-1365.
3. Tournier-Lasserve E, et al. Cerebral autosomal dominant arteriopathy with subcortical infarcts and leukoencephalopathy maps to chromosome 19q12. Nat Genet 1993; 3: 256-259.
4. Joutel A, et al. Notch3 mutations in CADASIL, a hereditary adult-onset condition causing stroke and dementia. Nature 1996; 383: 707-710.
5. Chabriat H, et al. Clinical spectrum of CADASIL: a study of 7 families. Lancet 1995; 346: 934-939.
6. Davous P. CADASIL: a review with proposed diagnosis criteria. Eur J Neurol 1998; 5: 219-233.

2.
脳動脈瘤

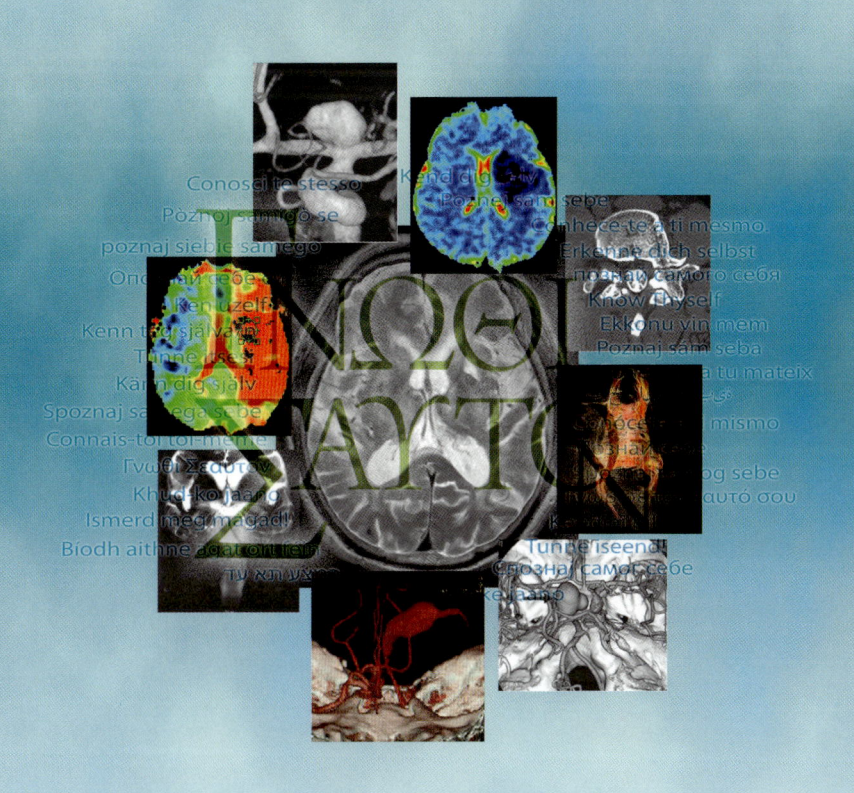

脳動脈瘤コイル塞栓術後のフォローアップ：DSA or MRA?

大川将和, 佐藤 徹, 宮本 享
国立循環器病センター脳神経外科

脳動脈瘤のフォローアップ

> 脳動脈瘤に対するコイル塞栓術後にはフォローアップが必須で，そのためのモダリティとしては，これまではDSAがゴールドスタンダードだったが，最近はMRAの有用性が報告されている．

　脳動脈瘤に対するコイル塞栓術は，これまで脳動脈瘤治療のスタンダードであった開頭クリッピング術に比べ低侵襲であることはもちろん，その使用器具と技術の進歩，さらにはISAT[1]などのエビデンスの影響もあり，近年，急速に普及しつつあるが，問題点も残されている（⇒**Point!**）．

　動脈瘤の再開通は20%程度に起こるとされ，Murayamaらの報告[2]では，治療時に完全閉塞の状態であっても，5%程度に起こるとされている．

　フォローアップのゴールドスタンダードは，長らく脳血管撮影（DSA）であった．しかし，脳血管造影による合併症の確率（0.5～4%）[3]は無視できず，放射線被曝の問題もあり，侵襲の小さくない検査を繰り返し行うことは患者の負担も大きい．近年，合併症，患者の身体的負担の少ないMRIによるコイル塞栓術後のフォローを行った報告が多くなってきている．

Point! 動脈瘤の再開通

> コイル塞栓術はまだ歴史の浅い治療であり，長期成績が完全には明らかになっていない．また動脈瘤の再開通（recanalization）という現象の問題から，治療後，長期にわたる画像追跡を行い，動脈瘤の塞栓状態をチェックする必要がある．

MRAの有用性

> MRAは，以前はDSAより感度が劣っているとの報告が多かったが，近年ではMRAの感度を上げるための撮像方法が検討され，MRAのほうが高感度であるという報告も増えている．

　MRAの撮像方法には大きく分けてCE（contrast-enhanced）- MRAと3D TOF（time-of-flight）があり，多数報告されている．MRAがneck remnantを描出する場合に，neck remnantに流入する血流が乱流で流速が遅いことであり，それらによって低信号化が起こるために検出が難しい．これらを克服するためにさまざまな工夫がされてきた．

　造影剤を用いる利点としては，neck remnantに流入する血流のT1時間をより短縮させ，TOFの感度を低下させる飽和効果を減少させることができる[4]．欠点としては，造影剤の使用に加えて，近傍の静脈が描出されてしまう可能性と，器質化した血栓の壁やvasa vasorumによって偽陽性となってしまうことが挙げられる[7]．Kweeらによるレビュー[6]では，TOFによる感度，特異度はそれぞれ83.3%，90.6%であり，造影剤を用いた場合は，それぞれ86.8%，91.9%であり，統計学的に有意差はなかった．他の報告でも造影剤を用いた場合の利点は乏しいという報告が多い．ただし，remnantやrecurrenceが大きい場合には，造影剤を用いたほうが良好に描出されるようである．

2. 脳動脈瘤

　Yamadaらの報告[7]では，TE（エコータイム）を短縮し（1.54〜1.60 msec），また空間分解能を高く設定（0.3×0.3×0.3）しており，飽和効果に対しては注意深くイメージボリュームを設定し，動脈瘤のneckがinflow zoneの2 cm以内になるようにすることでそれらに対処した．その結果，MRAのほうがDSAより小さなサイズのneck remnantが検出可能であった（1.7±0.7 mmと3.1±0.9 mm）（ **1** ）．また，MOTSA（multiple overlapping thin slab acquisition）テクニックといった，2D TOFと3D TOFの混成画像で飽和効果を最小限にできるといった報告[5]もある．

　また，最近では3T（テスラ）のMRIを用いた報告も散見される[8,9]．3Tは1.5Tより高解像度が可能であり，周囲組織とのコントラストがつけやすいため，1.5Tに優っている可能性がある．一方でコイルそのものによるアーチファクトが1.5Tの場合に比べて強く影響するためコイル周辺の信号が欠失しやすい．Majoie[9]らは上記のMOTSA 3D TOFを3T MRIで行うことで3 mm以下のneck remnantが検出可能であり，DSAより鋭敏であったと報告している．しかし，1.5Tと3Tを直接比較した報告は少なく，3Tの明らかな優位性は現時点では不明であり，今後の検討が期待される．

MRAの落とし穴

> MRI単独では，鑑別困難な点がいくつかあり，それを補うために別の検査を追加しなければならない場合がある．

　MRA自体の欠点としては，コイル自体の描出ができないため，neck remnantが増大した場合にコイルコンパクションであるのか，動脈瘤自体の再生であるのか，判別できないということが挙げられる[6]．しかし，この点に関しては頭部単純X線写真を併用すればよく，われわれもルーチンに単純写真を3方向で定期的に撮影している（ **2** **3** **4** ）．コイルコンパクションの場合，単純X線写真で明らかなコイルの変形が認められる．

　もう一つの欠点としてはメトヘモグロビンを含む亜急性血栓が，T1強調画像で高信号となるため血流と区別がつかない場合があることである．このため，破裂急性期の脳動脈瘤コイル塞栓術後の塞栓状態の評価としてMRAの診断能力はやや正確でない場合もある．亜急性血栓なのか，残存血流なのか判断するためにはblack blood MRAを行う必要がある[7]．

　コイル塞栓術に用いられるステントとして

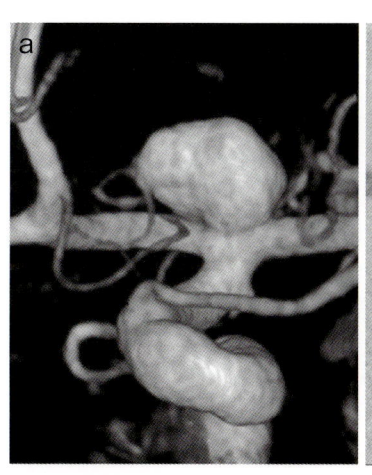

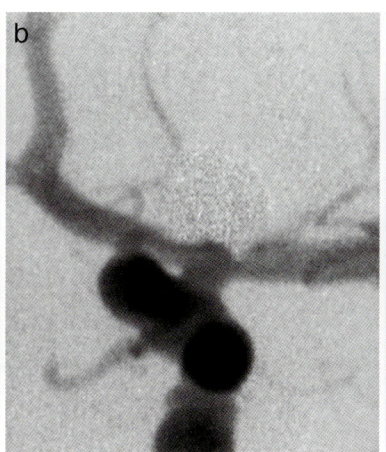

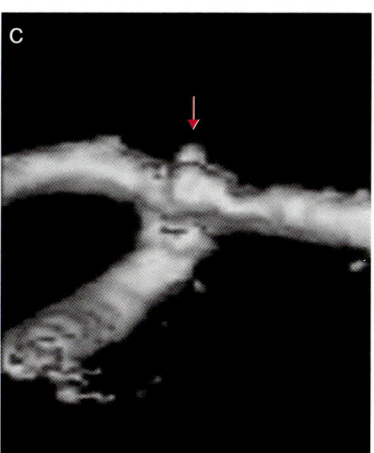

1 左内頚動脈分岐部動脈瘤
a：塞栓術前 3D DSA．
b：塞栓術後 DSA．complete occlusionで明らかなneck remnantは認めない．
c：3D TOFでは，2 mm程度のneck remnantを認める（矢印）．文献6の方法で撮影した．

2. 脳動脈瘤

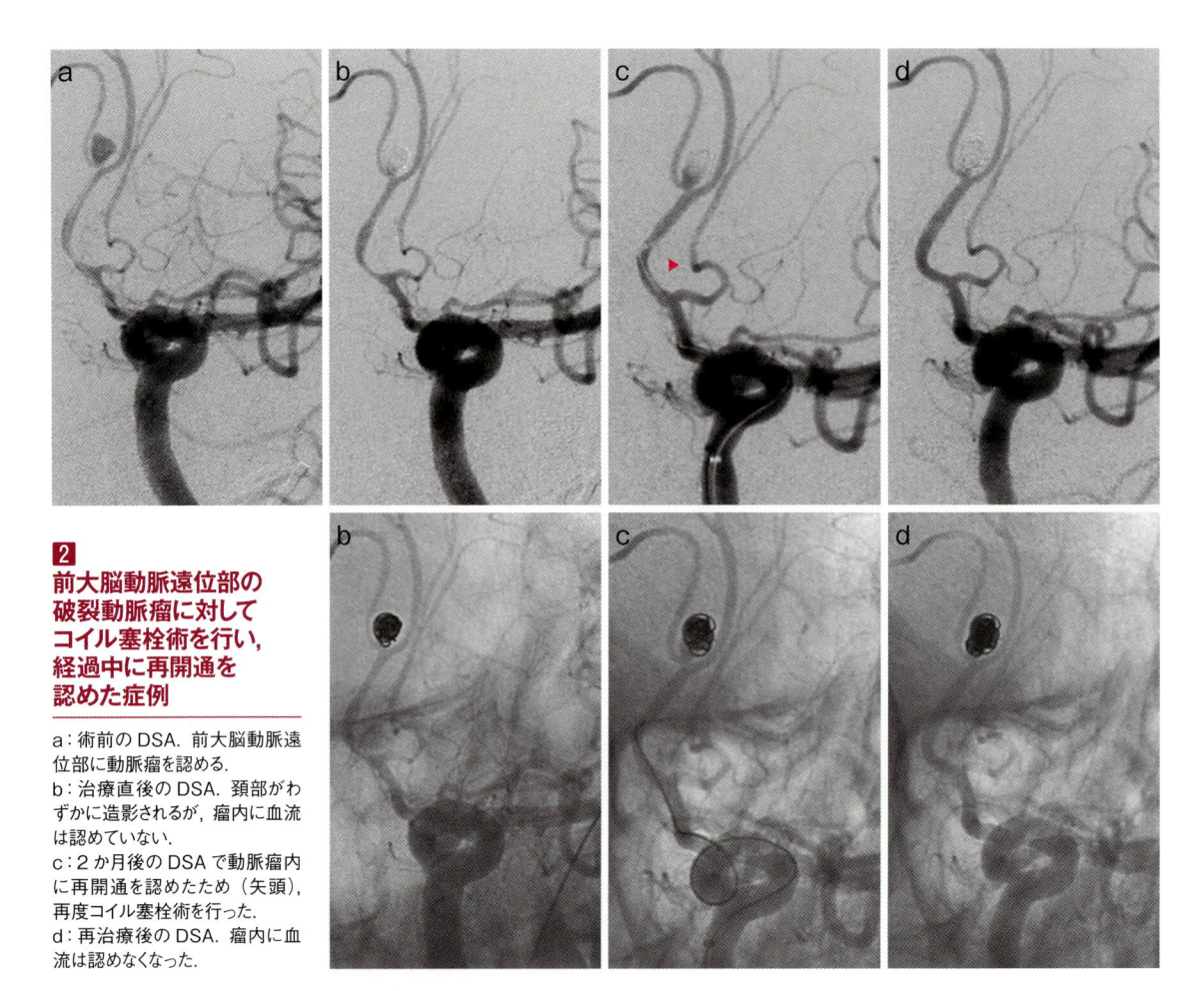

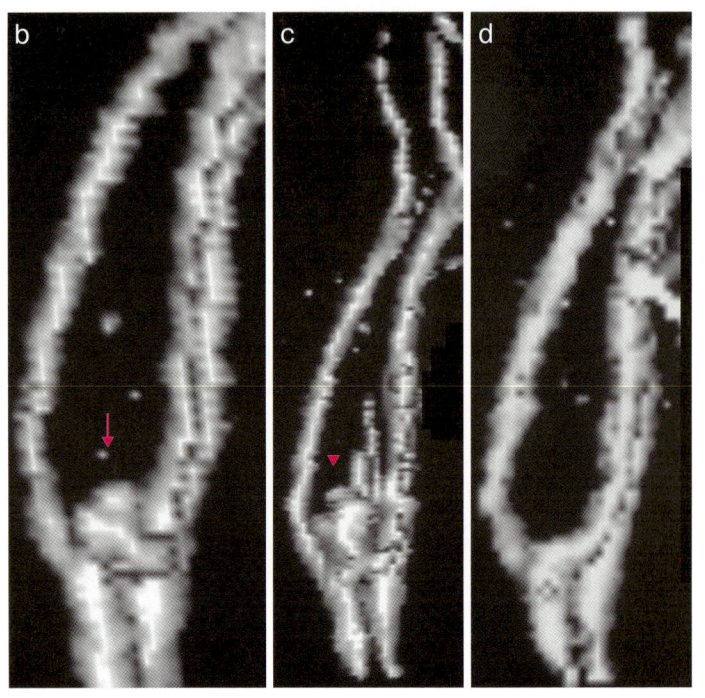

2 前大脳動脈遠位部の破裂動脈瘤に対してコイル塞栓術を行い、経過中に再開通を認めた症例

a：術前の DSA．前大脳動脈遠位部に動脈瘤を認める．
b：治療直後の DSA．頚部がわずかに造影されるが，瘤内に血流は認めていない．
c：2 か月後の DSA で動脈瘤内に再開通を認めたため（矢頭），再度コイル塞栓術を行った．
d：再治療後の DSA．瘤内に血流は認めなくなった．

3 2と同一症例の MRAによる経時的変化

b：治療直後．頚部にわずかの血流を認める（矢印）．
c：再治療直前．瘤内の血流増大を認める（矢頭）．
d：再治療後．瘤内に血流は認めない．

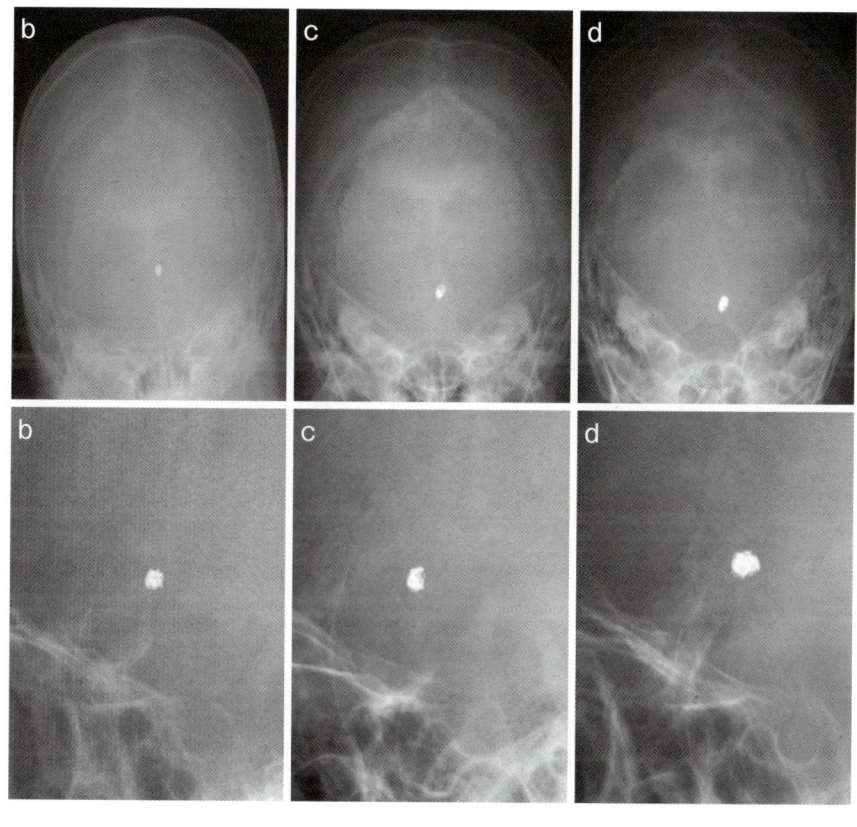

4 2と同一症例の単純X線写真像

上段：タウン像．
下段：側面像．
b：治療直後．
c：再治療直前．コイルの前後方向の短縮，変形を認める．
d：再治療後．

Enterprise®がわが国でも認可された．ステントアシストテクニックはwide-neckの動脈瘤に対して有用で期待される手段であるが，ステントによるアーチファクトがどの程度の影響を与えるかは今後の検討を待たねばならない．

まとめ

脳動脈瘤コイル塞栓術はその低侵襲性から今後も症例数が増大されることが予想されるが，脳動脈瘤クリッピング術に比べるとその根治性では劣っており，現時点では長期にわたる画像追跡が必要である．その手段としては今後MRAと頭蓋単純X線写真が主流となっていくことが考えられる．

■引用文献

1. Molyneux A, et al. International Subarachnoid Aneurysm Trial (ISAT) of neurosurgical clipping versus endovascular coiling in 2143 patients with ruptured intracranial aneurysms:a randomised trial. Lancet 2002; 360: 1267-1274.
2. Murayama Y, et al. Guglielmi detachable coil embolization of cerebral aneurysms: 11 years' experience. J Neurosurg 2003; 98: 959-966.
3. Grzyska U, et al. Selective cerebral intraarterial DSA. Complication rate and control of risk factors. Neuroradiology 1990; 32: 296-299.
4. Pierot L, et al. Follow-up of intracranial aneurysms selectively treated with coils: prospective evaluation of contrast-enhanced MR angiography. AJNR Am J Neuroradiol 2006; 27: 744-749.
5. Kwee TC, et al. MR angiography in the follow-up of intracranial aneurysms treated with Guglielmi detachable coils: systemic review and meta-analysis. Neuroradiology 2007; 49; 703-713.
6. Yamada N, et al. Time-of-flight MR angiography targeted to coiled intracranial aneurysms is more sensitive to residual flow than is digital subtraction angiography. AJNR Am J Neuroradiol 2004; 25: 1154-1157.
7. Ozsarlak O, et al. MR angiography of the intracranial vessels: technical aspects and clinical applications. Neuroradiology 2004; 46: 955-972.
8. Anzalone N et al. Follow-Up of Coiled Cerebral Aneurysms at 3T: Comparison of 3D Time-of-Flight MR Angiography and Contrast-Enhanced MR Angiography. AJNR Am J Neuroradiol 2008; 29: 1530-1536.
9. Majoie CB, et al. MR angiography at 3T versus digital subtraction angiography in the follow-up of intracranial aneurysms treated with detachable coils. AJNR Am J Neuroradiol 2005; 26: 1349-1356.

2. 脳動脈瘤

MRAによる椎骨動脈解離性動脈瘤の検査は，通常の撮影範囲では見逃すことがある

濱田潤一郎
金沢大学脳神経外科

発症機序とおもな症状

> 頸動脈解離では前頭部痛，椎骨動脈解離では後頸部痛が多いとされ，頭痛，頸部痛ともに，解離と同時に認められることが多い．

　脳血管は筋性血管であり，血管内皮とよく発達した内弾性板からなる内膜，血管平滑筋で構成される中膜，そしてその外側で結合組織からなる外膜の3層構造で形成されている．その特徴は，中膜と外膜がともに頭蓋外血管より薄く，また外弾性板を欠くことである．椎骨動脈では硬膜貫通部の約1cm手前からこれらの変化が始まり，中・外膜の弾性線維が減少する．

　頭蓋内および頭蓋近傍の解離性動脈瘤の歴史はまだ浅く，自然歴や疫学には確固たるデータが少ない．頭蓋外椎骨動脈解離性動脈瘤に関する発生頻度，地域差，人種差などは不明である．

　山浦らの報告によると，くも膜下出血で発症するものが最も多く58％を占め，次いで脳虚血33％，頭痛7％，偶然の発見が2％であった[1,2]．出血例，脳梗塞例とともに先行する頭痛または頸部痛がみられるのが一般的であり，頭痛のみで発症する症例のなかに頭蓋外椎骨動脈解離性動脈瘤があると考えられる．頸動脈解離では前頭部痛，椎骨動脈解離では後頸部痛が多いとされている．頭痛，頸部痛ともに解離と同時に認められることが多い．頭痛の性状はさまざまであり，突発性であったり，拍動性頭痛で始まることが多いことは予測されるが，後頭神経痛に似た症状を呈した症例を報告しているなど，必ずしも痛みに一定性があるとはいえないようである．解離性動脈瘤の頭痛は難治性であるが，クロルプロマジンが有効であるとされている．

　これまで血管解離に関係する基礎疾患として，線維筋形成不全，細網線維の異常などが提唱されてきたが，多くの症例は特発性である．近年では内弾性板の変化が注目されている．また，頭蓋外動脈解離において結合組織疾患の関与も報告されている．さらに頸部頸動脈や頭蓋外椎骨動脈においては，ゴルフスイングやカイロプラクティック治療など，頸部の伸展回旋に伴う発症が知られている．

解剖学的特徴

> 若年者の突然の後頸部痛には，V3セグメントを含んだ範囲の撮影を考慮する．

　椎骨動脈の走行は，通常C6の横突孔に入るまでをV1セグメント，横突起内の部分をV2セグメント，C1の横突孔から出たあとの硬膜外の部分をV3セグメント，硬膜内をV4セグメントとよぶ．とくに，第一頸椎までの横突孔を通り上行し，第一頸椎の上面に出て内側に向き，椎骨動脈溝を通り，後環椎後頭膜を貫き，大後頭孔を通り，頭蓋内に入る．このV3セグメントに解離性動脈瘤が生じる場合があるが，通常のMRAの撮影範囲（**1**）では見逃す場合がある．

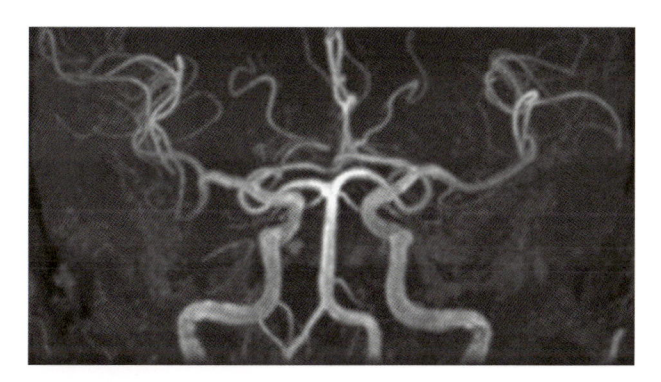

2. 脳動脈瘤

1 通常範囲のMRA撮影
通常の撮影範囲ではV3セグメントは撮影されない．

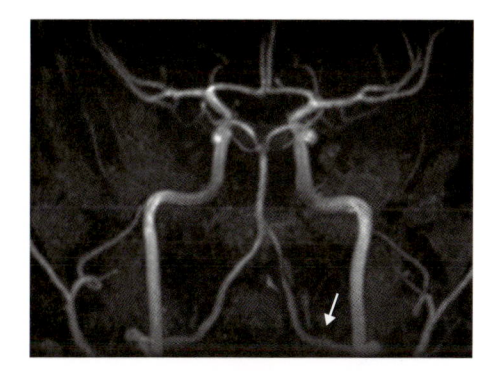

2 V3セグメントまで撮影したMRA
V3セグメントに紡錘状の膨らみ（矢印）を認める．

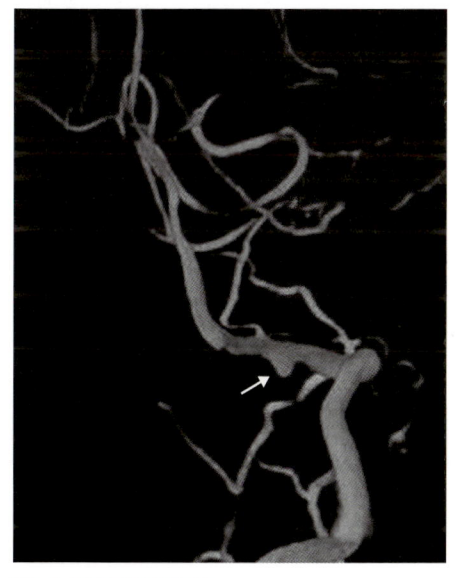

3 左椎骨動脈撮影
V3セグメントに紡錘状の拡張（矢印）を認める．

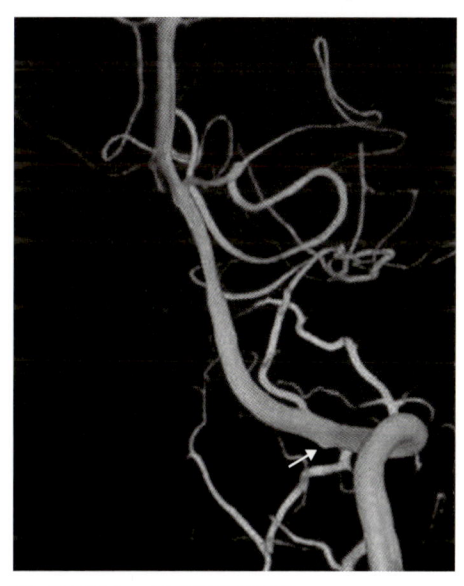

4 2週間後の椎骨動脈撮影
紡錘状の拡張（矢印）は縮小を認める．

　代表例を示す．38歳の男性で洗髪中に突然後頸部痛が出現したため近医を受診した．MRAで問題なく経過観察されていた．しかし，頭痛が治まらないので，当院を受診した．V3セグメントまで含めたMRAの撮影では左V3セグメントに紡錘状の膨らみを認めた（**2**）．ただちに施行した左椎骨動脈撮影で同部位に紡錘状の拡張を認めた（**3**）．安静と血圧管理を行った2週間後の左椎骨動脈撮影では，紡錘状の膨らみは縮小しており，解離性動脈瘤と診断した（**4**）．また，頭痛もクロルプロマジン内服で消失した．

　頭蓋外椎骨動脈解離性動脈瘤の場合は，出血で発症することはないと思われる．しかし，解離部が塞栓源となったり，提示した症例のように後下小脳動脈の分岐が頭蓋外の場合には解離部の拡大により後下小脳動脈の梗塞が起きることもあるので，注意深い観察が必要である．

　若年者が突然，後頸部痛を訴えた場合には，通常のMRAの撮影だけではなく，V3セグメントを含んだ範囲のMRA撮影を考慮する必要がある．

■引用文献

1. 山浦晶，ほか．非外傷性頭蓋内解離性動脈病変の全国調査（第1報）．脳卒中の外科 1994; 26: 79-86.
2. 山浦晶，ほか．非外傷性頭蓋内解離性動脈病変の全国調査（第2報）．脳卒中の外科 1994; 26: 87-95.

2. 脳動脈瘤

DSAまたは3D-CTA検査では，大型・巨大脳動脈瘤の実際の大きさが把握できないことがある

沖山幸一，小野純一
千葉県循環器病センター脳神経外科

大型・巨大脳動脈瘤の自然歴は一般に不良であり，積極的な治療を行うことが重要といわれているが，その治療成績は必ずしも良好ではない[1]．したがって，大型・巨大脳動脈瘤に対する治療法の選択は慎重に行うべきであり，その手術計画においては術前の画像診断が重要な役割を果たすものと考えられる．大型・巨大脳動脈瘤の術前診断のモダリティには，おもに脳血管撮影，CT，MRIがあげられるが，以下にそれぞれの特徴を述べる．

脳血管撮影（DSA）

実際の大きさよりも小さく造影されることがある．

DSAは，脳動脈瘤診断の中心的役割を担ってきた．しかし，DSAは血管内腔（開存血管腔）のみを示すもので，必ずしも実際の瘤の大きさを描出するものではない．巨大脳動脈瘤では多くの場合，層をなした瘤内血栓のために血管造影で描出されるものより実際の径はかなり大きい場合がみられる[1]．血栓化部分は造影されず，serpentineとよばれるように動脈が拡張蛇行しながら走行してみえる場合もある[2]．

CT

立体的な位置関係を把握できるが，造影できるのは血管内腔だけである．

動脈瘤壁の石灰化が認められることがあり，時にeggshell borderとして瘤の大きさを示すことがある[1]．造影CTでは，開存腔と動脈瘤壁が造影されるtarget signが血栓性脳動脈瘤の特徴的所見の一つである[2]．近年，造影CTから作成される3次元画像検査（3D-CTA）が急速に普及し，脳動脈瘤の術前・術後の評価に用いられるようになってきている．3D-CTAは，動脈瘤周囲の血管や骨構造との立体的位置関係を明瞭に捉えることができるが，DSAと同様にその造影により描出できるのは開存している血管内腔のみである．

MRI

瘤内血栓の描出に優れ，瘤の存在や局在についての有用な情報が得られる．

巨大動脈瘤では瘤内の血栓化や複雑な血流状態（乱流）がMR信号に影響し，それらが画像に反映されるため，非定型的画像を呈することが多い．MRIは瘤内血栓の描出に優れており，その存在，局在について有用な情報を得ることができる．通常のMRIでは，瘤内血栓がT1強調画像で新旧の血栓を示す高信号から等・低信号の層状，たまねぎ状配列を示すことが多い[2,3]．

MRI-CISS

画像をグレースケール反転像にして，背景の脳脊髄液を低信号とすると，脳実質の近くを走行する血管が観察，同定しやすくなる．

近年，T2緩和時間の長い水を強調して画像化したMR hydrographyの臨床応用がさかんに行わ

れ，とくに中枢神経系においては，脳槽内の血管や神経などの微細な構造物を描出するMR脳槽撮影（MR cisternography）が行われている．そのなかの撮像法の一つである3D-CISS法[6,7]は，分解能の高いグラディエントエコー系のシーケンスであり，脳脊髄液の流れのアーチファクトを抑えたSNRの高い画像を得ることができる．また，グレースケール反転像を用いることにより，背景である脳脊髄液を低信号とし，脳槽内の構造物，とくに脳実質の近くを走行する血管を観察・同定しやすくする工夫が報告されている[8]．

3D-CTAやMRAの元画像を詳細に検討することにより瘤内部分血栓の存在は診断可能であるが，CISS撮影を行うことで，より正確に瘤の全体像を描出することが可能である．

手術前評価としてのMRI-CISS撮影は，その動脈瘤の性状や実際の大きさに関して有用な情報を得ることが可能で，大型・巨大脳動脈瘤に対する手術治療に際し有用であると考えられる．

大型・巨大脳動脈瘤の術前検査と治療戦略

> 実際の動脈瘤の形態や大きさを血管撮影から推測することは，しばしば困難である．

脳動脈瘤の術前診断には上記のようにさまざまなモダリティが用いられているが，大型・巨大脳動脈瘤の直達手術にあたっては，時にその実際の動脈瘤径や動脈瘤頸部の形状・性状が術前の3D-CTAやDSAでの評価と大きく異なることを経験することがある（⇒Point!）．とくに未破裂大型・巨大脳動脈瘤の外科的治療においては，術前の慎重な画像評価が必要と考えられる．

一般に，巨大脳動脈瘤の治療成績は必ずしも良好ではない．大型・巨大脳動脈瘤の治療成績から，長径15 mm以上の大型瘤は，治療上，巨大脳動脈瘤と同様に扱うべきで[4]，とくに部分血栓化大型動脈瘤は外科的治療の難易度が高く，合併症も

Point! DSAや3D-CTAは，瘤の内腔を描出しているにすぎない

大型・巨大脳動脈瘤では，動脈瘤の部分血栓化，アテローム性変化などによる瘤壁の肥厚・石灰化などの変化がしばしば認められ，造影剤で瘤の内腔を描出するDSAあるいは3D-CTAでは実際の瘤の大きさが把握できないことが多い．

少なくない．大型・巨大脳動脈瘤では部分血栓化の可能性が高く，最大径が20〜25 mmの動脈瘤では48％，25 mmを越えるものでは76％という報告もあり，実際の動脈瘤の形態や大きさを血管撮影から推測することは，しばしば困難である[1,5]．

大型・巨大脳動脈瘤脳の外科治療にあたっては，瘤の実際の大きさ，瘤内血栓化の有無，瘤壁肥厚の情報が必須であり，治療法にも多大な影響を与える．瘤内血栓除去の場合には，動脈瘤の切開が必要となり，親動脈の一時的閉塞が長時間に及ぶ可能性がある．したがって，十分な術前検査をもとに，直達手術が可能か，瘤内の血栓除去が必要か，最適な手術アプローチをとるにはどうしたらよいかなどの治療戦略を決定することが必要である．

以下にわれわれが経験した大型・巨大脳動脈瘤の代表的症例を呈示する．使用装置および3D-Work Stationは，以下のとおりである．CT：Toshiba, Aquilion 16. 3D-Workstation：ZIO QUADRA. MRI：SIEMENS, MAGNETOM VISION 1.5T, PHILIPS, Achieva 1.5T NOVA. MRIでのconstructive interference with steady state（CISS）撮影では，画像をすべて階調反転して評価した．

症例1

57歳女性．右上外側1/4の視野障害で発症した左内頸-眼動脈分岐部巨大動脈瘤の症例である．3D-CTAおよびDSAでの計測では，その最大径は19 mmであった．CTで右のトルコ鞍上方に不規則な石灰化が認められ，血栓化巨大動脈瘤が疑われた．MRIでCISS撮影を行った．CISS撮影では，その外観が明瞭に認められ，計測上最大径

2. 脳動脈瘤

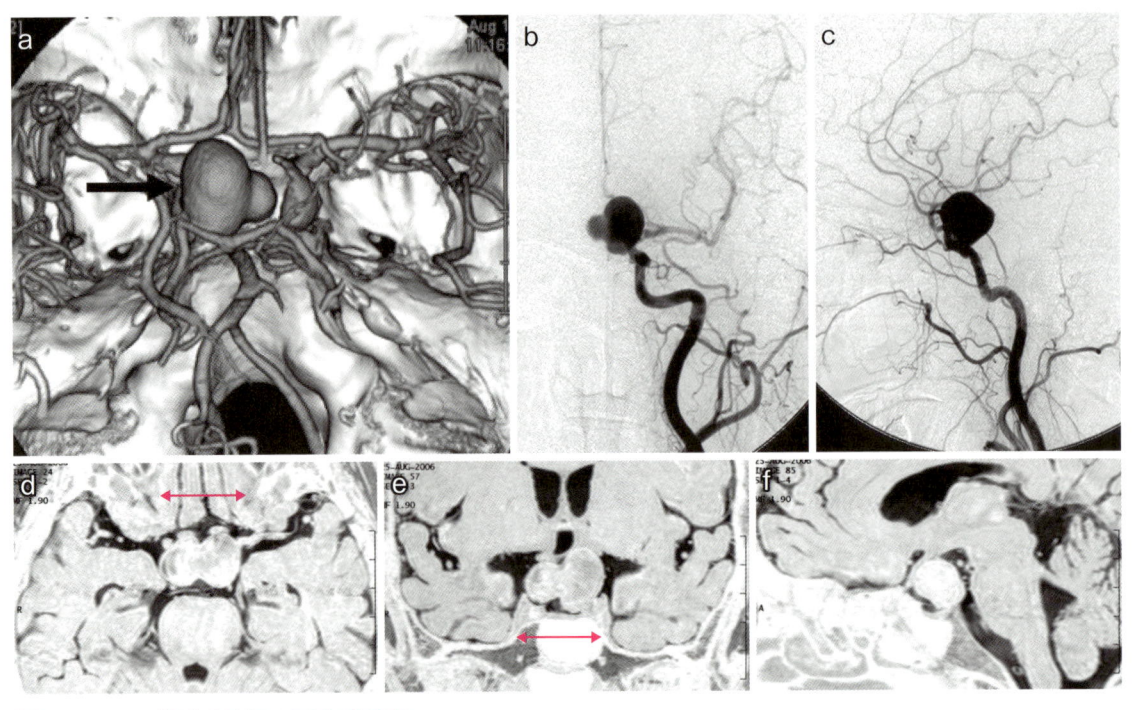

1 左内頚 - 眼動脈分岐部の巨大動脈瘤

a：3D-CTA（矢印）．DSA（b, c）では，動脈瘤最大径は19 mm，MRI-CISS撮影（d：axial, e：coronal, f：sagittal）では29 mm（矢印）であった．CISS像はすべて階調反転している．

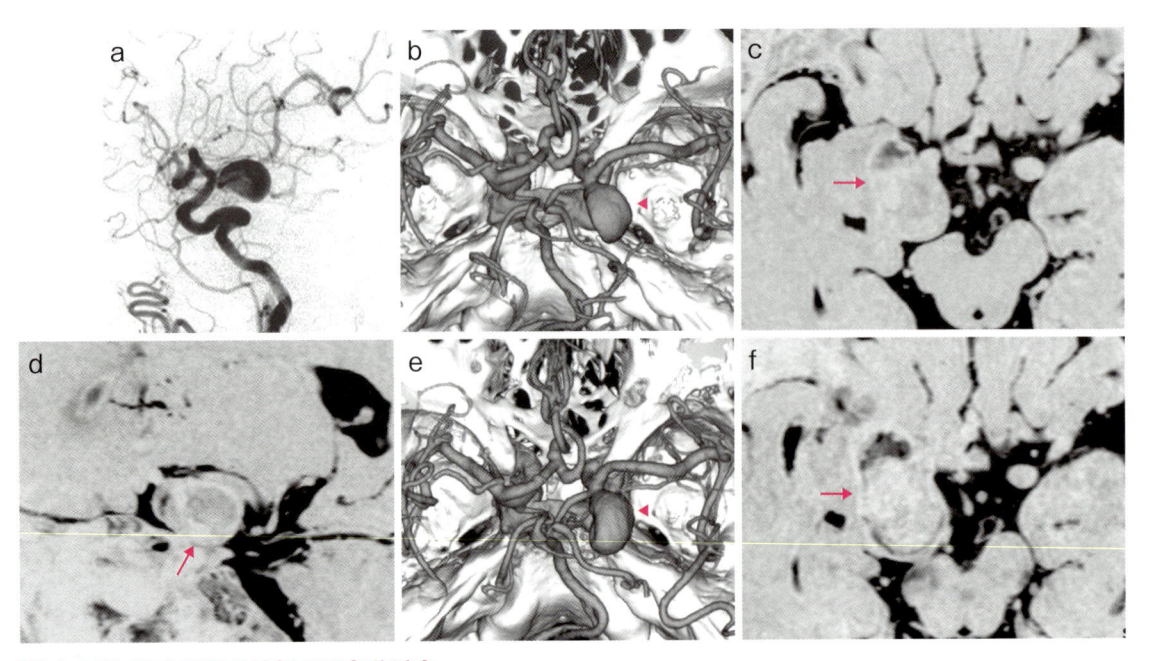

2 右内頚 - 後交動脈分岐部の巨大動脈瘤

DSA（a），3D-CTA（b；矢頭）では最大径18 mmであったが，CISS（c：axial, d：sagittal；矢印）では25 mmであった．3か月後の3D-CTA（e；矢頭）で20 mm，CISS（f：axial；矢印）では32 mmであった．

2. 脳動脈瘤

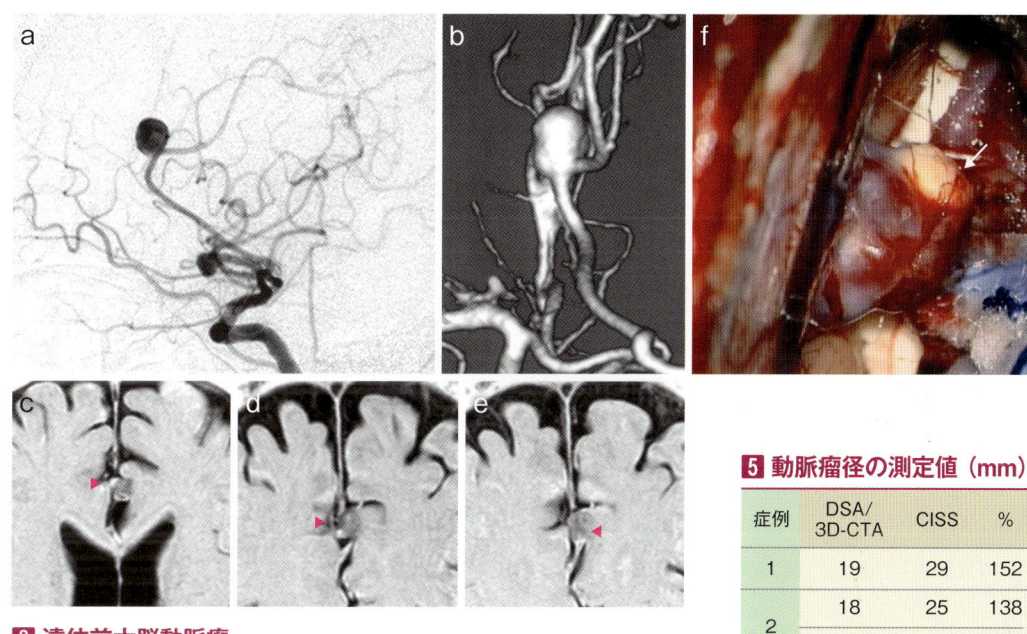

3 遠位前大脳動脈瘤

DSA(a), 3D-CTA(b)での大きさは8mmで、CISS(c, d, e：矢頭)での外径は13mmであった. f：術中所見. アテローム性変化による壁肥厚が確認された(矢印). 直接計測ではほぼ13mmであった.

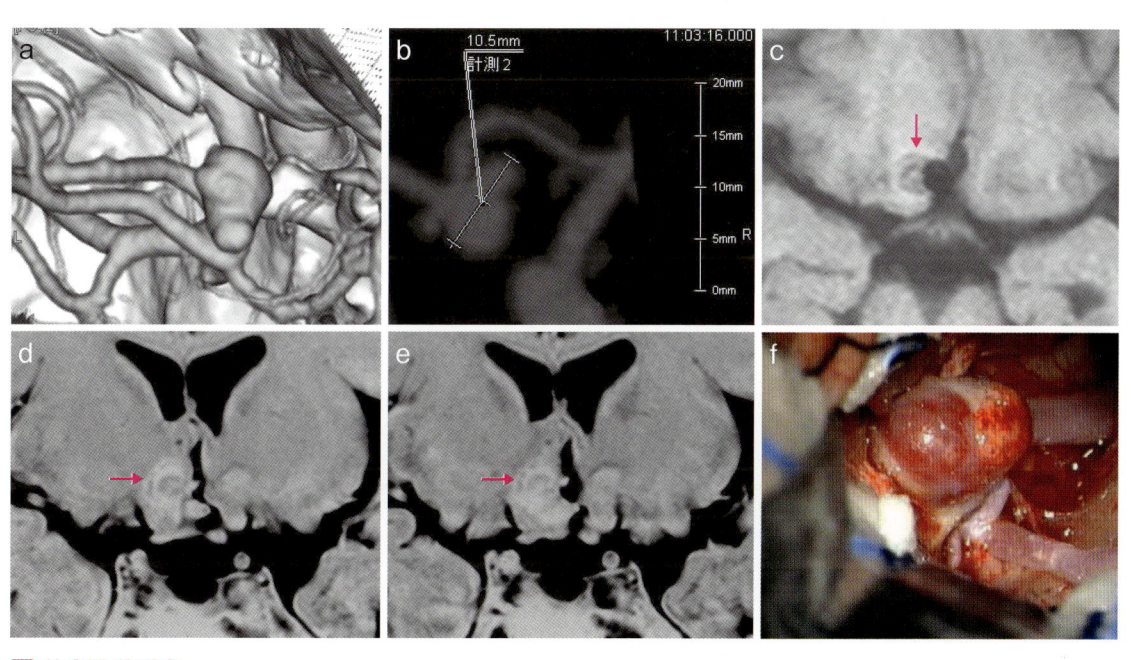

5 動脈瘤径の測定値 (mm)

症例	DSA/3D-CTA	CISS	%	部分血栓化
1	19	29	152	+
2	18	25	138	+
	20	32	160	
3	8	13	163	−
4	10	16	160	+

4 前交通動脈瘤

3D-CTA (a, b) では, 最大径は10mmであった. T1WI (c：矢印) およびCISS (d, e：矢印) では最大径16mmの部分血栓化動脈瘤であった. f：術中所見.

29mmの部分血栓化動脈瘤であった. (**1**)

症例2

頭痛・複視で発症した65歳女性で, 右の内頚動脈瘤症例である. 3D-CTAおよびDSAでの計測ではその最大径は18mmであったが, MRIでCISS撮影を行ったところ25mmの部分血栓化動

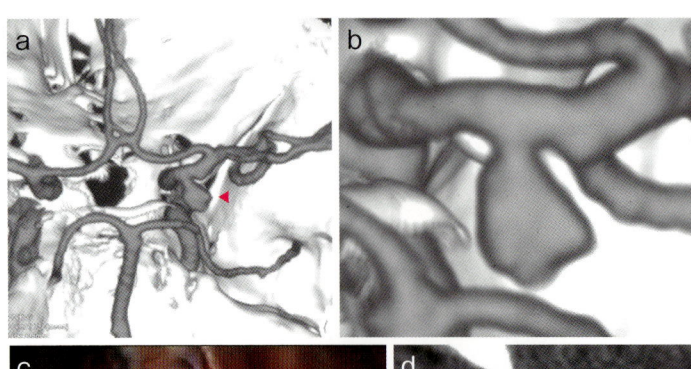

6 右内頚動脈の未破裂動脈瘤

3D-CTA（a：矢頭）上の最大径は5mmで，辺縁が不自然な多角形を示していた（b）．術中所見（c）では，内腔開存部の大きさは5mm（小矢印）で，最大径は12mm（大矢印）であった．3D-CTAの元画像（d：白矢印，矢頭）では部分血栓化動脈瘤が示唆された．

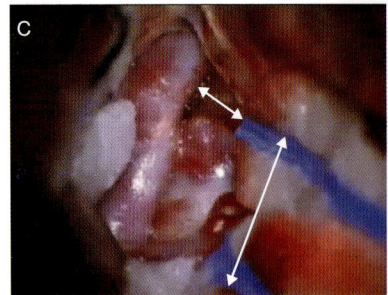

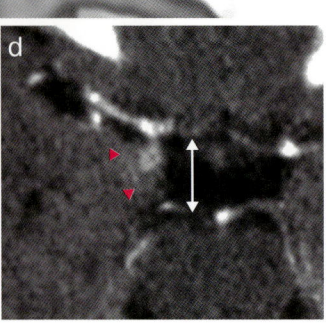

脈瘤であった．3か月後には瘤は増大し，3D-CTAで20mm，CISSでは32mmとなった．直達手術を行ったが，neck clippingは困難で，内頚動脈 trapping と saphenous vein graft による high flow bypass および瘤内血栓除去を行った．（2）

症例3

69歳男性．脳ドックで遠位前大脳動脈瘤が発見された．3D-CTAおよびDSAでの計測では，大きさは8mmであった．MRI-CISS撮影を行ったところ，瘤内の血栓化はみられなかったが，その外径は13mmであった．術中所見では，アテローム性変化による壁肥厚が確認された．その最大径も直接計測することが可能であり，ほぼ13mmであった．（3）

症例4

57歳男性．脳ドックで前交通動脈瘤が発見された．3D-CTAでの計測では，動脈瘤の最大径は10mmであった．CISS撮影では最大径16mmの部分血栓化動脈瘤であった．術中所見で，部分血栓化動脈瘤であることが確認された．動脈瘤壁が厚く，multiple clippingが必要であった．（4）

4症例の計測結果を示した（5）．3例で瘤内部分血栓化が認められた．動脈瘤径は3D-CTAやDSAでの値に対して，CISSでの計測値はその138〜163％と大きな違いを示した．

症例5

右内頚動脈未破裂動脈瘤の症例．3D-CTA上の最大径は5mmで小型の動脈瘤と考えられた．画像上，辺縁が曲面ではなく平面状の不自然な多角形を示していた．術中所見では，部分血栓化動脈瘤であり，その径は実測上12mmであった．レトロスペクティブに3D-CTAの元画像をみると，画像評価が不完全であったことが反省された（6）．未破裂脳動脈瘤では，そのサイズに関わらず，術前にMRI-CISS撮影を含めた十分な画像評価が必要と考えられる．

■引用文献

1. Lawton MT, et al. Surgical management of giant intracranial aneurysms: Experience with 171 patients. Clin Neurosurg 1995; 42: 245-266.
2. 永廣信治，ほか．部分血栓化巨大動脈瘤の増大機序と治療．脳外誌 2001; 10: 10-17.
3. 永田 泉，ほか．巨大脳動脈瘤のMRI．脳神経外科 1990; 18: 1115-1120.
4. 永田 泉，ほか．未破裂脳動脈瘤，特に巨大動脈瘤の治療と転帰．脳外誌 1995; 4: 327-332.
5. Rosta L, et al: Italian cooperative study on giant intracranial aneurysms. Acta Neurochir Suppl (Wien) 1988; 42: 53-59.
6. Hermans R, et al. MRI screening for acoustic neuroma without gadolinium: value of 3DFT-CISS sequence. Neuroradiology 1997; 39: 593-598.
7. Casselman JW, et al. Constructive interference in steady state-3DFT MR imaging of the inner ear and cerebellopontine angle. AJNR 1993; 14: 47-57.
8. Mamata Y, et al. Magnetic resonance cisternography for visualization of intracisternal fine structures. J Neurosurg 1998; 88: 670-678.

2. 脳動脈瘤

血管画像のみを見ていると，動脈瘤の血栓化を見逃してしまう

齊藤延人
東京大学医学部附属病院脳神経外科

脳動脈瘤の診断と治療

> 脳動脈瘤は血栓化の有無により治療方針が異なるため，画像診断の際には血栓化の有無にも注意を払わなければならない．

近年，MRIなどを利用した脳ドック検診が普及している．脳動脈瘤の発見率は5％程度と考えられ，サイズや年齢，部位を考慮して，経過観察となったり，治療が選択されることもある．治療法は従来の開頭脳動脈瘤クリッピング術ばかりでなく，血管内治療によるコイル塞栓術も進歩してきた．

一般的に脳動脈瘤の診断は，まずMRAや3D-CTAなどの非侵襲的な方法で行われ，必要に応じてDSAなどの脳血管撮影が行われる．このさい，MRAや3D-CTA，脳血管撮影などの血管画像のみに注目していると，動脈瘤の血栓化を見逃してしまうので注意が必要である．動脈瘤の血栓化を見逃すと，クリッピング術の際に困難が生じる．とくにネック付近に血栓化がある場合，クリッピングの方法について配慮が必要である．また，血栓化動脈瘤に対するコイル塞栓術はコイルコンパクションや遠位部での塞栓症を引き起こす可能性があるので，通常は選択されない．

動脈瘤の血栓化を見落としそうになった症例

> MRAと3D-CTAでも動脈瘤と診断され，危うくコイル塞栓術が行われそうになった．

症例は頭痛を主訴に脳ドックを受診し，MRAで右の未破裂中大脳動脈瘤と診断され，脳血管撮影でも同じ所見を得た（ **1** ）．この動脈瘤に対しコイル塞栓術が計画された．3D-CTAでも同様の所見を得たが，術前検討会でこの画像が呈示されると，図の矢頭に示す石灰化と思われる部分が指摘された．そこで再度3D-CTAの元画像やMRAの元画像を見直すと，一見，中大脳動脈の分岐部にできた脳動脈瘤のように思われた（ **2** ）．しかしながら，この画像で中大脳動脈M2と思われた部分は，じつは造影された動脈瘤壁であり（target sign），内部の血栓も脳実質と同じdensityで描出されていたがために見誤ったのである．

DSAと3D-CTA

> DSAは血管の内腔しか描出されない．3D-CTAには3種類の画像化法がある．壁の石灰化はわかるが瘤内血栓は描出されない．

DSAは血管の内腔像を映し出し，脳動脈瘤の検索にはいまだゴールドスタンダードと考えられている．動脈瘤検出の偽陰性率は5〜10％と報告され，そのおもな原因は撮像の方向数が限られ

2. 脳動脈瘤

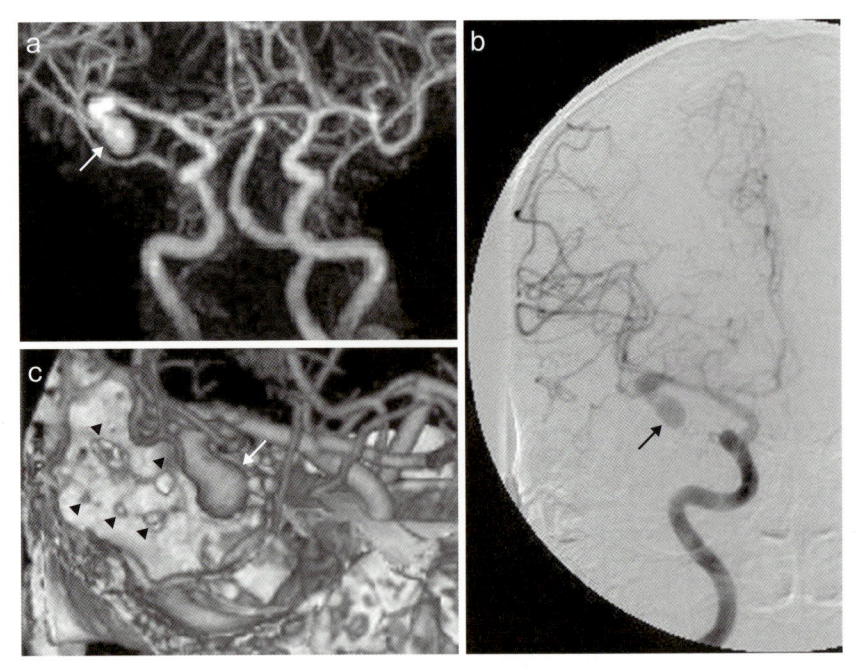

1 右未破裂中大脳動脈瘤の一例

a：MRA．白矢印が右中大脳動脈瘤．
b：右内頸動脈撮影正面像．黒矢印が右中大脳動脈瘤．
c：3D-CTA．白矢印が右中大脳動脈瘤．黒矢頭の石灰化部分が問題となった．

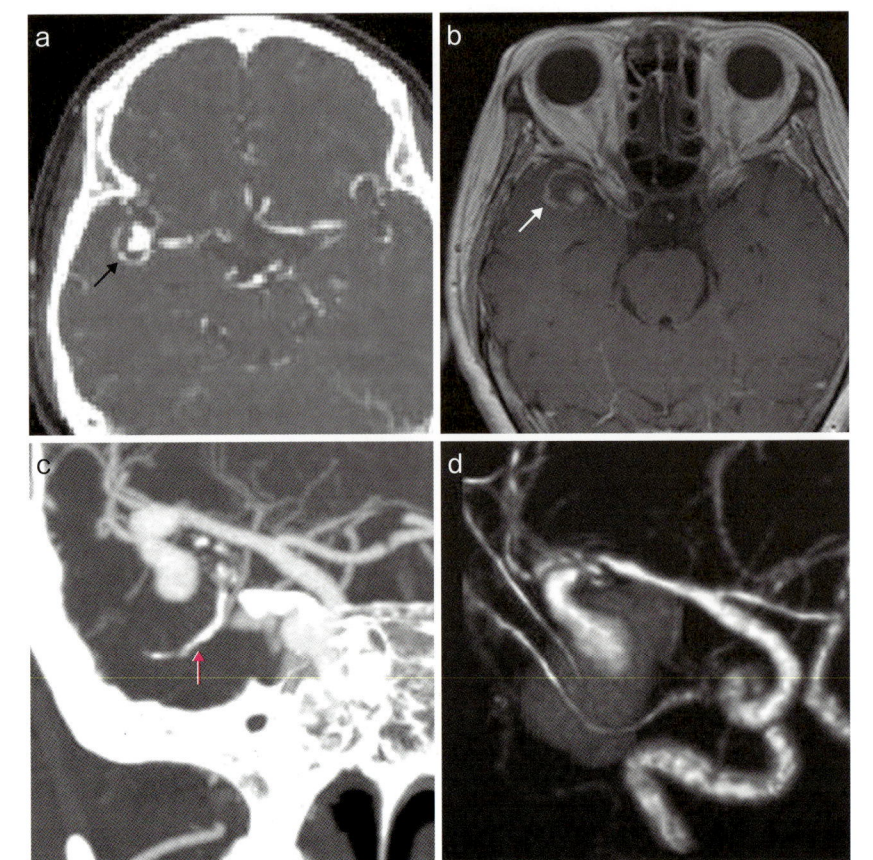

2 1の症例の造影CTと造影MRI

a：造影CT．黒矢印の部分は動脈瘤壁の造影効果がみられ，target signとなっている．一部は石灰化と考えられた．これを中大脳動脈M2と見間違えてしまった．
b：造影MRI．白矢印の右中大脳動脈瘤は，CTと同様に内腔と動脈瘤壁が造影されている．
c：造影CT冠状断．赤矢印部分は血管のdensityより高く，骨のdensityと同じで，石灰化部分である．
d：MRIから血栓化部分を抽出して作成した合成画像．動脈瘤内腔の下方に大きな血栓化部分があることがわかる．

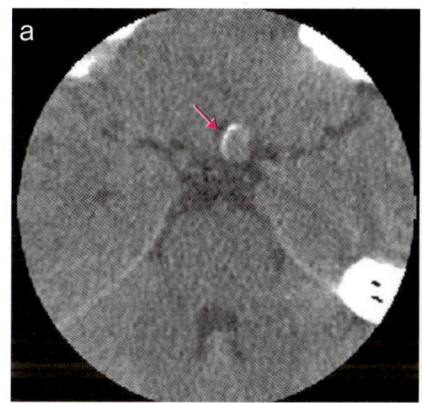

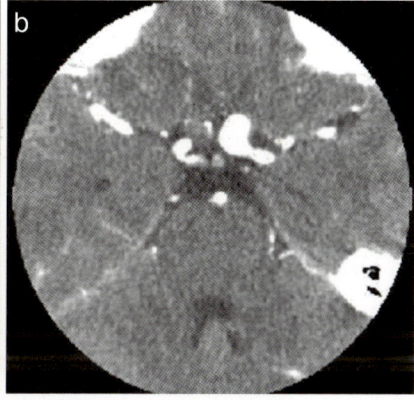

2. 脳動脈瘤

3 石灰化を伴う左内頚動脈瘤のCT像
a：単純 CT.
b：造影 CT.

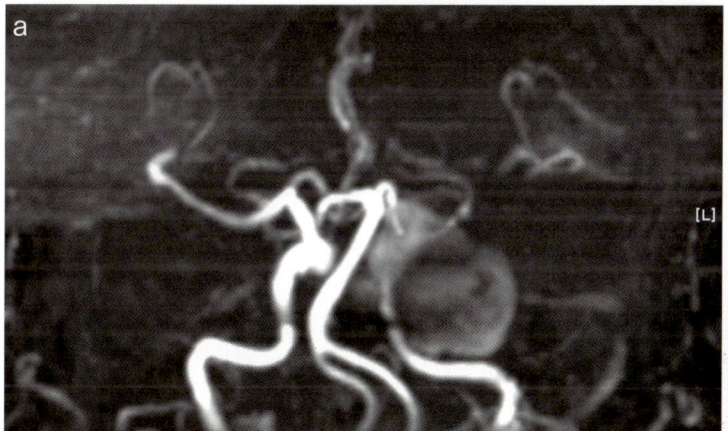

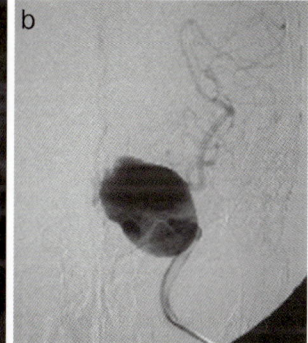

4 左内頚動脈巨大動脈瘤
a：TOF-MRA では slow flow や turbulent flow のため，動脈瘤の内腔がよく描出されない．
b：左内頚動脈撮影正面像．
c：左内頚動脈撮影側面像．

ているためと考えられている[1]．この点に関しては，最近の3D rotational DSAにより克服されつつある．動脈瘤の血栓化部分は描出されない．巨大血栓化中大脳動脈瘤では蛇行した瘤内の血流が描出されることがあり，serpentine aneurysmとよばれる．

3D-CTAは，DSAと比較して造影剤の量が少なくすみ，検査も短時間である．動脈瘤の形状や周辺血管や骨との関係の描出に優れ，動脈瘤の石灰化の情報がわかることは長所である[2]．したがって，手術アプローチの検討に有効である．一方で，細い穿通枝や血栓化部分は描出されず，撮像のタイミングがずれると静脈が描出されてしまう．

3D-CTA は，maximum intensity projection （MIP）法やshaded surface display（SSD）法，direct volume rendering（dVR）法で処理され血管画像となる[3]．MIP法はある角度から見た最も明るいボクセルのみを集める方法で，2D画像である．石灰化部分は血管よりもCT値が高く（白く描出される）区別が可能であるが，単純CTのほうが検出力はある（**3**）．SSD法はある範囲内のCT値（Hounsfield unit）を持つ構造の表面から見た画像を作る．境界面を画像化している．すべての構造が同じ色に描出され，石灰化と血管内腔を区別することはできない．dVR法は，CT値によりボクセルを分類し，それぞれ色や透明度を付

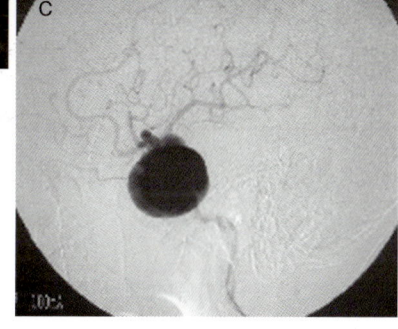

2. 脳動脈瘤

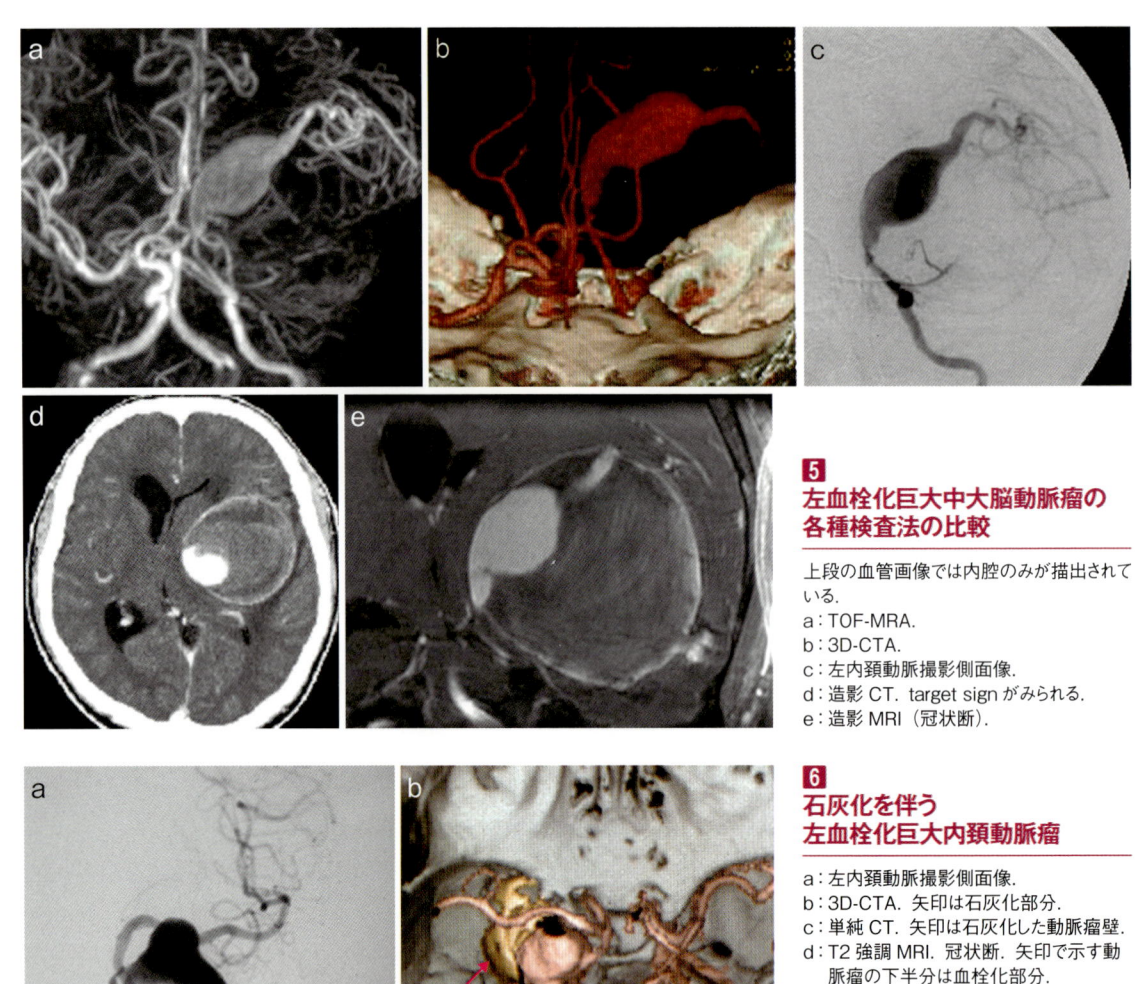

5
左血栓化巨大中大脳動脈瘤の各種検査法の比較

上段の血管画像では内腔のみが描出されている.
a：TOF-MRA.
b：3D-CTA.
c：左内頚動脈撮影側面像.
d：造影 CT. target sign がみられる.
e：造影 MRI（冠状断）.

6
石灰化を伴う左血栓化巨大内頚動脈瘤

a：左内頚動脈撮影側面像.
b：3D-CTA. 矢印は石灰化部分.
c：単純 CT. 矢印は石灰化した動脈瘤壁.
d：T2 強調 MRI. 冠状断. 矢印で示す動脈瘤の下半分は血栓化部分.

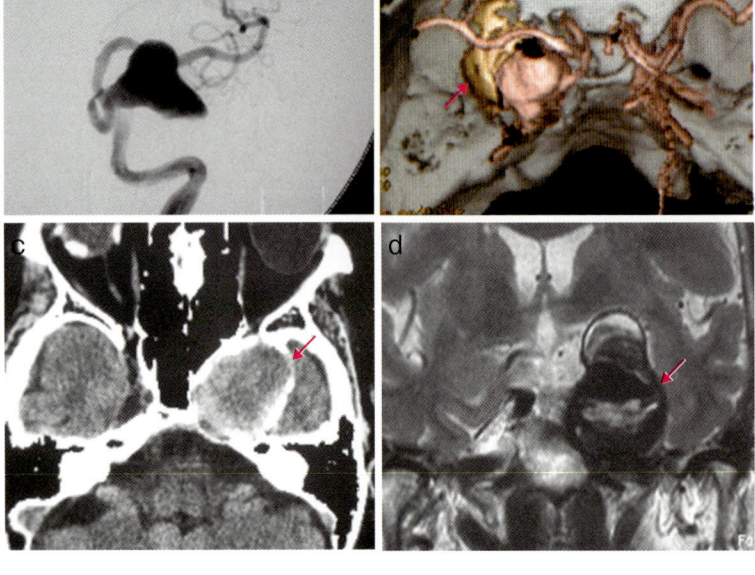

けて画像化するもので，血管を赤，骨を白などと区別して描出される．画像の質はワークステーションやソフトによる[3]．動脈瘤内の血栓化や石灰化はdVR法では描出されない．

MRA

　MRAの撮像は，一般的には造影剤を用いないtime-of-flight MRA（TOF-MRA）がスクリーニング法として普及している[1]．その原理は繰り返し

2. 脳動脈瘤

通常画像をチェック Point!

動脈瘤の血栓化部分は DSA や CT, MRI の血管画像では描出することができない. 動脈瘤の血栓化の診断には, 通常の CT や MRI を丹念にチェックすることが必要である.

パルスによりバックグラウンド組織の信号を抑制することにより, 抑制されていない流入してくる血流のプロトンが高信号となるものである.

> 大型動脈瘤では血栓が描出されないだけでなく, 乱流や遅い血流も描出されない. 造影剤を用いると後者は描出できるが, 血栓は描出されない.

TOF-MRAでは, 血管内腔の血流は高信号に描出される. 流速が遅かったり (slow flow) 乱流 (turbulent flow) があると, それぞれspin saturationとintravoxel dephasingの影響で信号強度が低くなる (**4**). このため巨大動脈瘤などでは, 内腔が完全に描出されないことがある[1,4]. また, 血管の周辺に亜急性期の血腫があると, メトヘモグロビンが正常血管にみえたり (short T1 relaxation), デオキシヘモグロビンで血管と周辺の境界が不明瞭になる (magnetic susceptibility effect).

造影剤を用いたcontrast-enhanced MRA (CE-MRA) では, TOF-MRAの欠点が克服される[1,4]. CE-MRAでは巨大動脈瘤などで内腔の slow flowやturbulent flowの影響を受けず, 内腔を正確に描出することができる. 欠点は造影剤を注射してfirst passの期間に血管像を取らなければならないことで, そのためにTR, TEは短いものが選択され, 造影剤注入から撮像開始のタイミングの取り方もさまざまに工夫されている. タイミングがずれると静脈も描出される.

血栓化動脈瘤の画像所見

> target signやonion skin appearanceなどの所見がある.

動脈瘤内の血栓の検出には, CTやMRIの通常

7 脳動脈瘤診断のための各種検査の比較

		遅い flow, 乱流	石灰化	血栓
血管画像	DSA	○〜△	×	×
	3D-CTA	○	△	×
	TOF-MRA	×	×	×
	CE-MRA	○	×	×
断層像	単純 CT	×	○	△
	造影 CT	○	△	○
	造影 MRI	○	×	○
	T2 強調 MRI	△〜×	×	○

画像をよく見る必要がある (**5 6**, ⇒Point!).

造影CTでは, 脳動脈瘤は内腔が白く造影され, 血栓部分は等吸収域で, 動脈瘤壁は高吸収域として造影される. 的のような形状となるのでtarget signとよばれる.

MRIでは動脈瘤の内腔は, T1, T2強調画像ともに流速が速い場合flow voidとなり, 低信号域として描出される. 血流が遅くなると等信号となる. 血栓化部分はヘモグロビンの状態により, さまざまな信号域の病変として描出される. 瘤内血栓が層状になるとonion skin appearanceとよばれる.

メリット, デメリット

CT, MRI, 脳血管撮影など, さまざまな画像撮影法が可能となり処理しなければならない画像も増えている. 先入観にとらわれず, 血栓化動脈瘤の存在を疑ってかかっておかないと, 診断を誤ることになる.

最後に, **7** に各種画像検査モダリティーのメリットとデメリットをまとめた.

■引用文献

1. Özsarlak Ö, et al. MR angiography of the intracranial vessels: technical aspects and clinical applications. Neuroradiology 2004; 46: 955–972.
2. Pechlivanis I, et al. 3-Dimensional computed tomographic angiography for use of surgery planning in patients with intracranial aneurysms. Acta Neurochir (Wien) 2005; 147: 1045–1053.
3. Tomandl BF, et al. CT angiography of intracranial aneurysms: a focus on postprocessing. Radiographics 2004; 24: 637-655.
4. Rolf Jäger H, et al. Contrast-enhanced MR angiography of intracranial giant aneurysms. AJNR Am J Neuroradiol 2000; 21: 1900–1907.

動脈瘤手術に必要な穿通枝・微細解剖の把握：DSA, CT, MRAは血管内腔を，FIESTAは外腔を示す！

森田明夫，木村俊運
NTT東日本関東病院脳神経外科

動脈瘤を3次元空間の中でとらえる

> DSAは穿通枝と動脈瘤画像がかぶってしまい，穿通枝の解剖学的な同定が難しい．

　従来，脳動脈瘤手術の際の検査のゴールドスタンダードは脳血管撮影（DSA）であった．DSAによれば，動脈瘤の部位，大きさ，母血管との関係，ネックの確定とクリッピングの判断がなされうる．穿通枝と動脈瘤の解剖についても，ある程度は確認できる．

　しかし，脳動脈瘤手術の合併症のうち，最も機能予後に関連するのが，穿通枝の閉塞であることが知られている．さらに近年は，開頭クリッピング手術の適応となるのは，血管内治療のしにくい大型の瘤や血栓化しているものが多くなってきている．このような例において血管撮影では，穿通枝と動脈瘤画像がかぶってしまい，とくにネックやドーム周辺では穿通枝の解剖の同定は困難な場合が多い[1]．

　そこで，われわれは穿通枝解析の補助手段として脳血管撮影に加えてMRA，MRI，CTAを補助的に用いるようにしている．3Dアンギオを含めPACSビューワや3次元解析ワークステーションを用いることにより，3次元空間の情報として動脈瘤をとらえることができる[1, 2]．とくにDSAやCTA，MRAは血管の内腔の情報を中心に描出し，MRI FIESTA（fast imaging employing steady state acquisition）画像は構造物と髄液とのコントラストを強く出すため，脳槽内にある構造の周囲の形状をよく示す[3]．脳動脈瘤においてはネックと周辺にスペースがあるか，穿通枝はどこを走行しているか，ドームやネックに血管や神経が癒着していないかを検討できる．

FIESTA画像による動脈瘤穿通枝の描出

> Real INTAGEや画像ワークステーションを用いて3次元的に再構築すれば，わかりやすい画像ができる．

　動脈瘤手術において瘤周囲の穿通枝をあらかじめ確認することは，手術のストラテジーを立てるうえできわめて重要である．FIESTA画像は動脈瘤周囲に髄液があれば，その中を走行する穿通枝をよく描出する．axial画像の1枚では，脳槽の中の点が動脈か静脈か，神経線維かを判別することは困難であるが，現在ほとんどの画像表示システムに取り入れられているPACSシステムを用いれば，頭の中で3次元的にその点を追跡し，その起始と走行から，上記の判別が可能となる．またReal INTAGEなどの画像ワークステーションを用いれば，さらにそれらを3次元的に再構築し，わかりやすい画像にすることができる．現在，そのような技術は後頭蓋窩の脳神経の描出や血管圧迫の解析などに広く用いられている．われわれはそれを動脈瘤に用いている．

2. 脳動脈瘤

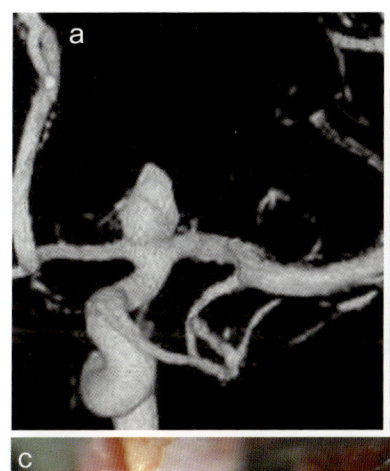

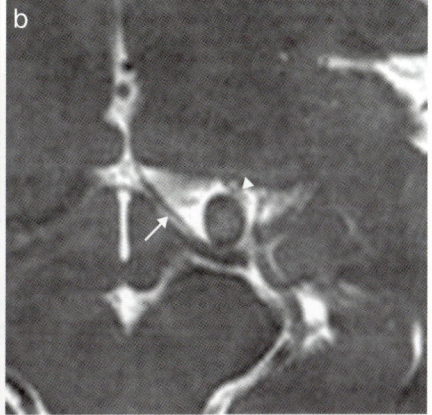

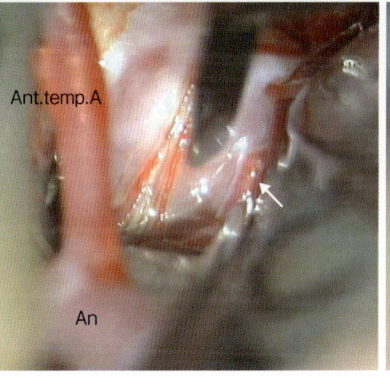

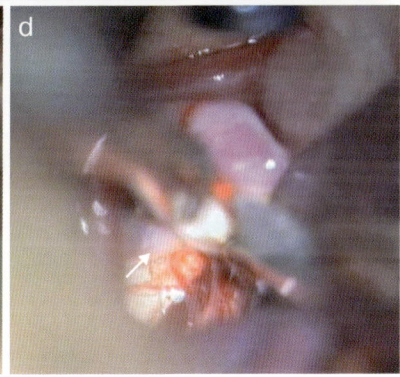

1 左内頚動脈分岐部動脈瘤 (56歳, 女性)

a：3次元血管撮影.
b：MRI FIESTA 画像. 動脈瘤前方の穿通枝（白矢頭）, Heubner 反回動脈（白矢印）が描出されている.
c, d：手術中画像. 動脈瘤（An）前方の穿通枝（白矢印）を認める.

症例1 (1)

56歳, 女性. 内頚動脈分岐部の未破裂脳動脈瘤. 術前にrecurrent artery of Heubnerや動脈瘤近傍のレンズ核線条体動脈の位置を確認することができた. 術後, 合併症なく手術を終了している.

同様の技術で前交通動脈のhypothalamic arteryの位置, 内頚動脈-後交通動脈（または前脈絡叢動脈）動脈瘤の前脈絡叢動脈や, 後交通動脈から分枝する穿通枝の位置の確認, M1動脈瘤でのレンズ核線条体動脈の確認, 脳底動脈瘤における穿通枝の確認が可能であった.

FIESTA画像, CTAの情報から推測する血管と動脈瘤壁の癒着

> CTAやDSAで分かれてみえても, 実際には癒着している場合がある.

動脈瘤が大型であると動脈瘤壁と母血管, また分枝血管との癒着により, クリッピングが困難となる場合が多い. FIESTAは, あいだに髄液がないと解剖学的分別が困難となるが, 一方でその性質を用いて, 血管と動脈瘤の癒着の程度を把握できる. CTAやDSAでは分かれている部分に髄液がない, また外壁が動脈瘤に埋没した形になっている場合, 動脈瘤と血管のかなり強固な癒着を予想する.

症例2 (2)

65歳, 男性. 大型前交通動脈瘤. CTAでは分かれて見える動脈瘤と右A2がFIESTAでは分離できず, むしろ埋まり込んでいるようにみえる. この例では実際にクリッピング術のさい, 本血管を剝離中右A2の壁が一部裂け, wrap-on-clipにより修復する必要があった. 運よく本例では合併症なく経過したが, このような例ではあらかじめA3-A3バイパスを考慮しておくべきであったと思われる.

症例3 (3)

72歳, 女性. 大型脳底-上小脳動脈動脈瘤. 動脈瘤と左後大脳動脈（P1）とのあいだの上側のネック

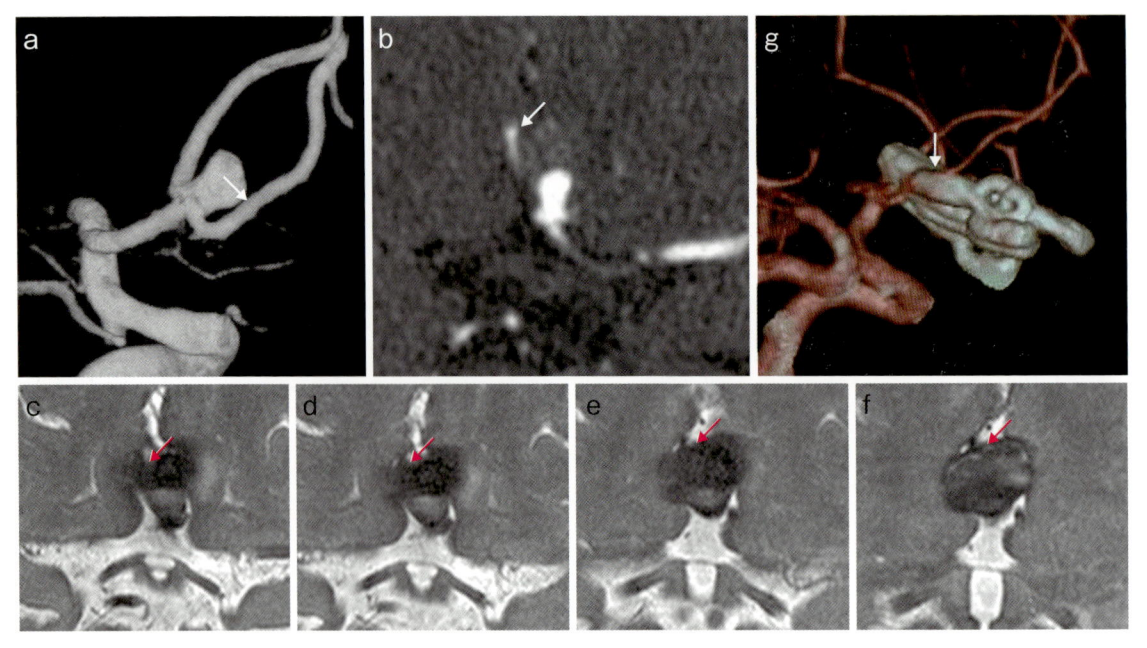

2. 脳動脈瘤

2 大型血栓化前交通動脈瘤（65歳, 男性）

a：3次元血管撮影．右A2は動脈瘤から離れているようにみえる（白矢印）．b：CTA画像．やはり右A2は動脈瘤内腔から離れている（白矢印）．
c～f：MRI FIESTA画像．動脈瘤壁に右A2は張り付いている．g：手術中画像．右A2に損傷があり，wrap-on-clipで補修した．

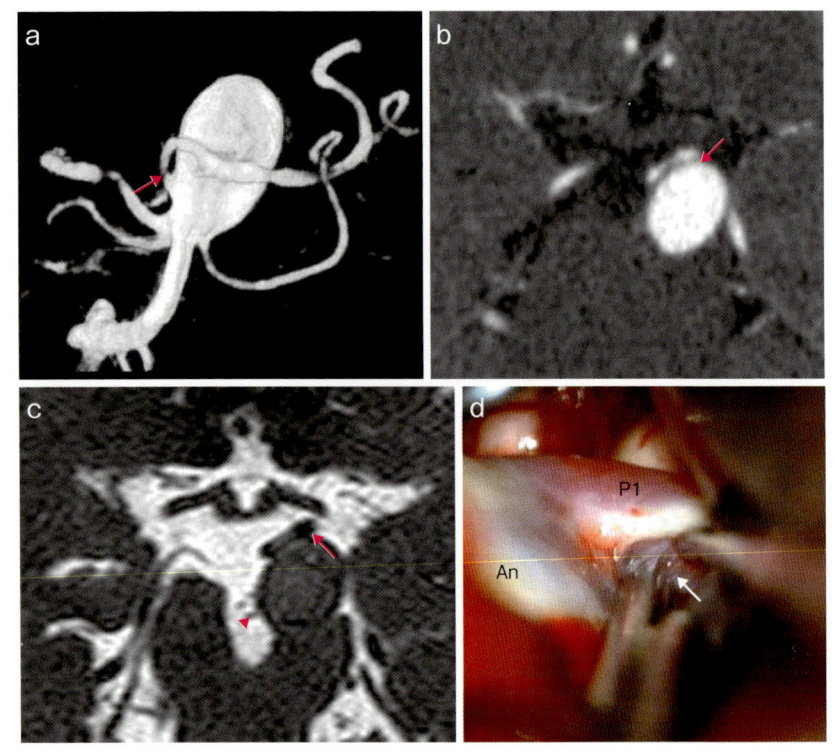

3 大型左BA-SCA脳動脈瘤（72歳, 女性）

a：3次元血管撮影．ネックと左P1のあいだには隙間がみえる．
b：CTA画像．同様に隙間がみえる．
c：MRI FIESTA画像．瘤と血管は癒着している．
d：手術中画像．動脈瘤（An）とP1は癒着していた．

が問題となった．3DアンギオやCTAでは隙間があるようにみえるが，FIESTAでは動脈瘤とP1は密着しており，実際の手術においても剥離は困難であった．

実際にはこの症例は，この部分で瘤破裂が起こった．また，FIESTAで瘤の後方に穿通枝が確認できる．これが十分剥離できなかったため，この瘤はネック

2. 脳動脈瘤

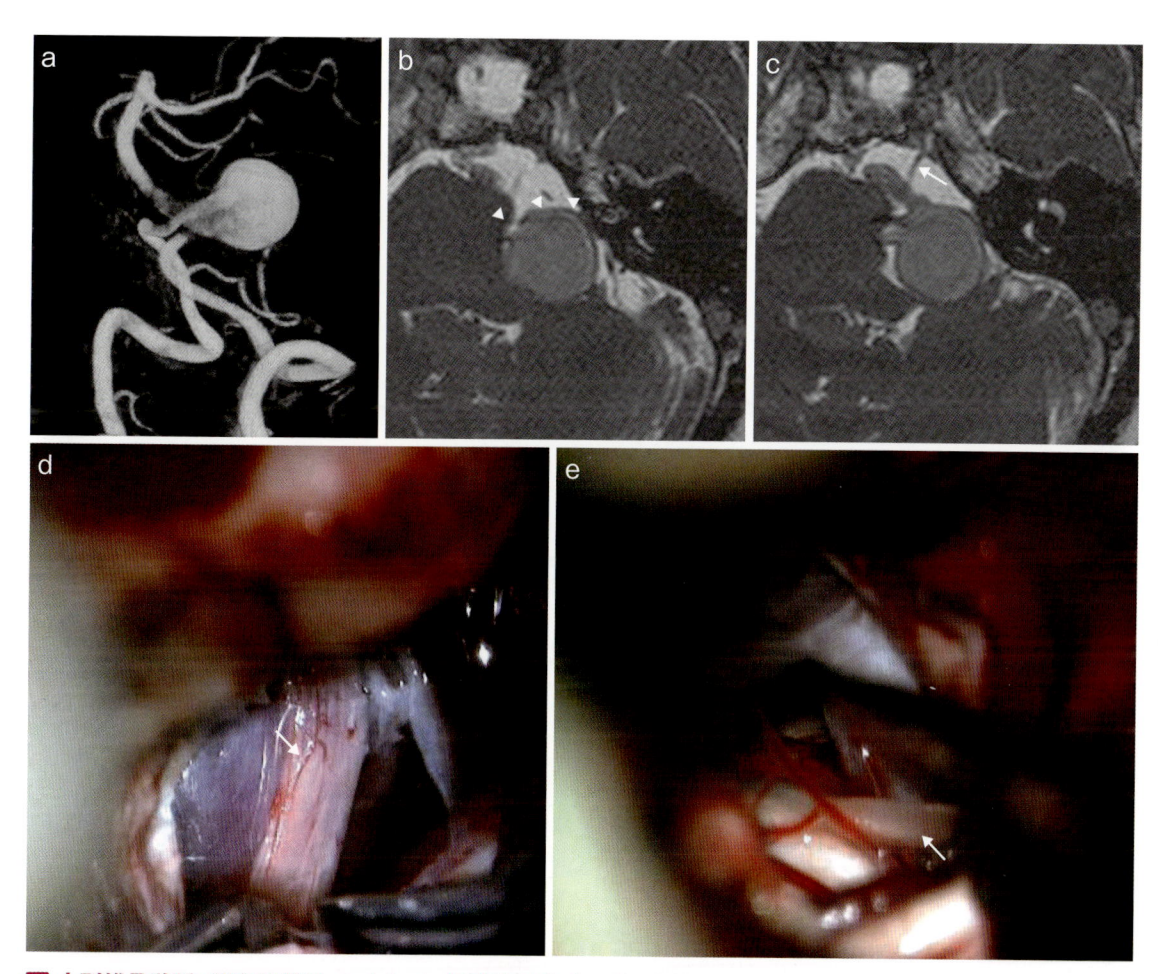

4 大型椎骨動脈-脳底動脈ジャンクション部脳動脈瘤（63歳，女性）

a：3次元血管撮影．b：MRI FIESTA 画像．動脈瘤のドームに沿って内耳道に向かう低吸収線状がみえる（白矢頭）．顔面神経，8番脳神経と考えられる．c：MRI FIESTA 画像．椎骨動脈-脳底動脈に沿って外転神経が確認された（白矢印）．d：前錐体アプローチからの術野．ドームを横切るように顔面神経と8番（白矢印）を確認．e：動脈瘤ネック近傍に外転神経（白矢印）を認める．

を部分的に閉塞し止血，その後，狭くなった頚部から血管内治療で瘤塞栓を行った．

FIESTA画像による動脈瘤と周囲脳神経，その他の構造との関連の把握

> 脳神経と動脈瘤の位置関係を把握できる．

　穿通枝以外には，FIESTAは脳槽内の脳神経をよく描出することが知られている．この情報を応用して，あらかじめ術前に脳神経と動脈瘤との位置関係を把握し，備えることができる．脳底動脈－上小脳動脈瘤や内頚動脈－後交通動脈と動眼神経の関係，内頚動脈－眼動脈瘤における視神経との関連，また後頭蓋の症例では，顔面神経やその他の神経と動脈瘤の位置を検討できる．

症例4（4）

　63歳，女性．椎骨動脈-脳底動脈ジャンクションの動脈瘤．動脈瘤によって7-8脳神経が上方に引っ張られていることが予想できる．またネック近傍の脳底動脈の左に外転神経を認めた．本例は後頭窩開頭と側頭前錐体アプローチの併用で第7-8，第6脳神経を十分注意，剝離してクリッピングを行った．

71

2. 脳動脈瘤

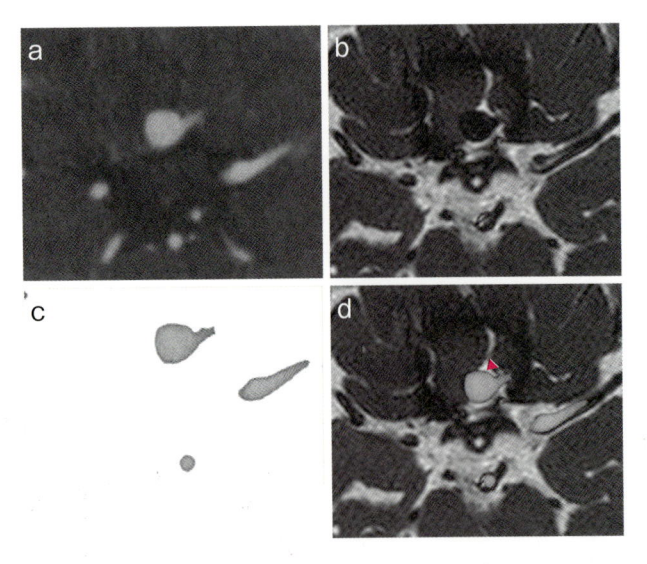

症例5 (5)

64歳,女性.前交通動脈瘤.最大径は9 mm,ブレブ形成などがあり,手術適応となった.CTAの血管情報を抽出し,FIESTA画像にフュージョンすることで,動脈瘤壁が黒い線で描出される.

5 動脈瘤壁の厚さの検証（64歳,女性,前交通動脈瘤）

a:CTA画像.血管内腔を描出.
b:MRI FIESTA画像.血管外腔を描出.
c:aの画像から血管内腔のみ抽出.
d:bとcをフュージョンして動脈瘤壁（赤矢頭）を描出できる.

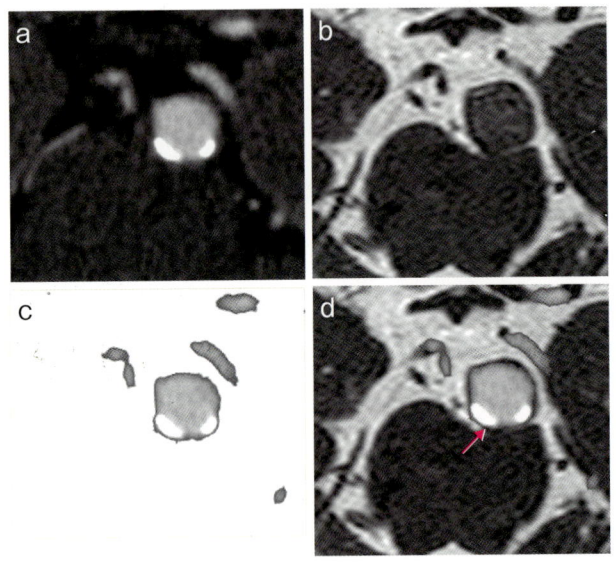

症例6 (6)

症例3 (3) と同一症例であるが,一部石灰化のある動脈瘤壁は比較的厚いのがわかる.

6 動脈瘤壁の厚さの検証（3 と同一症例）

a:CTA画像.血管内腔と血管壁の石灰化を描出.
b:MRI FIESTA画像.血管外腔を描出.
c:aの画像から血管内腔と石灰化部を抽出.
d:bとcをフュージョンして動脈瘤壁と石灰化（赤矢印）を描出できる.
以上の技術を3次元ボリュームフュージョンで正確に行えば,動脈瘤の壁の厚さの評価が可能となる.

動脈瘤壁の厚さや石灰化の描出

> FIESTA画像とCTA,MRAの情報から動脈瘤壁の厚さが推測できる.

　最後に実験的考察であるが,動脈瘤の壁の厚さは瘤の破裂しやすさ,またクリッピングのさいのクリップの仕方の決定に重要な情報を与える.FIESTA画像が瘤の外壁を,CTAやMRAが内腔を示すので,それを差し引けば瘤の厚さが描出できるはずである.また動脈瘤壁が厚めの場合にはCTAのdensityで壁の石灰化などがHansfield値の測定などで予測可能である.ただし,現在の画像の解像度,および,high teslaの画像のひずみ,また拍動による変動で情報を得るのはさほど単純ではない.今後の技術の進歩が期待される.

■引用文献

1. Suzuki H, et al. Role of image fusion combining three-dimensional digital subtraction angiography with magnetic resonance imaging in evaluation of unruptured cerebral aneurysms. Neurol Res 2007; 29: 58-63.
2. Wong GK, et al. Craniotomy and clipping of intracranial aneurysm in a stereoscopic virtual reality environment. Neurosurgery 2007; 61: 564-568; discussion 8-9.
3. Hatipoglu HG, et al. Comparison of FSE T2W and 3D FIESTA sequences in the evaluation of posterior fossa cranial nerves with MR cisternography. Diagn Interv Radiol 2007; 13: 56-60.

3.
その他の脳血管障害

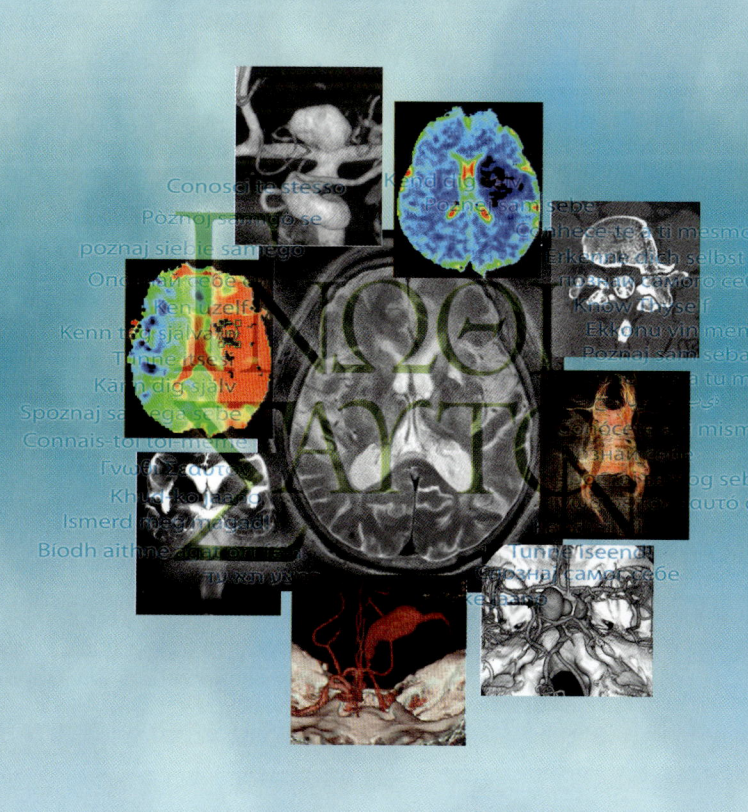

3. その他の脳血管障害

脳内microbleedsは通常のMRIではみえないが、T2*強調画像では鋭敏に検出できる

宇野昌明[1], 原田雅史[3], 永廣信治[2]

[1]川崎医科大学脳神経外科, 徳島大学大学院ヘルスバイオサイエンス研究部 [2]脳神経外科学分野, [3]診療放射線技術講座

MRI画像の種類（シークエンス）

> T2*強調画像の登場で、脳出血の診断は画期的に変化した．

　日常臨床で頭部MRIを施行するさいに通常用いられている撮影方法は、①拡散強調画像（DWI）、②T1強調画像（T1-WI）、③T2強調画像（T2-WI）、④FLAIR画像である．これらの方法を組み合わせることにより、脳梗塞、脳出血、脳腫瘍などいろいろな疾患が診断できる．このなかで、ある程度の大きさの脳出血の診断は拡散強調画像の特徴的な画像から診断できていた[1]．しかし近年T2*（ティーツースター）強調画像（T2*-WI）が臨床診断に用いられるようになり、出血の診断に画期的な変化をもたらした．

T2*強調画像（T2*-WI）とは？

　T2*-WIは、通常2Dグラディエントエコー法で撮影される画像であり、撮影時間は通常1〜3minである．鉄（ヘモジデリン）沈着を鋭敏に捉えることができるため、過去に起こったmicrobleeds（微小出血）を描出できる．3T-MRIでは1.5T-MRIに比べて磁化率効果は約4倍向上するため、T2*-WIにおける微小出血の検出がさらに鋭敏となる[2]．

　T2*-WIでみられるmicrobleedsは通常のDWI、T2-WI、FLAIR画像ではみられない（**1**）．また頭部CTでも出血痕は確認できない（**2**）．

Point!

microbleedsの特徴 [4-6]

① T2*-WIで黒く見える．
② 形は丸いか楕円形．
③ T2*-WIでblooming effect（実際の大きさより大きく見える）がある．
④ T1-WIあるいはT2-WIでhyperintesityがない．
⑤ 病巣部の少なくとも半分は脳実質内にある．

　microbleedsの用語は1996年にOffenbacherらにより初めて用いられた[3]．

T2*-WIでのmicrobleedsの定義と臨床的意義

> microbleedsは脳出血や脳梗塞の患者に高頻度で出現する．

　microbleedsの定義は現在のところ必ずしも一定のコンセンサスは存在しない（⇒**Point!**）．
　microbleedsが認められる部位は皮質/皮質下、基底核部、視床、脳幹、小脳である．
　microbleedsは健常人でも3.1〜23.5%の頻度でみられる．この頻度のばらつきの原因としては、MRIの磁場の強さ、2Dか3Dの違い、エコータイムの違い、撮影時のスライス幅（通常は5mm）、ギャップの有無、などの違いが指摘されている[4-6]．また健常人でも年齢とともにmicrobleedsの出現頻度とその数は増加することが報告されている[4]．
　しかし、脳出血や脳梗塞の患者には**3**で示すように高頻度でmicrobleedsが出現する[4-6]．またア

3. その他の脳血管障害

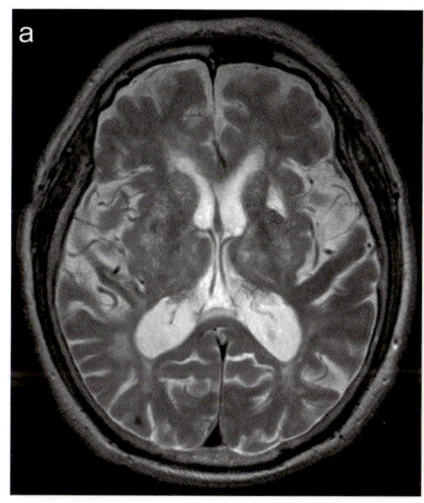

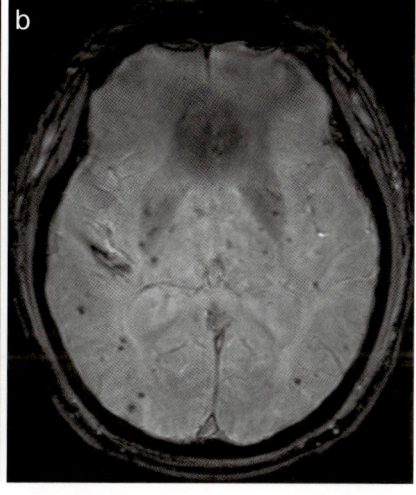

1 脳梗塞患者のT2強調画像とT2*強調画像

a：T2強調画像．右基底核，両側視床に数個の小さなラクナ像がある．
b：T2*強調画像．T2強調画像ではみられない両側基底核，両側視床，両側側頭葉深部に多数のmicrobleedsを認める．

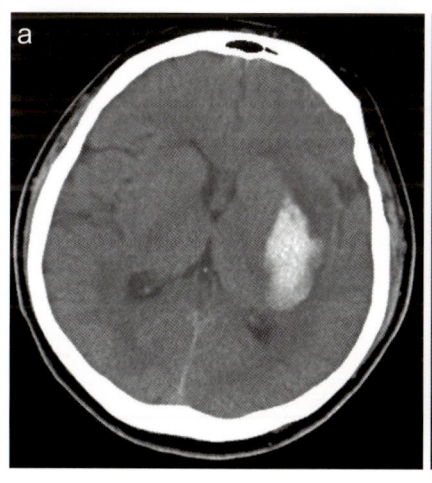

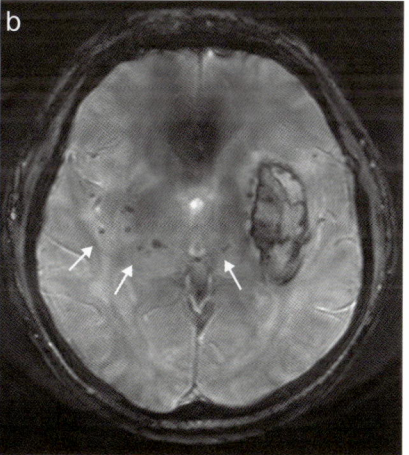

2 左被殻出血患者のCT画像とT2*強調画像

a：頭部CT画像．左被殻に出血を認めるがそれ以外には出血はみられない．
b：T2*強調画像．左被殻にheterogeneous intensityを示す新鮮な出血以外に両側視床，右被殻に矢印で示すmicrobleedsを認める．

3 健常人および各症例でのmicrobleedsの出現頻度と特徴

疾患	出現頻度	発現部位	合併要因	Risk
健常人	3.1～23.5%	BG, DS, C-S	加齢, 高血圧, 喫煙, WMD, ラクナ, 男性	不明
脳虚血	18～68%	BG, DS, C-S	WMD, 高血圧, 左室肥大, 低コレステロール, 高HDL	脳出血, ラクナ梗塞
脳出血	54～74%	BG, DS＞C-S	高血圧, 左室肥大, 脳卒中の既往, ラクナ, WMD	脳出血
CADASIL	25～69%	BG, DS, C-S	加齢	不明
アミロイドアンギオパチー	63～73%	C-S	痴呆	脳出血の再発, 痴呆, 死亡

BG：基底核部，DS：視床, 脳幹, 小脳深部，C-S：皮質, 皮質下，WMD：白質病変，LVH：脳室周囲
（Viswanathan A, 2006[5]より一部改変）

ミロイドアンギオパチーやCADASIL（cerebral autosomal dominant arteriopathy with subcortical infarcts and leukoencephalopathy）の患者にも高率にみられる[4-6]．高血圧を基盤とする脳出血の患者には基底核，視床，小脳に多くみられ，アミロイドアンギオパチーでは皮質下に多くみられる．

microbleedsの病理的検討を行った報告では，病変部はヘモジデリンを含んだマクロファージが微小血管に接してみられたが[7]，T2*-WIでみられる病巣の大きさは実際の病理での病巣より大きくみえる（blooming effect）[4]．

これらの患者に抗血小板薬や抗凝固薬を投与すると出血の頻度が増えるかとの検討はprospective studyではなされていない．したがって，現在のところはmicrobleedsが存在してもこれらの薬剤やt-PAの静脈内投与が禁忌とはならず，血圧を十分コントロールしながら使用している[4-6]．

microbleedsの鑑別

診断にはmicrobleedsの特徴を理解したうえで，他の病態との鑑別が必要である．まず基底核部では鉄やカルシウム沈着との鑑別が必要である．この鑑別にはT1-WI，T2-WIの所見が大切である．また，皮質下では血管flow voidと区別する必要がある．海綿状血管腫の小さなものがmicrobleedsと鑑別する必要がある．海綿状血管腫はT1-WI，T2-WIでもheterogeneousな所見を呈し，また若年者にみられる点が鑑別点である．

メラノーマの頭蓋内転移は出血を伴いやすく，T2*-WIでmicrobleedsと同様の所見を呈するが，メラノーマはT1で高信号域を示すので鑑別が可能である[4-6]．

外傷性びまん性軸索損傷の既往がある場合は脳幹にmicrobleedsと類似した所見を呈するが，外傷性の病態とはやはり区別すべきであろう[4]．

今後の課題

T2*-WIで撮影すると，通常のT2-WIやFALIR画像ではわからない微小な出血を検出できる．この変化は健常人でもみられるが，その頻度や数はMRIの磁場強度やシークエンスの差でばらつきがある．脳出血や脳虚血の症例では多くの症例でmicrobleedsを認めるが，この所見が将来の出血の予測や治療の適応を決定する所見となるかは今後の検討が必要である．

■引用文献

1. Morita N, et al. A characteristic feature of hyperacute hematoma in the human brain measured by diffusion-weighted echo planar images. Neuroradiology 2002; 44: 907-911.
2. Stehling C, et al. Detection of asymptomatic cerebral microbleeds: a comparative study at 1.5 and 3.0 T. Acad Radiol 2008; 15: 895-900.
3. Offenbacher H, et al. MR of cerebral abnormalities concomitant with primary intracerebral hematomas. AJNR Am J Neuroradiol 1996; 17: 573-578.
4. Greenberg SM, et al. Cerebral microbleeds: a guide to detection and interpretation. Lancet Neurol 2009; 8: 165-174.
5. Viswanathan A, et al. Cerebral microhemorrhage. Stroke 2006; 37: 550-555.
6. Koennecke HC. Cerebral microbleeds on MRI: prevalence, associations, and potential clinical implications. Neurology 2006; 66: 165-171.
7. Fazekas F, et al. Histopathologic analysis of foci of signal loss on gradient-echo T2*-weighted MR images in patients with spontaneous intracerebral hemorrhage: evidence of microangiopathy-related microbleeds. AJNR Am J Neuroradiol 1999; 20: 637-642.

MRAにおけるAVシャント診断のピットフォール

難波克成, 根本繁
自治医科大学血管内治療部

TOF MRAの特性と落とし穴

> 正常脳静脈も, 血流が速い場合はTOF MRAで描出されうる.

　MRAは脳血管病変の評価においてまず行われる検査であり, 脳ドックなどのスクリーニングでも広く普及している. MRAの撮像法にはさまざまなものがあるが, time-of-flight (TOF) 法が最も利用され, 日常の診療で目にすることが多い. TOF法で撮像された元画像はmaximum intensity projection (MIP) 法で3D画像に再構築され (3D TOF MRA), われわれが目にするところとなる. TOF法の血管描出は, 組織に流入する血液と組織との信号差を利用する方法であるため[1], 血流が速いほどその差が大きいことになる. このため, 血流の遅い脳静脈は動脈と比較して信号が低く鑑別が可能である. すなわち, 高信号静脈が描出された場合は, 血流の速いことが示唆されAVシャントの存在が疑われることになる.

　ところが, 血流の速い正常静脈において予想外の高信号描出がみられることがあり, AVシャントと間違われる. スクリーニングのMRAで想定外の静脈高信号を認め, AVシャントと間違えて診断された症例を提示し, MRAにおけるAVシャント診断のピットフォールを考察する.

　症例1　16歳, 男性. 拍動性頭痛の精査で行った頭部MRI-MRAで, 左頭蓋頸椎移行部に拡張蛇行した静脈を認め, 動静脈瘻の導出動脈が疑われた (■a, b). 栄養動脈は左椎骨動脈と考えられた (■b矢頭). 臨床症状とMRA所見に矛盾なく, 確定診断のために脳血管撮影を行った. その結果, 早期静脈の描出を認めずAVシャントは否定された (■c, d). 血管撮影から, 拡張した静脈は発達したcondylarおよびmastoid emissary veinとsuboccipital venous plexusであることが判明した (■e, f). 両側内頸静脈が未発達で, 導出静脈が脳静脈灌流の大きな側副血行となっていたため, MRAで描出されたものと考えられた.

　症例2　72歳, 女性. 意識消失で発症. 精査に脳MRI-MRAを行ったところ, 左superficial Sylvian veinが目立って描出され, 左頸動脈海綿静脈洞動静脈瘻による皮質静脈への逆流が疑われた (■a). 臨床症状とMRA所見に矛盾なく, 確定診断と治療方針決定のために脳血管撮影を行った. その結果, 動静脈瘻は認められず, MRAで描出された静脈は左sphenoparietal sinusとsuperficial Sylvian veinであることが判明した (■b-e). 静脈径が太く, 流速が速いためにMRAで描出されたものと考えられた.

脳血管におけるAVシャント診断

> 3D TOF MRAは脳血管撮影と比較して空間分解能, 時間分解能に劣るが, 元画像は空間分解能が高く, 周囲組織の解剖学的情報を得られる利点がある.

　脳血管におけるAVシャント診断のゴールドスタンダードは脳血管撮影である. 脳血管撮影で早

3. その他の脳血管障害

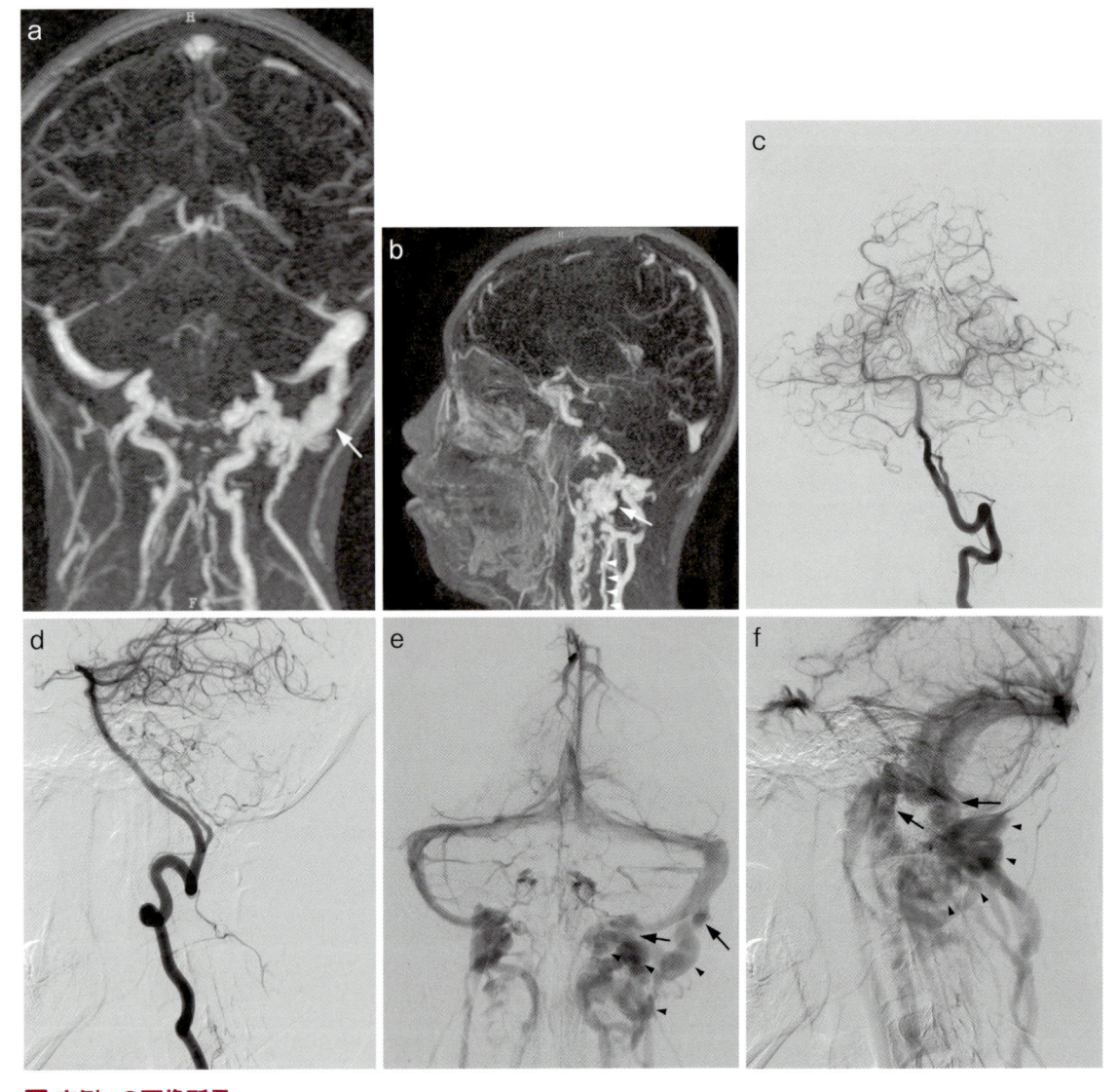

症例1の画像所見

a：頸動脈 MRA 冠状断像．左頭蓋頸椎移行部に拡張蛇行した静脈の描出を認め，瘤状拡張（矢印）を認める．
b：頸動脈 MRA 矢状断像．静脈の瘤状拡張（矢印）は左椎骨動脈（矢頭）とシャントを形成しているように見える．
c, d：左椎骨動脈撮影，動脈相，正面像（c），側面像（d）．AV シャントを示唆するような早期静脈の描出は認めない．
e, f：左椎骨動脈撮影側面像，静脈相，正面像（e），側面像（f）．発達した condylar および mastoid emissary vein（矢印）と suboccipital venous plexus（矢頭）を認める．MRA で描出されたのは正常静脈であることが確認された．

期静脈の描出を認めれば，診断は確定する．しかし，脳血管撮影は侵襲的な検査法であるため，非侵襲的な MRA で診断できることが望まれる．ところが，MRA は脳血管撮影に比較して空間，時間分解能ともに劣り，小さな AV シャントや血流速の遅いシャントの描出が難しい．また，AV シャントの描出が可能な場合でも，大まかな描出であり，治療適応に必要な，シャント部や脳皮質静脈への逆流などの正確な同定は困難である[2]．臨床症状，MRI 上の脳浮腫，出血，脳皮質静脈の拡張，静脈洞血栓/閉塞所見より強く AV シャントが疑われる場合，確定診断には脳血管撮影を行わざるをえない．

一方で，MRA で信号強度の高い静脈が描出された場合，上記のような理由でただちに AV シャントが存在すると診断してしまいがちである．し

3. その他の脳血管障害

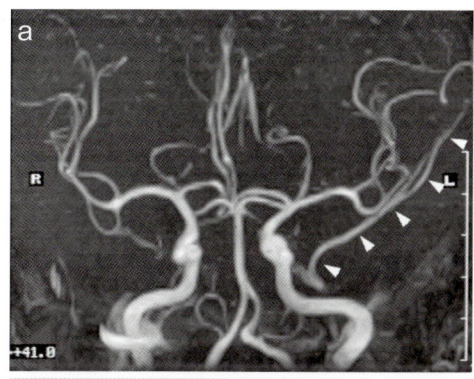

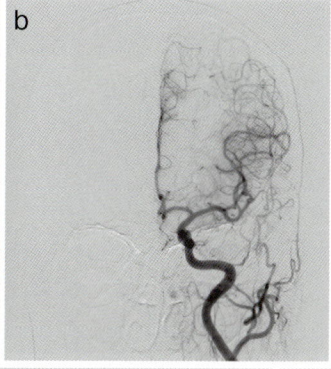

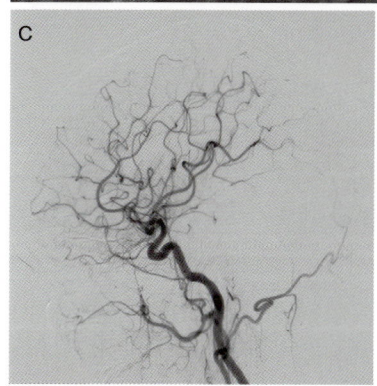

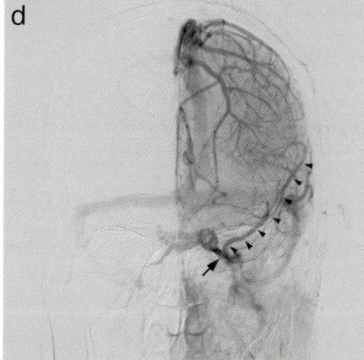

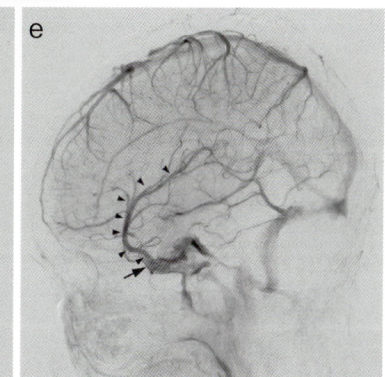

2 症例2の画像所見

a：脳MRA像．左superficial Sylvian veinの描出がみられ（矢頭），頚動脈海綿静脈洞動静脈瘻を疑わせる．
b, c：左総頚動脈撮影，動脈相，正面像(b)，側面像(c)．AVシャントを示唆するような早期静脈の描出は認めない．
d, e：左総頚動脈撮影，静脈相，正面像(d)，側面像(e)．発達したsuphenoparietal sinus（矢印）とsuperficial Sylvian vein（矢頭）を認める．

総合的な判断が求められている Point!

MRAでAVシャントが疑われた場合，臨床症状，神経学的所見とMRA元画像で確認されるシャントとの整合性，周囲組織の変化などを検討し，脳血管撮影に進むか，他の検査モダリティーを用いるか，あるいは経過観察／再検とするか，総合的に判断することが臨床医に求められる．

かし，Noguchiらの報告によれば，AVシャントのない正常個体において静脈洞の異常高信号が14％に認められ[3]，必ずしも高信号静脈がAVシャントを反映しているとは限らない．

MRAが血管撮影より優れている特性として，元画像の空間分解能の高さがあげられる．MRA元画像では脳血管撮影でイメージしにくい周囲組織と血管との解剖学的情報を得られ，AVシャント部位と脳における位置関係，周囲組織変化（浮腫，萎縮），などの情報が得られる．3D TOF MRAの限界を補うために，元画像を積極的に活用することは重要である（⇒Point!）．

今後はtime-resolved 3D contrast-enhanced MRAなど，空間分解能，時間分解能ともに優れた撮像法の発達でAVシャント診断がより精度の高いものになってゆくことが期待される[4]．

■引用文献

1. Sartor K: Fundamental physics and chemistry, Flow imaging and MR angiography. Sartor K (ed): MR imaging of the skull and brain, Springer-Verlag, Berlin Heidelberg, 1992; p. 20-23.
2. Osborn AG: Vascular malformations, arteriovenous malformation, dural A-V fistula. Osborn AG, et al (eds): Diagnostic imaging. Brain, 1st ed., Amirsys, Salt Lake City, 2007; p. I-5, 4-11.
3. Noguchi K et al. Intracranial dural arteriovenous fistulas: Evaluation with combined 3D time-of-flight MR angiography and MR digital subtraction angiography. AJR 2004; 182: 183-190.
4. Meckel S et al. MR angiography of dural arteriovenous fistulas: diagnosis and follow-up after treatment using a time-resolved 3D contrast-enhanced technique. Am J Neuroradiol 2007; 28: 877-884.

CT検査だけでは見逃しやすい脳表ヘモジデリン沈着症

田中耕太郎
富山大学附属病院神経内科

最初の診断

> CT所見，臨床経過から，脊髄小脳変性症とAlzheimer病の合併と診断され，薬物治療を受けていた．

初めに，われわれが経験した貴重な症例を紹介する．

症例：63歳，女性．
主訴：歩行時のふらつき，物忘れ．
既往歴：①54歳時，交通事故による頭部外傷（歩行時にオートバイにはねられ転倒）．近医脳神経外科を受診し，頭蓋内に異常所見はないと言われた．

②55歳ごろから，両側の難聴が徐々に進行し，近医耳鼻科を受診，パートで働いていた工場環境による騒音性難聴と診断された．57歳時に他院耳鼻科で両側高度感音性難聴，前庭神経機能低下と診断され，61歳から補聴器を使用しているが，最近は筆談でないと意思疎通が困難となっていた．

③57歳時から高血圧を指摘され，近医内科により降圧薬（アンジオテンシン受容体拮抗薬）を処方されていた．

④58歳時から糖尿病と近医内科で診断されて経口抗糖尿病薬を処方されていた．

生活歴：喫煙なし．飲酒なし．
家族歴：母（糖尿病），兄（糖尿病）．神経筋疾患なし．
職業：主婦
現病歴：①59歳ごろから難聴の進行に加えて歩行時のふらつき感を自覚するようになり，他院耳鼻科を受診したが，既往歴にあるように，55歳ごろから徐々に進行する両側前庭神経機能低下によるものと診断された．

②62歳ごろから日常生活でさまざまなことが思い出せないことに本人，家人が気づくようになり，ガスコンロのつけ忘れ，買い物で計算ができないなど生活上での自立性が失われてきたため，昨年10月に他院精神科を受診した．そのさい，高度難聴による筆談の診察であったため，十分な高次脳機能検査は不可能であったが，近時記憶，計算力低下，構成失行，四肢体幹の小脳失調症状を認めた．臨床経過からAlzheimer病が疑われたが，頭部CT（**1**）にて両側側脳室下角の軽度拡大に加えて，小脳萎縮，第4脳室拡大を認めた．さらに，同院精神科のAlzheimer病スクリーニング用の頭部MRI矢状断T1画像（**2**）で著明な小脳萎縮を認め，Alzheimer病に加え脊髄小脳変性症の合併が疑われ，塩酸ドネペジル（アリセプト®）に加えて，タルレルチン（セレジスト®）の処方が開始された．しかし，認知機能低下と歩行の不安定性が進行したため，本年1月に当院神経内科を上記頭部CT写真（**1**）を持参して受診した．

MRIによる精査

> MRI-T2*画像とMRI SWIで，脳表ヘモジデリン沈着が鮮明に描出された．

当院神経内科受診時，一般身体所見では身長

3. その他の脳血管障害

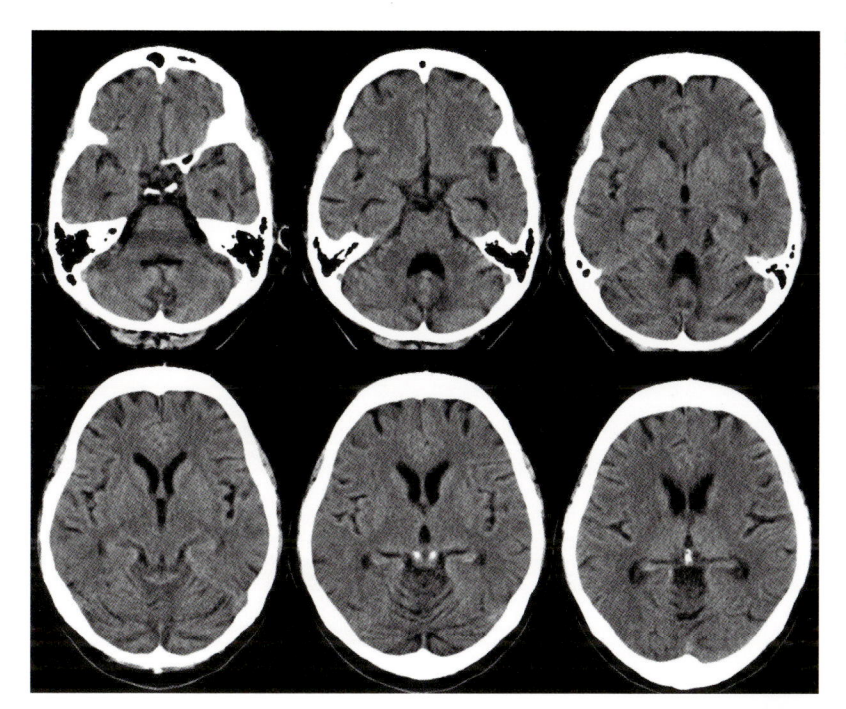

1 頭部単純CT

小脳虫部や小脳半球上部の萎縮所見と第4脳室拡大を認める．本検査を施行した病院での画像診断は脊髄小脳変性症であった．

158 cm，体重48 kg，BMI 19.2であり，そのほかにも異常所見はなかった．神経学的には，近時記憶低下や構成失行などの高次脳機能低下があり，改訂長谷川式簡易知能評価スケールは19/30点であった．さらに，構音障害，両側注視方向性眼振，両側高度難聴，四肢体幹の小脳失調症状，四肢腱反射亢進，下肢Babinski反射陽性，痙性かつ失調性歩行が明らかであった．髄膜刺激徴候は認めなかった．

上記頭部CT所見（1）からは多系統萎縮症，種々の原因による小脳皮質萎縮症などの脊髄小脳変性症，既往歴で両側高度難聴と糖尿病を認めていたことからミトコンドリア脳筋症も疑われた．しかし血液検査からは乳酸，ピルビン酸の上昇はなく，甲状腺機能やビタミンB_{12}を含め各種ビタミン濃度は正常範囲であった．またミトコンドリアDNA3243変異もなかった．前医精神科で撮影された頭部MRIを取り寄せ検討したところ，プロトン強調画像（3）およびとくにT2強調画像（4）で脳幹周囲を縁取る低信号域と，小脳虫部や上部小脳半球脳溝にも低信号域が明らかに認められた．

そこで，当院にてMRI-T2*画像（5）とSWI（磁

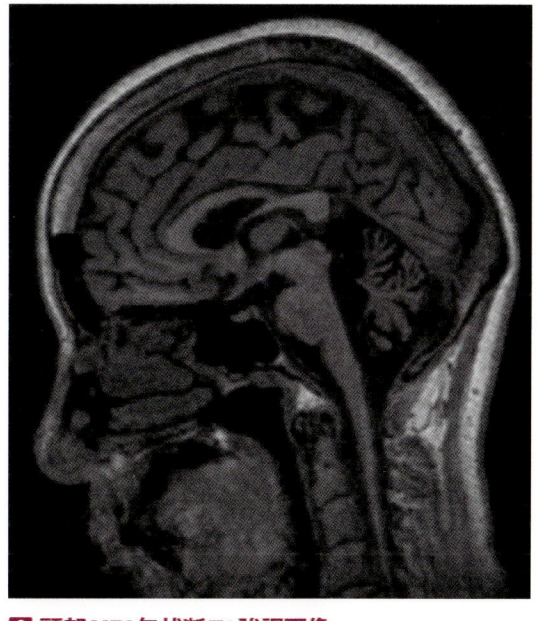

2 頭部MRI矢状断T1強調画像

小脳半球上部（前葉）を中心とした小脳萎縮と第4脳室拡大が明らかである．

化率強調画像）（6）を撮影したところ，上記所見がより鮮明に描出され，両側Sylvius裂表面や大脳半球間裂にも低信号域が検出された．

以上の画像所見，臨床所見から，脳表ヘモジデリン沈着症[1-4]と確定診断された．

3. その他の脳血管障害

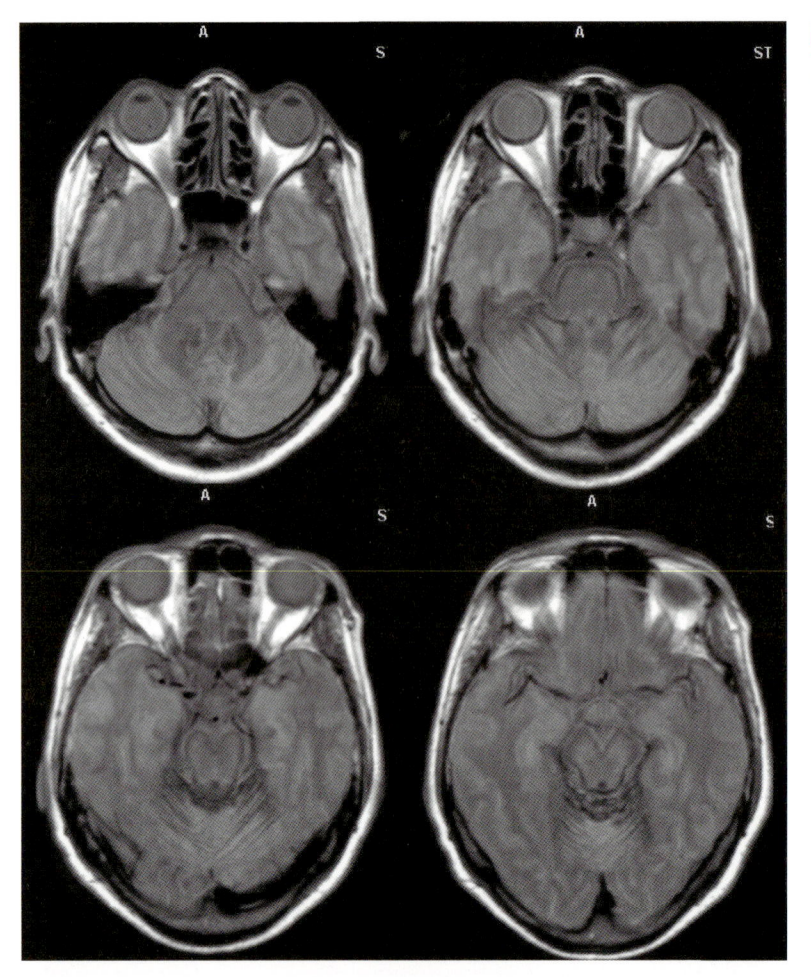

3 頭部MRIプロトン強調画像

橋や中脳周囲を縁取る細い低信号域と，小脳虫部や小脳半球上部の脳溝と一致する低信号域が認められる．

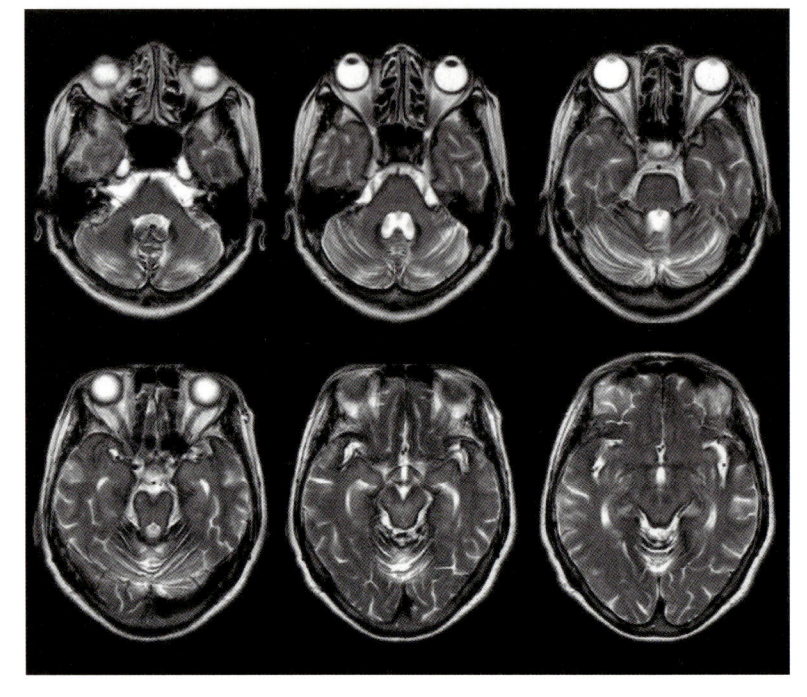

4 頭部MRI T2強調画像

橋や中脳周囲を縁取る細い低信号域と，小脳虫部や小脳半球上部の脳溝の一致する低信号域が認められる．

3. その他の脳血管障害

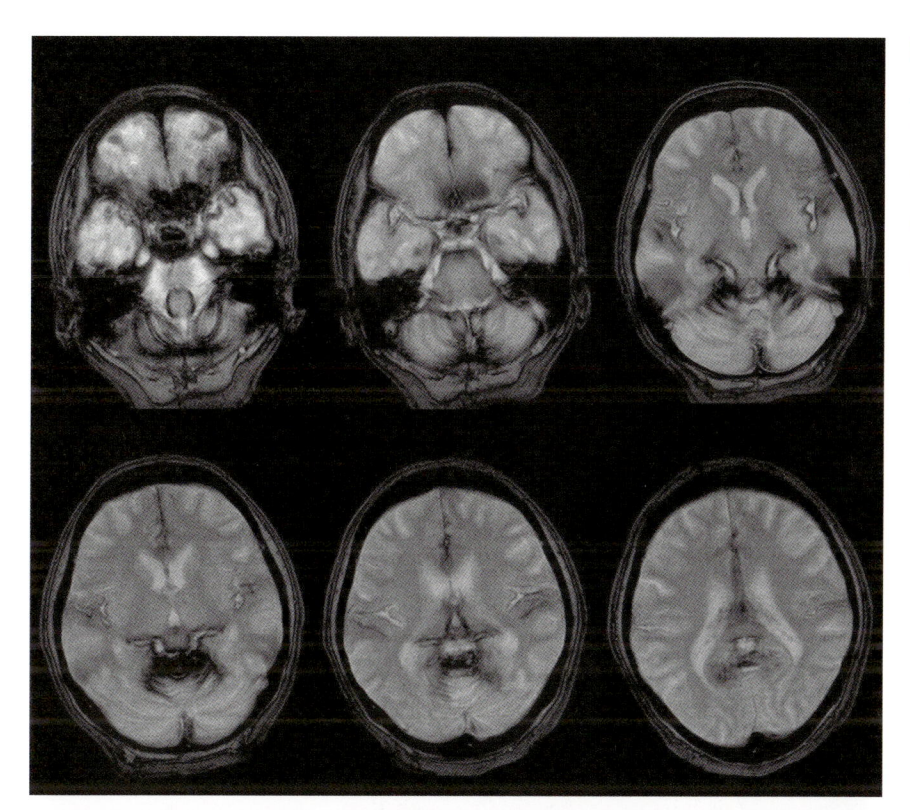

5 頭部MRI T2*強調画像

延髄，橋や中脳周囲を縁取る細い低信号域と，小脳虫部や小脳半球上部の脳溝や大脳半球間裂に一致して低信号域が明らかに認められる．Sylvius裂の表面にも低信号域が明らかに認められる．

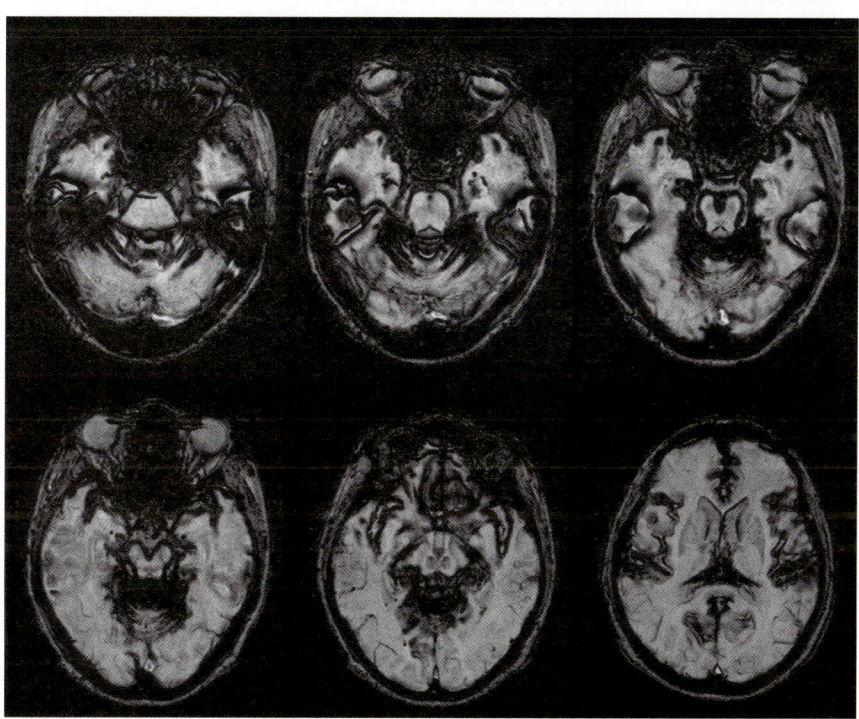

6 頭部MRI SWI画像

橋や中脳周囲，側脳室前角を縁取る細い低信号域と，小脳虫部や小脳半球上部の脳溝，さらに脳槽である脚間槽，迂回槽や四丘体槽，また大脳半球間裂に一致して低信号域が明らかに認められる．Sylvius裂や島皮質の表面にも低信号域が明らかに認められる．この画像によって，本症例ではヘモジデリン沈着がかなり広範囲にわたっていることが初めて明らかになった．

83

脳表ヘモジデリン沈着症

> CT検査だけでは脊髄小脳変性症と鑑別できない脳表ヘモジデリン沈着症.

ヘモジデリンとは，ヘモグロビン由来の黄褐色あるいは褐色の顆粒状あるいは結晶様の不溶性色素であり鉄を含む．赤血球やヘモグロビンが網内系やその他の細胞により貪食され分解される過程で生ずる．

本症は，CT検査だけでは，小脳や脳幹の萎縮性病変が検出されるのみである．臨床的には，小脳失調症状や錐体路徴候が徐々に進行するために，脊髄小脳変性症などの神経変性疾患と誤って診断されている場合が大変多い（⇒Point!）．

脳表ヘモジデリン沈着症の原因

> 外傷などのエピソードから各種神経症状が出現して本症と診断されるまでには，5年から22年と非常に長い．

本症は，一般的には慢性的な繰り返し生ずる軽微なくも膜下出血が原因と考えられている．くも膜下腔に沈着した血液成分が，おもに小脳，脳幹，脳室，脊髄表面に溜まり，小脳Bergmann細胞，ミクログリアやアストロサイトなどがヘモグロビンを貪食して，ヘムオキシゲナーゼの作用によってヘム基から遊離鉄イオンとビリベルジンが産生される．その結果，細胞内の遊離鉄イオンが増加して，鉄結合蛋白であるフェリチンの細胞内濃度が上昇する．その後，リソソーム内でフェリチンやそのほかの蛋白質が変性し不溶性鉄顆粒となったものがヘモジデリンである．

さらに，余剰な遊離鉄イオンはFenton反応などによってフリーラジカル産生を惹起し，周囲の神経組織を傷害することが本症の病態であると考えられている．

現在までの報告例から本症の原因を**7**にまとめた[1]．脳・脊髄の十分な検索によっても出血源が同定できない，いわゆる特発性のものが35％もあることが特徴である．診断される年齢は40〜50歳代の中高年が主体である．外傷や手術などのエピソードから各種神経症状が出現して本症と診断されるまでの期間が，平均5〜22年と大変長いのも特徴である．

本症例でも，脳MRA，全脊髄MRIを施行したが明らかな出血源は検出されず，9年前の交通事故による頭部外傷が関与しているものと推察された．

Point！ 難聴が重要なサイン

これまで，脳表ヘモジデリン沈着症は剖検でしか診断できず大変まれな疾患と考えられてきたが，MRI検査の普及とともに実際には比較的頻度の多い疾患であることが明らかとなってきた．本症の臨床的な特徴として，難聴の頻度が大変多く，他の神経症状に先立って生ずることも多いので，もし原因不明の高度難聴に伴って小脳失調症状や錐体路徴候が徐々に進行する場合は，本症の可能性を疑ってMRI検査（T2強調画像）をまず行うことが重要である．

7 脳表ヘモジデリン沈着症の原因（報告された270症例のまとめ）

原因	症例の割合	診断された平均年齢	原因から診断までの期間
特発性（原因不明）	35%	57歳	不詳
脳・脊髄腫瘍	15%	45歳	6年
頭部ないし脊椎外傷	13%	51歳	22年
動静脈奇形（脳・脊髄）	9%	53歳	12年
過去の脳・脊髄手術（腫瘍以外）	7%	38歳	16年
過去の脳・脊髄腫瘍手術	6%	48歳	16年
腕神経叢・神経根損傷	6%	48歳	21年
上記以外の原因によるくも膜下出血	6%	不詳	不詳
アミロイドアンギオパチー	3%	62歳	5年

(Levy M, et al, 2007[1]より)

脳表ヘモジデリン沈着症の特徴的臨床症状

本症による神経症状を**8**にまとめた[1,4]．特徴は難聴や前庭機能障害とともに，小脳失調症状を呈する症例が大変多いことである．そのほか，四肢腱反射亢進やBabinski反射陽性などの錐体路徴候，膀胱直腸障害，嗅神経障害などが認められる．これらの神経症状は徐々に進行していく．

なぜ聴神経がとくに障害を受けやすいかについては，本症では後頭蓋窩から脳幹に血液が貯留しやすいこと，本神経が脳幹を出て内耳道に入るまでくも膜下腔内を走行する距離が他の脳神経に比べ長いことや，周囲にヘモグロビンを貪食するグリア細胞が多いことなどが考えられている．認知機能低下については，小脳萎縮に伴う"cerebellar cognitive affective syndrome"の関与も示唆されている[5]．

脳表ヘモジデリン沈着症の画像診断[6]と治療

> 確定診断されたときは，脳MRA，脊髄MRI，必要に応じて脳血管撮影や脊髄血管撮影などによって，くも膜下出血の出血源を探索する．

単純CT：小脳虫部や小脳半球上部（前葉）の明らかな萎縮，時として大脳萎縮も認める．

造影CT：とくに造影される所見なし．

MRI ①T2強調画像：小脳虫部，小脳半球表面，脳幹や大脳表面を縁取る低信号域（"outlined in black" on T2 MRI）．
②T2*強調画像：脳表のヘモジデリン沈着を高感度で検出する．
③SWI（susceptibility weighted imaging）：脳表のヘモジデリン沈着をT2*強調画像よりさらに高感度で検出する．

脳表ヘモジデリン沈着症の診断検査手順としては，臨床症状およびCT所見で脳表ヘモジデリン沈着症が疑われる場合は，MRIのT2強調画像を撮影し，T2*強調画像やSWIで確定診断することになる．

もし，脳表ヘモジデリン沈着症が上記画像検査で確定診断されたならば，くも膜下出血の出血源の探索を脳MRA，脊髄MRI，必要に応じて脳血管撮影や脊髄血管撮影などによって行う．

明らかな出血源（動脈瘤，中枢神経系の腫瘍や血管奇形など）が発見されれば，それに対する適切な治療を行う．

診断時にすでに脳萎縮が明らかであるもの，特発性のもの，あるいは以前の外傷や手術によるものなどに対しては，現在，残念ながらエビデンスのある有効な治療法はない[1]．鉄分子キレート剤（トリエンチン，デフェロキサミン）の服用などが試みられているが，明らかな効果を示していない．

8 脳表ヘモジデリン沈着症の神経症状（報告された270症例のまとめ）

難聴	81%
小脳失調	81%
錐体路徴候	53%
認知機能低下	22%
排尿障害	14%
頭痛	14%
嗅覚消失	14%
複視	4%
直腸障害	3%
味覚消失	2%
上記以外の脳神経麻痺	2%

（Levy M, et al, 2007[1]; Fearnley JM, et al, 1995[4] より）

■引用文献

1. Levy M, et al. Superficial siderosis: a case report and review of the literature. Nat Clin Pract Neurol 2007; 3: 54-58.
2. Kumar N, et al. Superficial siderosis. Neurology 2006; 66: 1144-1152.
3. Khalatbari K, et al. Case 141:Superficial siderosis. Radiology 2009; 250: 292-297.
4. Fearnley JM, et al. Superficial siderosis of the central nervous system. Brain 1995; 118: 1051-1066.
5. Uttner I, et al. Cognitive impairment in superficial siderosis of the central nervous system: A case report. Cerebellum 2008; 8: 61-63.
6. Osborn AG, et al. Superficial siderosis: Diagnositic Imaging Brain. Amirsys, Salt Lake City, Utah, 2005; pp.I-3-8-11.

3. その他の脳血管障害

無症候性もやもや病の予後は不明

飯星智史, 寶金清博
札幌医科大学医学部脳神経外科学講座

無症候性もやもや病とは

MRI-MRAなどの非侵襲的検査の導入や脳ドックの普及によって, 無症候性もやもや病が発見されるようになってきたが, 予後や治療法などはまだ不明である.

近年, 無症候性か頭痛などの非特異的な症状のみで発見されるもやもや病が注目されている背景には, 昨今のMRIの普及や脳ドック受診者の増加が影響していると考えられる.

Ikedaら[1]は, 健常な脳ドック受診者11,402人(男性7,570人, 女性3,832人)に対してMRI-MRAを施行し, 本症の有病率は, 健常な(無症状の)人口10万人あたり50.7人と推計している. また, Babaら[2]の北海道における疫学調査は10万人あたり10.5人と報告している. この有病率は以前の山田ら[3]の全国調査よりも高い数値を示しており, 動脈硬化症例が含まれている可能性も否定できないが, 少なくとも現時点においては, 無症候性か軽微な症状のみであるために発見されていない

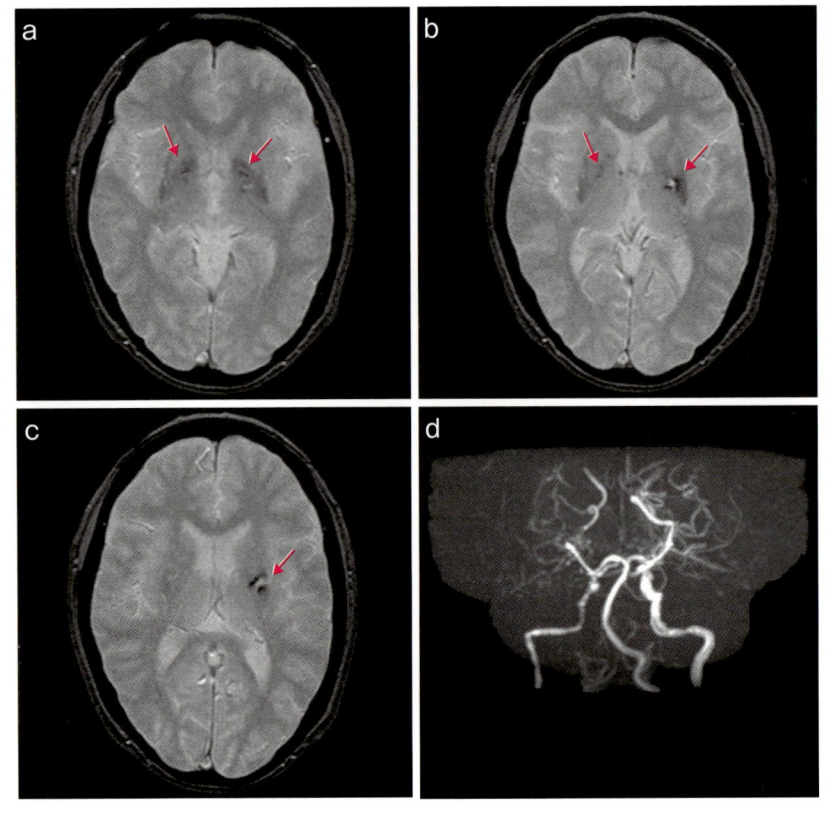

1 無症候性もやもや病で指摘されたmicrobleeds

60歳女性. 無症候性もやもや病で経過観察中であった. T2*にて左右大脳基底核にmicrobleeds(矢印)を認める.
a, b, c : T2* axial.
d : MRA.

もやもや病も相当数潜在していると考えられる．

また，問題点としてもやもや病患者は頭痛を訴えることが多いが，もやもや病自体の症状か無関係な頭痛かは判別が困難であり，画像診断においても確立された定義はなく，治療法や予後も鈴木の病期分類の違いや陳旧性脳梗塞の有無，脳循環予備能により変化すると思われる．最近ではKikutaら[4]が無症候性もやもや病におけるmicrobleedsの存在を指摘しているが，詳細は不明である（**1**）．

無症候性もやもや病の自然歴

無症候性もやもや病の予後には不明な部分が多い．Kurodaら[5]は2007年に自然歴の追跡調査結果を報告し，無症候性もやもや病には加齢に伴って病期が進行していること，脳梗塞，脳循環障害を有していた症例はそれぞれ20％，40％と，少なからず潜在的な脳虚血を有していることが判明した．

これまでの報告によれば，山田ら[3]は2,193例のもやもや病患者中33例が無症候で，発生率は1.5％と報告し，Suzukiらはもやもや病566例中23例（4％）が無症状であったと報告した．Babaらは2002年から2006年の5年間にわたるもやもや病新規登録患者データをもとに，北海道全域で登録されたもやもや病患者267例中42例（15.7％）が無症候であったと報告している．

予後に関して山田ら[3]の報告では，無症候性もやもや病患者33例のうち4例がTIAをきたし，2例が頭蓋内出血で死亡，10例のうち1例が病期の進行に伴って脳梗塞をきたしている．またKurodaら[5]の追跡調査では，未治療の34例のうち5例で病期が進行し，脳梗塞・頭蓋内出血が発生するリスクは年間3.2％と報告されている．**2**に，もやもや病と診断された4年後に右大脳基底核出血を発症した患者のCT像を示す．

診断時に脳虚血を有している例で脳梗塞をきたしやすかったのに対して，脳血行再建術を実施した6例では脳血管イベントは生じなかったことも報告されている（⇒**Point!**）．

無症候性もやもや病の治療

無症候性であっても脳血行再建術を考慮し，保存的に経過観察する場合でも，MRI-MRAで注意深い観察が必要である．抗血小板剤は原則投与しない．

無症候性であっても，もやもや病と診断された症例は，経過観察中に虚血性，出血性を問わず脳血管イベントを発生しやすい．基礎疾患（動脈硬化，血管炎など）を有する類もやもや病と異なり，

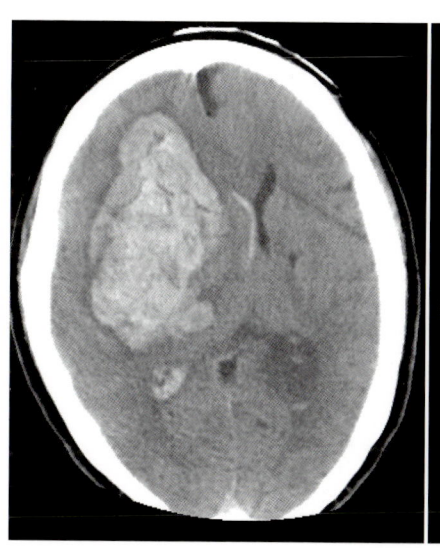

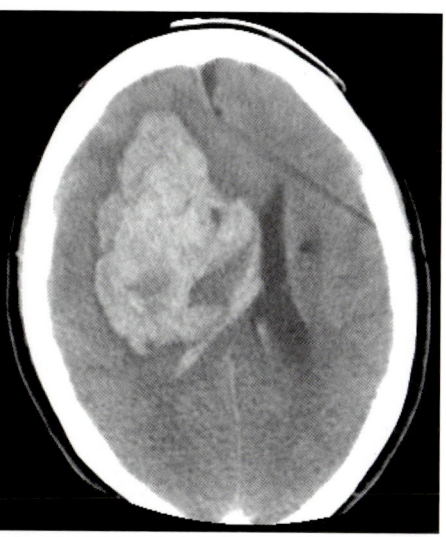

2 もやもや病診断4年後，右大脳基底核出血を発症した症例のCT像

3. その他の脳血管障害

> **Point!**
> **脳血管イベントの可能性を考慮してフォローアップ**
>
> 高度な検査が普及するとともに，無症候性もやもや病に関する認識が高まり，発見される頻度が増加することが予想される．無症候性もやもや病は脳血管イベントをきたす可能性を潜在的に有していると考えられ，保存的に経過観察する場合もMRI-MRAを用いた注意深い経過観察が長期にわたって必要と考えられる．

原因不明のもやもや病では血管病変を阻止する有効な手段がないため，無症候性とはいえ，将来の脳卒中発症予防のため外科治療を考慮してよい．内科的には慢性期の再発予防に準じて危険因子の管理，生活指導を行う．抗血小板薬の使用は，成人では出血発症が半数近くを占めるため，無症候例に対しては使用を考慮しない．

■引用文献

1. Ikeda K, et al. Adult moyamoya disease in the asymptomatic Japanese population. J Clin Neurosci 2006; 13: 334-338.
2. Baba T, et al. Novel epidemiological features of moyamoya disease. J Neurol Neurosurg Psychiatry 2008; 79: 900-904.
3. 山田勝, ほか. 無症候性もやもや病の臨床像と予後―全国アンケート調査の結果をもとに. 脳外 2005; 33: 337-342.
4. Kikuta K, et al. Asymptomatic microbleeds in moyamoya disease: T2*-weighted gradient-echo magnetic resonance imaging study. J Neurosurg 2005; 102: 470-475.
5. Kuroda S et al. Radiological findings, clinical course, and outcome in asymptomatic moyamoya disease: results of multicenter survey in Japan. Stroke 2007; 38: 1430-1435.

3. その他の脳血管障害

片側もやもや病と中大脳動脈狭窄症はMRI-MRA, 3D-CTAでは鑑別できないことがある

日下康子
東京慈恵会医科大学脳神経外科

非侵襲的検査による情報処理能の進歩とピットフォール

> もやもや血管の増勢度によっては, MRAや3D-CTAでも描出されないことがある.

もやもや病の非侵襲的な検査としては, まずMRI-MRAが行われ, 第2選択として3D-CTAにより血管内腔の評価, 細血管を描出するという手順は, 脳主幹動脈狭窄症の診断と同様に日常診療で多用されている. しかし, 片側もやもや病でありながらもやもや血管を見落とすと, 中大脳動脈狭窄症と診断される場合もあり注意を要する.

もやもや病疑診例とされている片側もやもや病

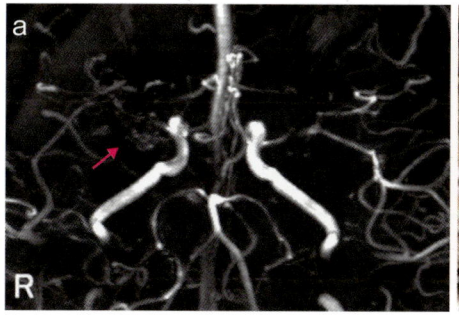

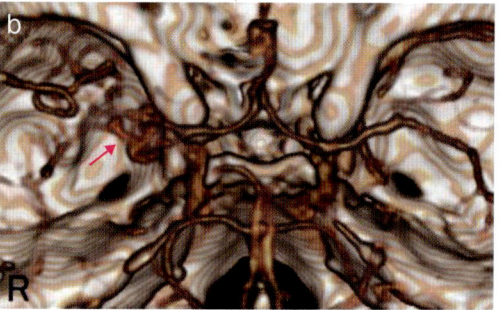

1 症例1：片側もやもや病

TIA（一過性脳虚血発作）で来院した35歳男性. 原因精査として, まず脳MRI-MRAを施行した. 脳MRA (a) では右内頚動脈終末部中狭窄と中大脳動脈起始部閉塞, その近傍にはもやもや血管を示唆する細血管が認められる. もやもや病を疑い, 次に施行した3D-CTAでは, MRAと同様に, 血管狭窄・閉塞とともに, もやもや血管が描出されている.
a：脳MRA水平断像. b：脳血管3D-CTA水平断像.

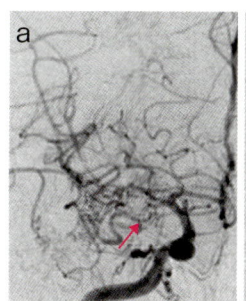

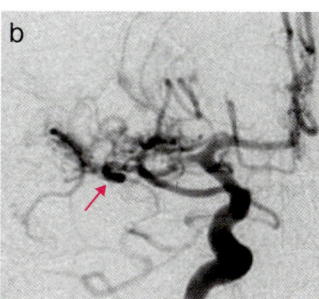

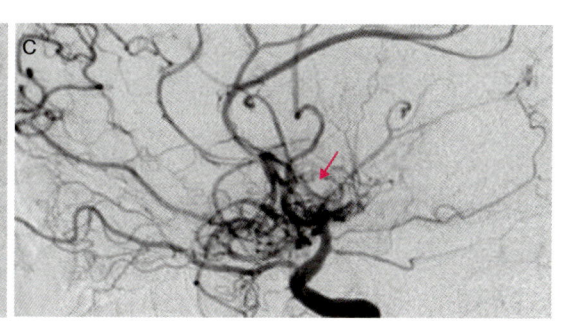

2 1の症例の脳血管撮影所見

一過性脳虚血発作に対して, 脳循環検査（SPECT）にて脳循環予備能の低下を認めたため, 浅側頭動脈中大脳動脈吻合術を計画し, 術前に脳血管撮影を施行した. MRA, 3D-CTAと所見は一致している.
a：右CAG正面像. b：右CAG斜位像. c：右CAG側面像.

3. その他の脳血管障害

とは，一側のみで内頚動脈終末部狭窄とその付近の異常血管網がみられる場合である[1]．脳虚血症状以外に，頭蓋内出血での発症例も多い[1]．近年の非侵襲的画像診断法の進歩により無症候性あるいはTIA（一過性脳虚血発作）のみで外来受診する患者から片側もやもや病の診断に至る場合も少なくない．厚生労働省の診断基準でも，1994年以降MRIでの診断も追記されている[2]．MARでのスクリーニング後に3D-CTA（3次元CT血管造影検査）により確定診断を行うことが日常診療では広く用いられている．

しかし，もやもや血管の増勢度によっては，これらの検査では描出されないこともある．狭窄部位が中大脳動脈に強度の場合には中大脳動脈狭窄症と診断され，抗血小板薬を投与されることもある．片側もやもや病であった場合に頭蓋内出血を発症すれば，投薬による出血増悪が危惧される[3]．確定診断目的の脳血管撮影は，入院の必要性，検査の侵襲性などから，軽症例，特に無症候性の場合には必須とはならないことも多く，診断が見逃される可能性もある．

もやもや血管の画像化

> CTA，MRAの信頼度は高いが，各検査のモダリティを考慮したうえで診断・治療に応用することが望まれる．

MRAおよび3D-CTAにより，もやもや血管の

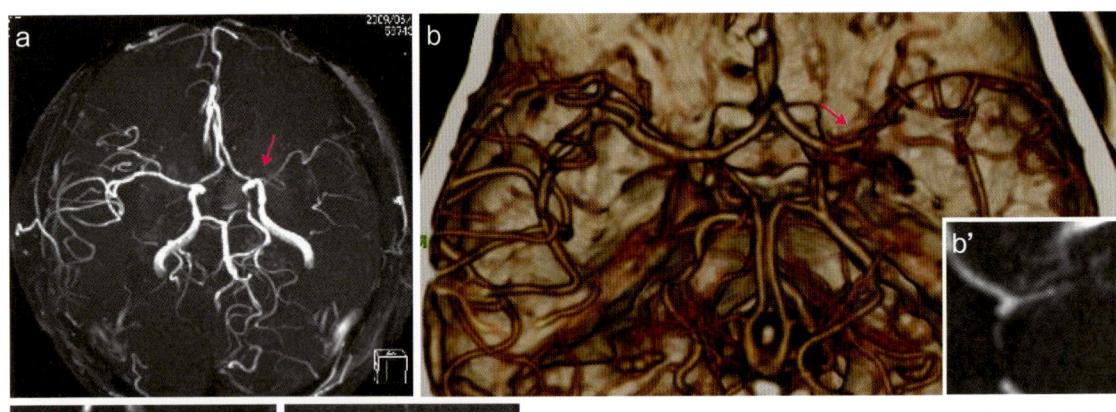

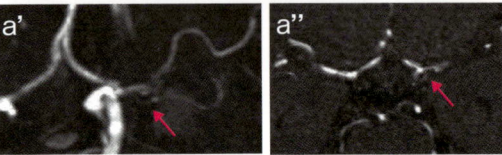

3 症例2：左中大脳動脈起始部に認められた狭窄所見

66歳女性．脳ドックで施行された脳MRI-MRAで左中大脳動脈起始部に狭窄所見（→）を認めた．次に施行した脳血管3D-CTAでも同様の所見であった．前医では中大脳動脈狭窄症の診断で抗血小板薬を投与されていた．
a：脳MRA 水平断像．b：脳血管 3D-CTA 水平断像．

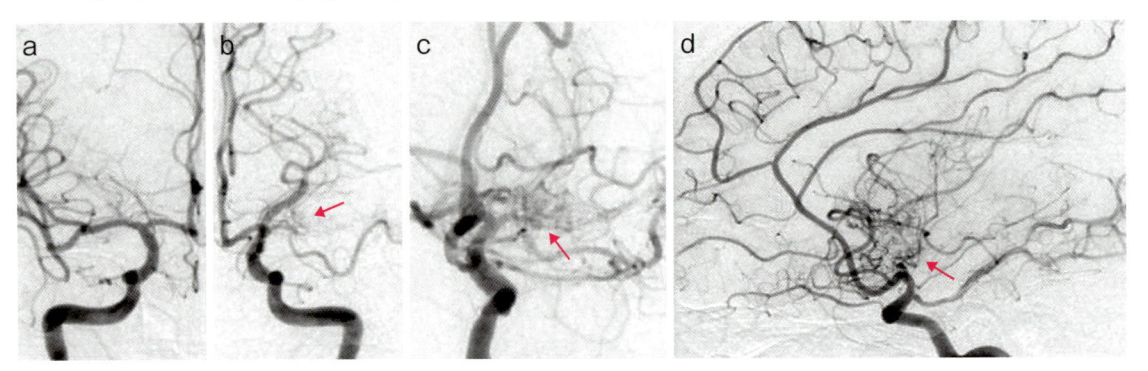

4 3の症例の脳血管撮影所見

狭窄部位が内頚動脈終末部に及んでいる可能性があることと，脳SPECTで脳循環予備能低下を認めたこと，患者の同意が得られたことから，脳血管撮影を施行した．左中大脳動脈は内頚動脈から分岐後に閉塞しており，その近傍にはもやもや血管が認められる（→）．

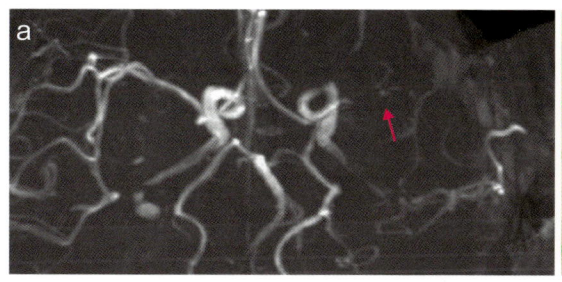

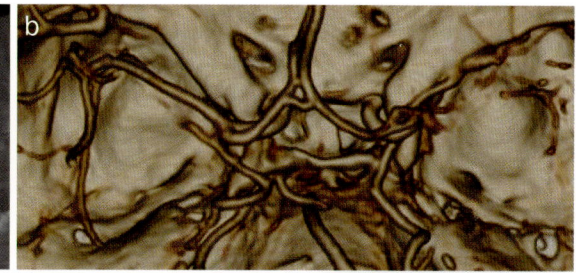

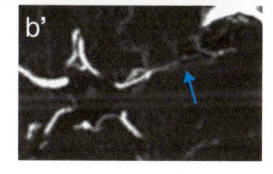

3. その他の脳血管障害

5 症例3：TIA（一過性脳虚血発作）で左中大脳動脈起始部に認められた高度狭窄

50歳女性．一過性の失語をきたし脳MRI・MRAを施行．左中大脳動脈起始部に閉塞もしくは高度狭窄の所見（→）を認めた．次に施行した脳血管3D-CTAでも閉塞所見を示すが，元画像では高度狭窄と確認された（→）．中大脳動脈狭窄症として，他院にて抗血小板薬の投与といわれた．
a：脳MRA水平断像．b：脳血管3D-CTA水平断像．b'：3D-CTA元画像．

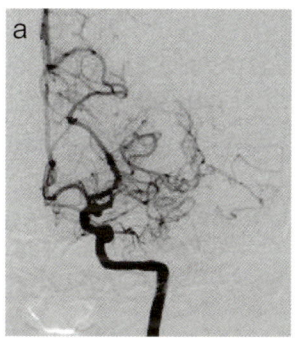

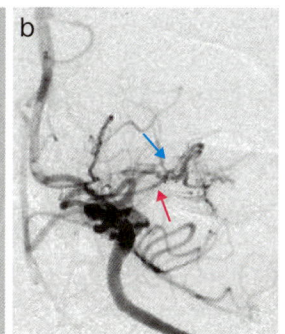

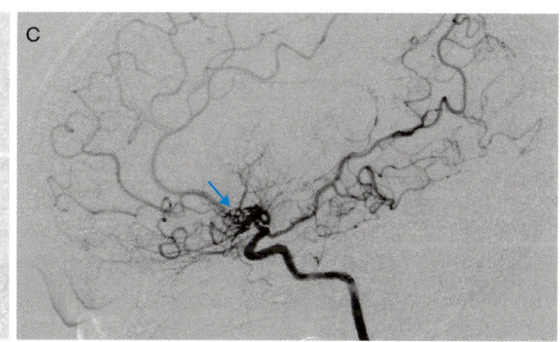

6 5の症例の脳血管撮影所見

左中大脳動脈は内頚動脈から分岐後に高度の狭窄像を呈しており（→），その近傍にはもやもや血管が認められる（→）．

描出，診断は可能である[2,4]（症例1，**1 2**）．しかし，もやもや血管が微小な場合は，MRIのT1撮影画像でのflow voidやMRA上でのもやもや血管の画像化が困難な場合がある．

MRAでの管腔内血流情報と，CTAでの管腔内形態情報の画像化の進歩においても，屈曲蛇行する血管走行や複雑な血管分岐部の詳細な把握は困難な場合もある[5]（**3 4 5 6**）．症例2（**3 4**）は無症候性で，脳SPECT上の脳循環予備能低下が軽度なことから，抗血小板薬の投与なしに外来で経過観察中である．症例3（**5 6**）はTIA発症で，脳SPECT上10〜20％に及ぶ脳循環予備能低下領域を認めたためSTA-MCAバイパス術を施行し，投薬なしでTIAも消失している．

外来での非侵襲的検査による診断能の向上の一方で，このような事例の存在への留意も必要と考えられる．症状，年齢，家族歴などの背景も十分考慮に入れたうえでのさらなる検査の選択，確定診断への対応が必要とされる．

■引用文献

1. 鈴木二郎．Moyamoya病．東京：医学書院；1983．p123-145．
2. 山浦 晶ら．脳神経外科学大系．出血性脳血管障害．東京：中山書店；2004．p390-396
3. 山浦 晶ら．脳神経外科学大系．出血性脳血管障害．東京：中山書店；2004．p406-416
4. 高橋昭喜．脳血管障害の画像診断．東京：中外医学社；2003．p103-111．
5. 佐藤 透．3次元MR cisternogramsとMR・CT angiogramsによる脳主幹動脈狭窄性病変の新しい立体的画像評価．脳神経外科 2003; 31: 503-511.

ルーチンのMRIでは，頭蓋内硬膜動静脈瘻の確定診断はできない

桑山直也
富山大学医学部脳神経外科/脳血管内治療科

硬膜動静脈瘻の診断に欠かせない検査は，今も昔も脳血管撮影である．外来で本症を疑う症例に遭遇した場合，ルーチンに行うCTやMRI，3D time-of-flight MRA（3D-TOF MRA）で硬膜動静脈瘻が否定できるであろうか．とくに眼球結膜症状を欠く後方還流タイプの海綿静脈洞部硬膜動静脈瘻，耳鳴のみが自覚症状で順行性に還流する（タイプⅠの）横・S状静脈洞部硬膜動静脈瘻などは外来でルーチンに行う撮像法のみでは見逃す可能性が高い．ここではそのような病変を外来のMRIで見抜く方法について，ピットフォールを含めて解説する．

硬膜動静脈瘻の分類

> 硬膜動静脈瘻の分類は静脈還流形態に基づいたクラス分けであり，逆行性脳静脈還流を呈するハイグレードの病変は頭蓋内イベントのハイリスク群である．

硬膜動静脈瘻は，硬膜動脈と硬膜静脈のあいだに発生する後天性動静脈短絡性疾患である．これまでいくつかの分類が提唱されているが，多くは静脈還流形態に基づいたものになっている．なかでも代表的なCognardの分類（revised Djindjian & Merland 分類）[1]と，Bordenの分類[2]を **1** に示す．

硬膜動静脈瘻の標準的な画像診断

CT，MRI

本疾患に特徴的なCT，MRI所見は少ない．出血や梗塞を呈さない限り単純CTでは所見に乏し

1 硬膜動静脈瘻の分類

Cognard 分類（1）（revised Djindjian & Merland 分類）	
タイプⅠ	主要静脈洞に短絡し，順行性に還流するもの．
タイプⅡa	主要静脈洞に短絡し，静脈洞を逆行性に還流するもの．脳表静脈への逆行性還流はない．
タイプⅡb	主要静脈洞に短絡し，静脈洞を順行性に還流するが，さらに脳表静脈に逆行性の還流も呈するもの．
タイプⅡa+b	ⅡaとⅡbが併存するもの．
タイプⅢ	直接脳表静脈に短絡するが，静脈の拡張を伴わないもの．
タイプⅣ	直接脳表静脈に短絡し，varixやvenous ectasiaを伴うもの．
タイプⅤ	脊髄静脈に還流するもの．

Borden 分類（2）：硬膜動静脈瘻全般の分類	
タイプⅠ	静脈洞に順行性/逆行性に還流するもの．
タイプⅡ	静脈洞に還流し，さらに逆行性に脳表静脈に還流するもの．
タイプⅢ	静脈洞に入るがその末梢には還流せず，脳表静脈に還流するもの．静脈洞壁から直接，脳表静脈に還流するものを含む．

> 逆行性還流がない病変では特異的なMRI所見はなく，3D-TOF MRAで静脈洞が描出されても偽陽性のことがある．

い．スクリーニング的に行うMRIで硬膜動静脈瘻と診断される率は導出静脈の還流形態，すなわち前述の分類によるクラス分けでほぼ決まる．MRI上でくも膜下腔に異常（導出）静脈が現れる率は，BordenタイプⅠで0％，タイプⅡで

3. その他の脳血管障害

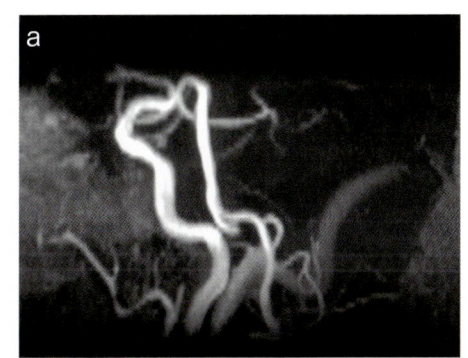

2 頭痛のスクリーニングで行ったMR検査：偽陽性例

a：TOF MRA 側面像．S状静脈洞が描出されている．b：TOF 原画像．左S状静脈洞内に高信号が認められるが，硬膜動静脈瘻の例のように静脈洞壁内には強い点状の高信号はみられない．c：MR-DSA．静脈洞の早期描出はなく，硬膜動静脈瘻は否定できる．

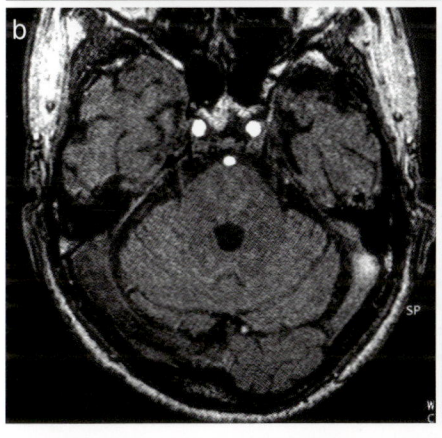

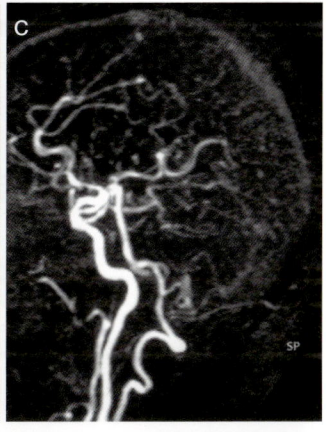

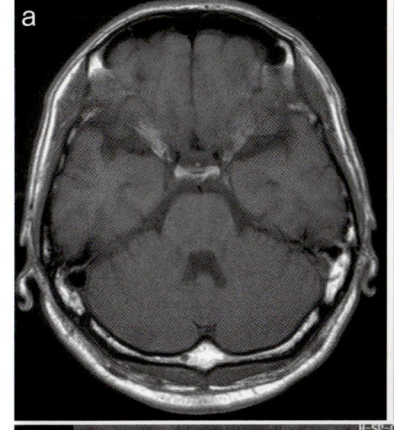

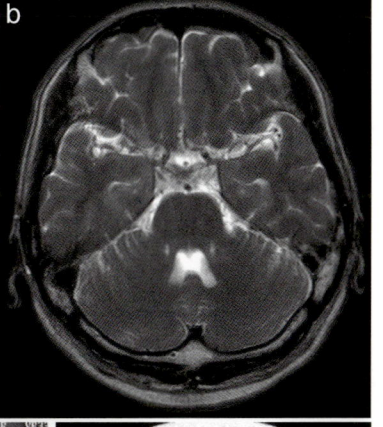

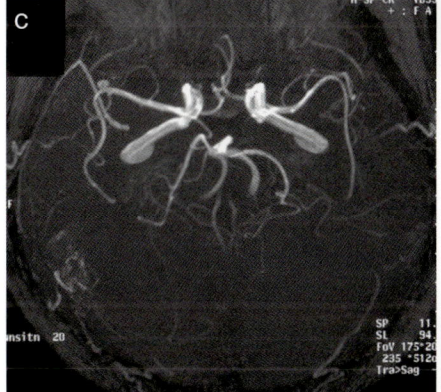

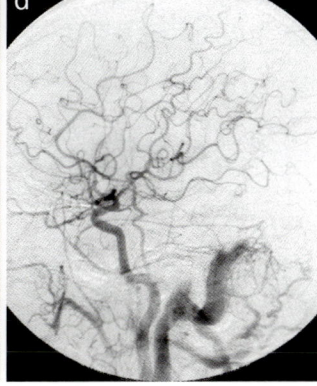

3 右横・S状静脈洞硬膜動静脈瘻の症例

T1 強調画像（a），T2 強調画像（b）．異常所見はない．
c：TOF MRA．右後頭部に拡張した血管像がみられるが，異常か否かは特定できない．
d：右総頸動脈撮影側面像．血管撮影を施行して，初めてS状静脈洞に生じたタイプIの硬膜動静脈瘻と診断できる．

3. その他の脳血管障害

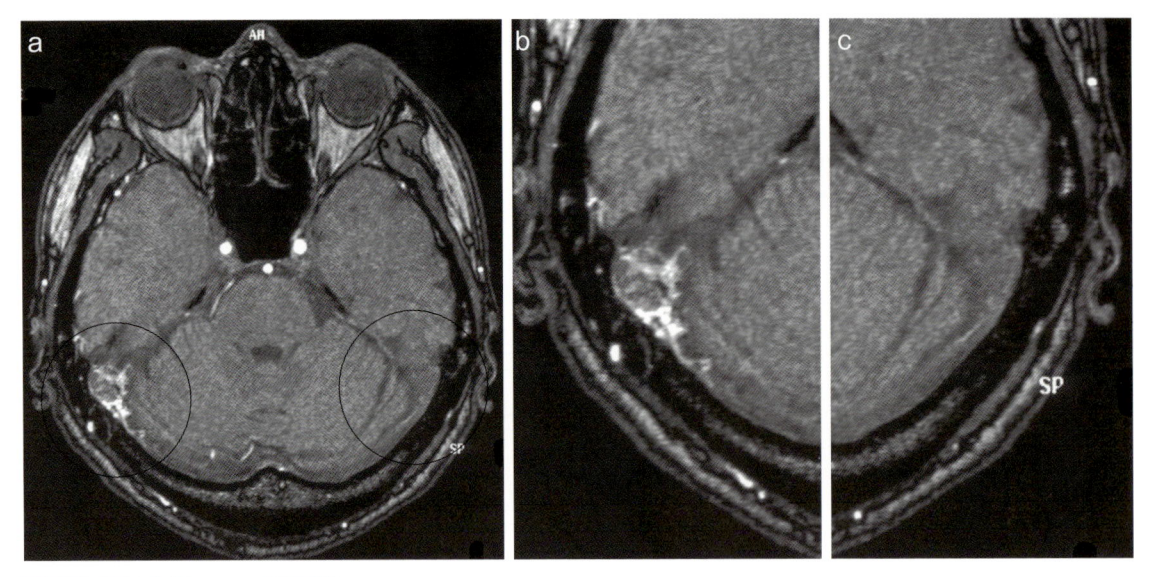

4 3と同じ症例のTOF原画像

a：全体像，b：右S状静脈洞部の拡大像，c：左S状静脈洞部の拡大像.
罹患静脈洞の壁内に多数の high intensity spot が観察される（b）. 2の原画像と比較するとその違いがよくわかる.

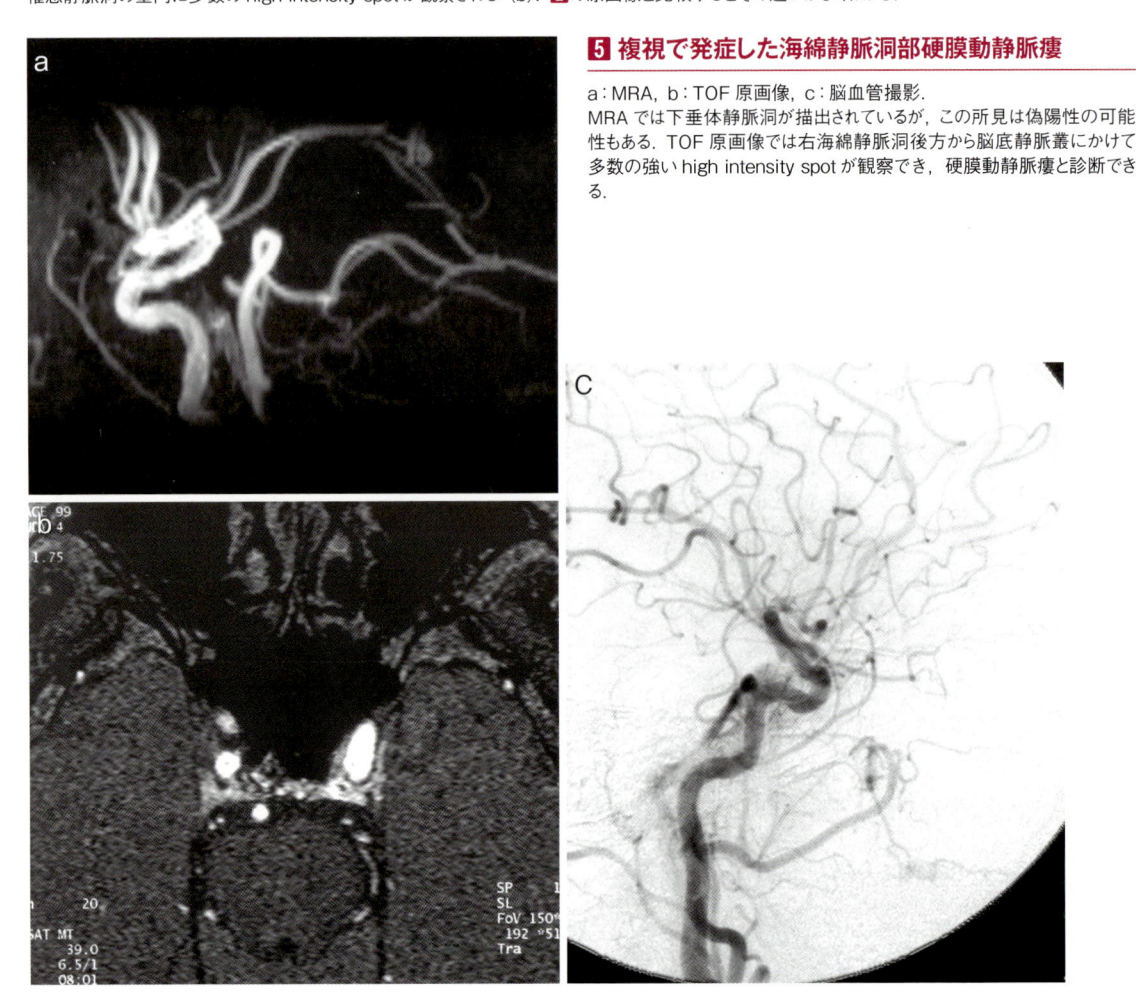

5 複視で発症した海綿静脈洞部硬膜動静脈瘻

a：MRA，b：TOF原画像，c：脳血管撮影.
MRAでは下垂体静脈洞が描出されているが，この所見は偽陽性の可能性もある. TOF原画像では右海綿静脈洞後方から脳底静脈叢にかけて多数の強い high intensity spot が観察でき，硬膜動静脈瘻と診断できる.

3. その他の脳血管障害

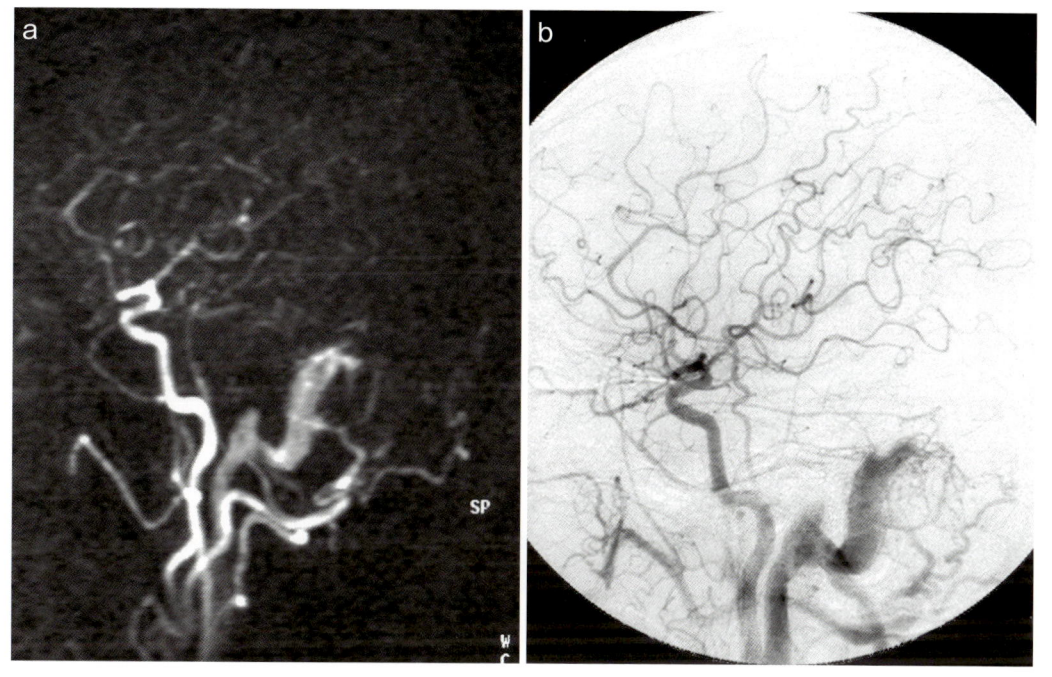

6 S状静脈洞部硬膜動静脈瘻（3と同一症例）

a：MR-DSA, b：脳血管撮影
MR-DSA では動脈相で罹患静脈洞が描出される．このあと脳静脈全体が描出されてくる．

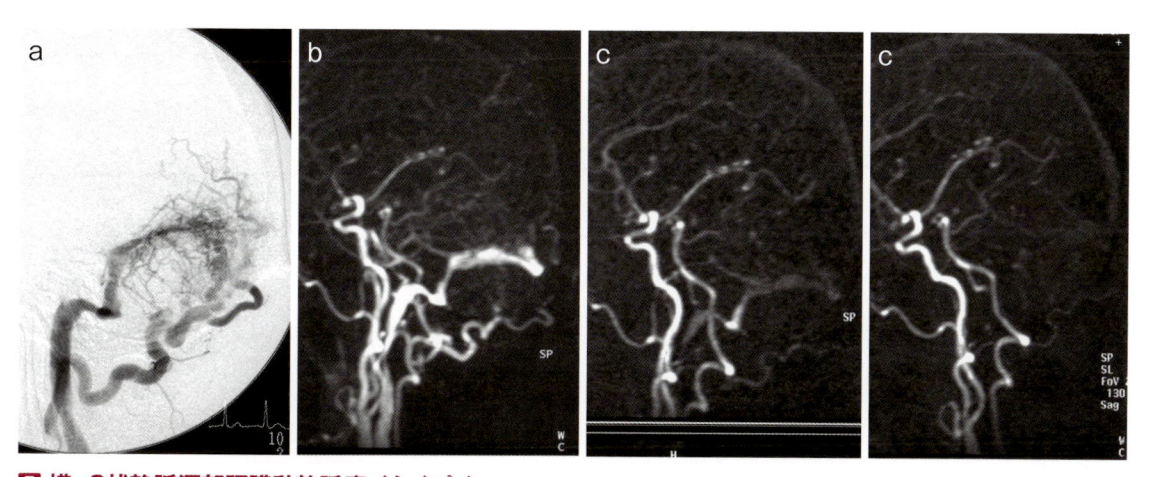

7 横・S状静脈洞部硬膜動静脈瘻（タイプⅠ）

a：初診時の脳血管撮影，b：初診時の MR-DSA, c：5年後の MR-DSA, d：7年後の MR-DSA.
初診時の MR DSA は脳血管撮影の所見を正確に反映している．タイプⅠであったため，保存的に経過を観察したところ，動静脈瘻は徐々に消退し，7年後には閉塞したことが MR-DSA で確認された．

42%，タイプⅢで100%との報告がある[3]．

すなわち，これは逆行性脳静脈還流（retrograde leptomeningeal venous drainage：RLVD）に特異的な所見であり，ルーチンの検査であればT2強調画像上の flow void として診断される．裏を返せばRLVDのない良性な病変をルーチンのMRIで診断することは困難ということである．例外として海綿静脈洞部の硬膜動静脈瘻では上眼静脈が眼窩内で前後方向に走る flow void として描出される所見はよく知られた事実である．しかしながら上眼静脈に還流しない病変では眼窩内に拡張した flow void は現れず，診断はつかない．

95

MRA

3D-TOF MRAでは，拡張した多数の流入動脈や罹患静脈洞そのものが描出されることが多いが，これのみで硬膜動静脈瘻と確定するのは早計である．臥位になることにより下垂体静脈洞，S状静脈洞などに静脈血の停滞，あるいは逆流をきたし，それがretrograde flowとなり，正常の静脈洞内が高信号に描出されることがあるからである（**2**，偽陽性所見）[4,5]．

ルーチン形式で撮るCT，MRI（T1，T2，FLAIRなど）で所見がないことを理由に硬膜動静脈瘻を除外してはならない．本疾患に対するCT，MRIの感度はそれぞれ15％，50％ともいわれている[6]．結局，本症を疑った場合，へたなルーチン検査をやるよりはストレートに脳血管撮影を行ってしまったほうが誤診や見逃しが少ないと筆者は考えている（**3**）．それでは脳血管撮影の前にどのような検査を行えば，より硬膜動静脈瘻を疑うに足る所見が得られるのか．

硬膜動静脈瘻に特徴的なMR所見

> キーワードは3D-TOF MRA原画像（壁内のhigh intensity spot）とMR-DSA（ダイナミックMRA）．

3D-TOF原画像

3D-TOF MRAにおける静脈洞の高信号所見のなかには，前述のようなretrograde flowによる偽陽性所見が混入している．そこで診断のポイントになるのが3D-TOF MRAの原画像である．原画像は，高分解能な解剖学的な情報を含んでいるため，MIP imageのみでは評価が難しい，細い流入動脈に関する判定がより可能となる．**2**bでみられる原画像ではhigh intensity areaが静脈洞の中のみにみられ，壁内にはみられない．これは静脈洞内を逆行する静脈血をみているにすぎない．これに対し，硬膜動静脈瘻では，**4**で示したように静脈洞の壁内・壁周囲に多数の強いhigh intensity spotが観察される．これは壁内を走る流入動脈をとらえた像であり，この所見がみられた場合はほぼ硬膜動静脈瘻と診断できる[3,7]．海綿静脈洞部でも同様の所見がみられる（**5**）．この部の硬膜動静脈瘻は，ときに複視のみで発症することがあり，そのような症例では3D-TOF MRA 原画像が鑑別診断上，とくに有用であると思われる．

MR-DSA（ダイナミックMRA）

MR-DSAは造影剤を急速静注しながら，数秒以下の時間分解能で連続撮像し，造影剤到達前と到達中の画像を差分することで，血管を描出する方法であり，MR-DSAとよばれている．静的MRA（3D-TOF MRA）とは異なり，脳血流の動的，経時的な変化を，大まかにとらえることができる動的MRAである．硬膜動静脈瘻では動脈相において罹患静脈洞が早期に描出されるため，外来での鑑別診断（**6**）[7]，治療後の追跡（**7**）[8]などに非常に有用である．

■引用文献

1. Cognard C, et al. Cerebral dural arteriovenous fistulas: clinical and angiographic correlation with a revised classification of venous drainage. Radiology 1995; 194: 671-680.
2. Borden JA, et al. A proposed classification for spinal and cranial dural arteriovenous fistulous malformations and implications for treatment. J Neurosurg 1995; 82: 166-179.
3. Kwon BJ, et al. MR imaging findings of intracranial dural arteriovenous fistulas: relations with venous drainage patterns. AJNR Am J Neuroradiol 2005; 26: 2500-2507.
4. Ouanounou S, et al. Cavernous sinus and inferior petrosal sinus flow signal on three-dimensional time-of-flight MR angiography. AJNR Am J Neuroradiol 1999; 20: 1476-1481.
5. Uchino A, et al. Retrograde flow in the dural sinuses detected by three-dimensional time-of-flight MR angiography. Neuroradiology 2007; 49: 211-215.
6. Cohen SD, et al. Dural arteriovenous fistula: diagnosis, treatment, and outcomes. Laryngoscope 2009; 119: 293-297.
7. Noguchi K, et al. Intracranial dural arteriovenous fistulas: evaluation with combined 3D Time-of-Flight MR angiography and MR digital subtraction angiography. AJR 2004; 182: 183-190.
8. Noguti K, et al. Dural arteriovenous fistula involving the transverse sigmoid sinus after treatment: assessment with magnetic resonance digital subtraction angiography. Neuroradiology 2007; 49: 639-643.

4.
腫瘍

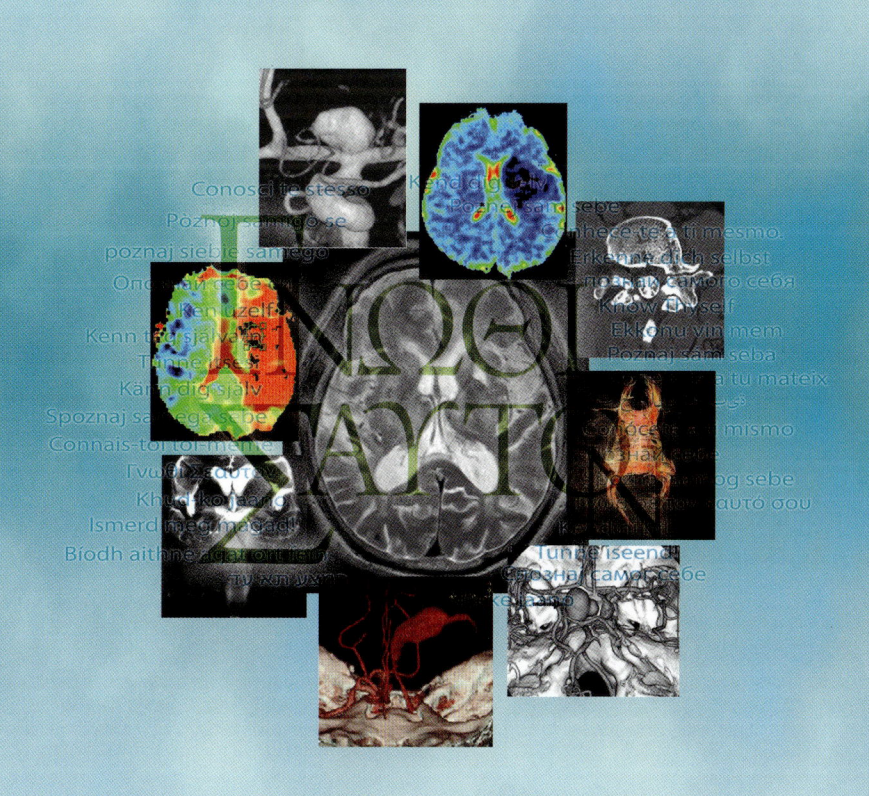

4. 腫瘍

MRSによる悪性脳腫瘍と炎症性疾患の術前鑑別診断は困難か？

別府高明, 西本英明, 藤原俊朗, 小笠原邦明
岩手医科大学医学部脳神経外科

悪性脳腫瘍に類似する炎症性疾患

> コンベンショナルMRI所見が悪性脳腫瘍に類似し、術前診断が困難な炎症性疾患に遭遇することがある．

　脳に発生する炎症性疾患は占拠性病変として大脳白質に発生し，しばしば悪性脳腫瘍と鑑別を要することがある．とくに，コンベンショナルMRIが悪性脳腫瘍に酷似する炎症性疾患として，腫脹性脱髄斑（tumefactive demyelination plaque），中枢神経原発肉芽腫性血管炎（primary granulomatous angiitis of the CNS），結核性肉芽腫などが挙げられる[1-3]．これらの疾患と悪性脳腫瘍を術前に鑑別することは非常に困難なため，生検術や摘出術を施行せざるをえないこともまれではない．

悪性脳腫瘍と脳腫瘍類似炎症性疾患のMRS所見

> MRSは，悪性脳腫瘍と脳腫瘍類似炎症性疾患の鑑別には不適とされている．

　コンベンショナルMRIで悪性脳腫瘍に類似する炎症性疾患を術前に診断することは，手術の回避や早期に治療を導入するうえで非常に重要である．MRS（magnetic resonance spectroscopy）は低侵襲で簡便な検査法であるが，MRSによる悪性脳腫瘍と脳腫瘍に類似した炎症性疾患の鑑別は困難とされている．

　悪性脳腫瘍の一般的なMRS所見は，活発な細胞増殖に伴う細胞膜のターンオーバーによってコリンが上昇し，腫瘍細胞の高代謝によるエネルギー貯蔵の減少でクレアチンが低下，腫瘍細胞がNアセチルアスパラギン酸（NAA）を少量しか含有しないことによりNAAも低下する．また，腫瘍細胞の嫌気性解糖により乳酸の上昇，腫瘍内壊死によって脂質の上昇を認める[4]．

　炎症性疾患におけるMRS所見は，悪性脳腫瘍とほぼ同一の所見を示す（**1**a, b）．炎症性疾患や脱髄性疾患に伴うグリオーシスにおける炎症細胞の浸潤増殖によって，コリンは上昇しクレアチンは低下する．また，炎症性疾患の増大による相対的な神経組織の低下によってNAAは低下する．さらに，虚血やマクロファージ活性に伴う糖分解によって乳酸は上昇し，壊死や白質内ミエリン崩壊により脂質は上昇するとされている．このように悪性脳腫瘍と脳腫瘍類似炎症性疾患の鑑別にMRSは不適とされている[5,6]．

Glx出現の意義

> Glxの出現は炎症性疾患に特異的か？

　最近，おもにアンモニア代謝に関与し，2.1～2.5 ppmに検出される複合代謝産物のGlx（glutamate/glutamine complex）が脳腫瘍類似炎症性疾患で特異的に出現し，悪性脳腫瘍との鑑別に有用であるとする報告が散見される[7,8]（**2**a, b）．Cianfoniら[8]は，腫脹性脱髄斑の4症例に対して，1.5テ

4. 腫瘍

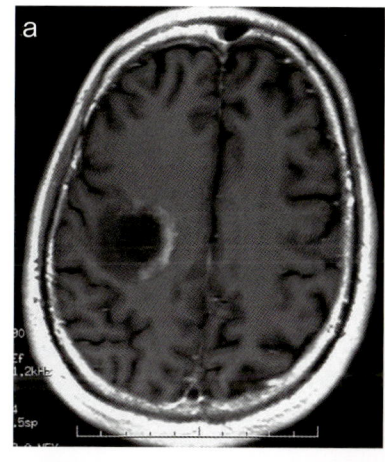

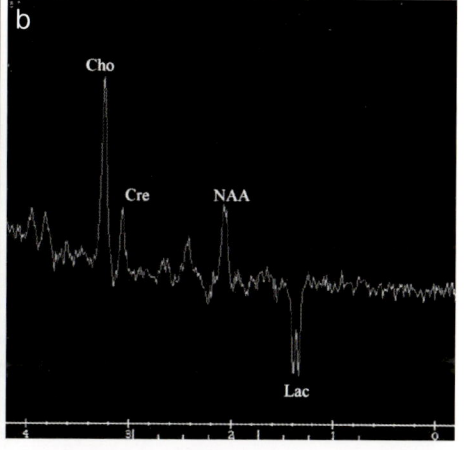

1 腫脹性脱髄斑（64歳，男性）のMRIとMRS所見

a：ガドリニウム造影T1強調MRI．悪性脳腫瘍に類似した病変を右大脳白質に認める．
b：TE 144 msecで撮像したMRS．コリン（Cho）の上昇，クレアチン（Cre）とNアセチルアスパラギン酸（NAA）の低下を認める．また，ピークが逆転しているが乳酸（Lac）の上昇も認める．これらの所見は悪性脳腫瘍に類似する．

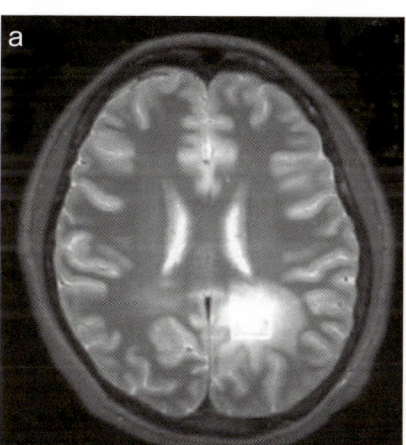

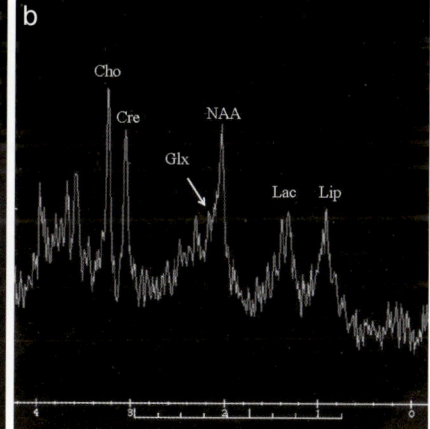

2 腫脹性脱髄斑（43歳，女性）のMRIとMRS所見

a：T2強調MRI．左頭頂葉白質に認められる占拠性病変に関心領域（ROI）を設定．
b：TE 30 msecで撮像したMRS．Nアセチルアスパラギン酸（NAA）の低下は軽度であるが，コリン（Cho）の上昇，クレアチン（Cre）の低下，乳酸（Lac）の上昇，脂質（Lip）の上昇を認める．また，本症例ではGlx（glutamate/glutamine complex）の出現を認めた．

スラMRIを用いMRSを撮像し，全例でGlxの上昇を認めたとしている．

　しかし，この報告に対しては反論もあり[9]，現時点でGlxが炎症性疾患の主要代謝産物となりえるのか明確にされていない．今後，信号雑音比の改善や空間分解能（MRSにおいてはpeak separation）の向上が得られる超高磁場MRIを用いた検討が期待される．

■引用文献

1. Omuro AM, et al. Pitfalls in the diagnosis of brain tumours. Lancet Neurol 2006; 5: 937-948.
2. Younger DS, et al. Granulomatous angiitis of the nervous system. Neurol Clin 1997; 15: 821-834.
3. Sonmez G, et al. MRI findings of intracranial tuberculomas. Clin Imaging 2008; 32: 88-92.
4. Ruggieri PM. Magnetic resonance imaging. Barnett GH (ed): High-Grade Glioma, Humana Press, Totowa, New Jersey, 2007; p.124-128.
5. Law M, et al. Spectroscopic magnetic resonance imaging of a tumefactive demyelinating lesion. Neuroradiology 2002; 44: 986-989.
6. Saindane AM, et al. Proton MR spectroscopy of tumefactive demyelinating lesions. AJNR Am J Neuroradiol 2002; 23: 1378-1386.
7. Panchal NJ, et al. Lymphocytic vasculitis mimicking aggressive multifocal cerebral neoplasm: MR imaging and MR spectroscopic appearance. AJNR Am J Neuroradiol 2005; 26: 642-645.
8. Cianfoni A, et al. Metabolite findings in tumefactive demyelinating lesions utilizing short echo time proton magnetic resonance spectroscopy. AJNR Am J Neuroradiol 2007; 28: 272-277.
9. Kalis M, et al. Metabolite findings in tumefactive demyelinating lesions utilizing short echo time proton magnetic resonance spectroscopy. AJNR Am J Neuroradiol 2007; 28: 1427.

4. 腫瘍

高磁場MRIをもってしても腫瘍の脳幹部浸潤は同定し難い

隈部俊宏，横沢路子，冨永悌二
東北大学大学院医学系研究科神経外科学分野

高磁場MRIの臨床応用

浸潤度の判定が難しい症例も存在する．

　脳幹部自体およびその近傍から脳幹部に浸潤する腫瘍摘出術は，わずかな摘出操作により，呼吸，嚥下といった生命維持に直結する機能障害，眼球運動障害，顔面麻痺，四肢麻痺，失調症状などの生活レベルを直接左右する問題を容易に生じうる．したがって，その手術戦略をどう計画するかは，大きな問題である．

　近年，1.5テスラ（T）さらには3Tといった高磁場MRIが臨床に応用され，解剖学的な解析を術前に高精度で行うことが可能となってきた．DICOM dataとして供与される画像データを汎用ソフトウエアにより，さまざまな画像処理を行って各自が解析できるようになったことは，脳神経外科の歴史のなかでも大きな進歩の一つである．

　脳幹部およびその近傍腫瘍摘出においても，高磁場MRIが有用であることは確かであるが，腫瘍の発生母地，またその脳幹部への浸潤度を判定することの難しい症例が存在する[2]．今回，当科経験例で，診断に難渋した症例を提示することにより，今後の画像診断のさらなる発展につながる礎としたい．

症例1：脳幹部毛様性星細胞腫

T2強調画像における脳幹部内の高信号領域の存在は腫瘍浸潤を疑うべし！

　症例は22歳，男性で，延髄から上位頸髄の髄内および髄外伸展をきたした脳幹部毛様性星細胞腫の患者である．

　術前の造影T1強調画像（**1** a）をみると，上位頸髄から延髄背側に比較的強く造影される腫瘍を認め，延髄から上位頸髄は背側から圧迫されているかのようにみえる．T2強調画像（**1** b）をみると，造影される腫瘍は延髄を背側から圧迫して境界面が存在するようであるが，より下方の上位頸髄には髄内に高信号領域が広がっている．

　この画像所見から右小脳扁桃を発生母地として，小脳延髄裂を埋めて，さらに上位頸髄背側に伸展した腫瘍と考え，開頭摘出術を行った．腫瘍は第4脳室底下半分から第2頸椎部までの延髄から上位頸髄背側に髄外伸展した脳幹部グリオーマであり，一部右小脳扁桃にも浸潤していた．髄外伸展腫瘍に対する摘出後の術中写真をみると，発生母地である延髄から上位頸髄は，まるで火傷した皮膚のような様相を呈しており，腫瘍が髄内に浸潤しているのがわかる（**1** c, d）．

4. 腫瘍

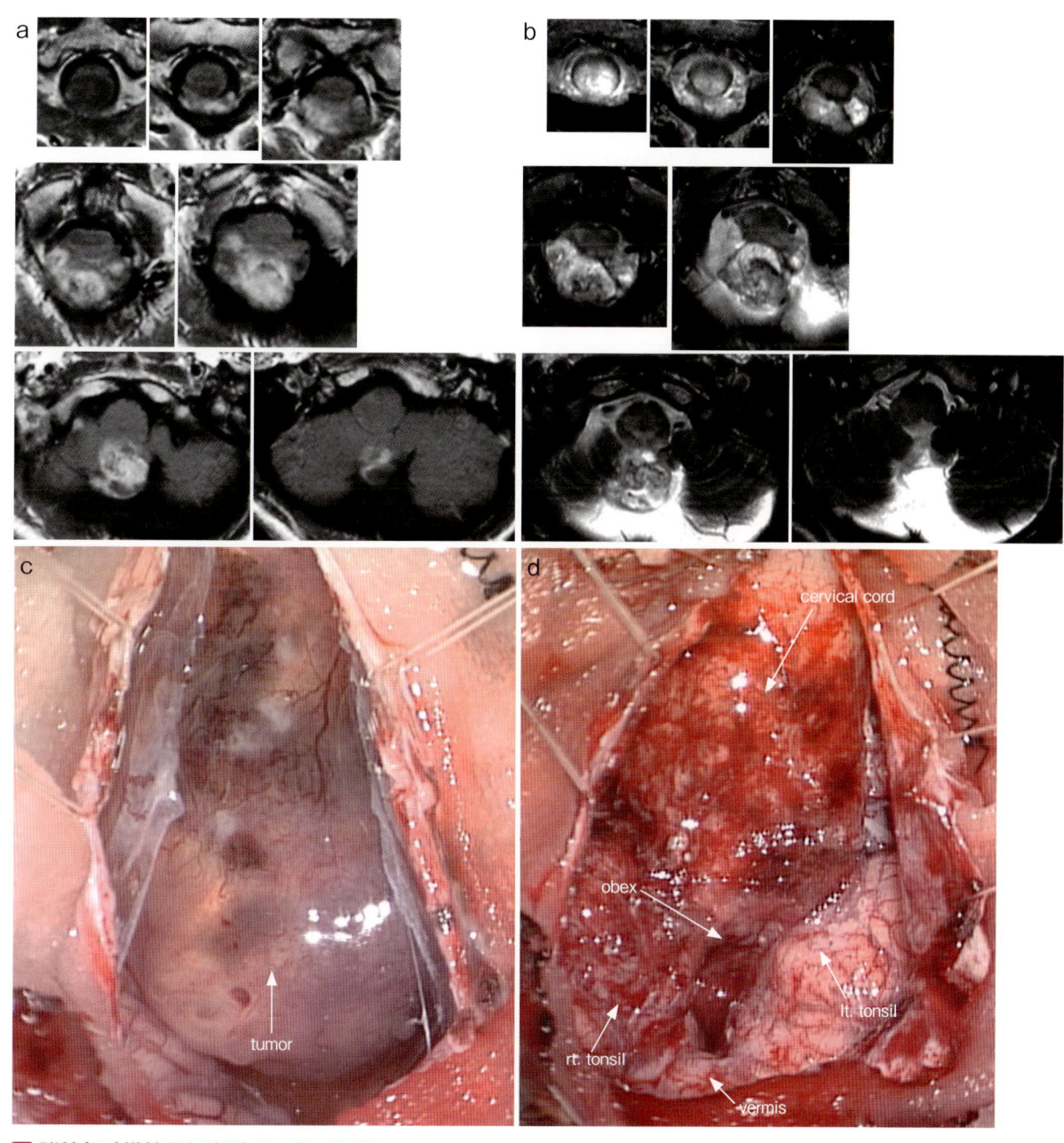

1 脳幹部毛様性星細胞腫（22歳，男性）

a: 術前水平断造影 T1 強調画像． b: T2 強調画像． c: 摘出術前の術中写真． d: 部分摘出術後の術中写真．

4. 腫瘍

症例2：第4脳室退形成性上衣腫

T2強調画像にて脳幹部内に高信号領域がないことは，腫瘍浸潤を否定するものではない！

症例は49歳，男性で，第4脳室退形成性上衣腫の患者である．

術前のMRI（**2 a, b**）から，腫瘍は第4脳室内腫瘍で，境界は鮮明であり，造影T1強調画像とT2強調画像による腫瘍の存在部位は一致している．脳幹部自体にもT2高信号領域は存在しないと読影し，第4脳室底とのあいだの剥離は注意する必要があるものの，完全摘出が可能と判断し，開頭摘出術を行った．

しかし，腫瘍は第4脳室底下半部に強く浸潤しており，この領域の摘出は断念せざるをえなかった（**2 c, d**）．腫瘍はmid-floor type[1])の第4脳室退形成性上衣腫に分類される．術後のMRI（**2 e-h**）をみると，術中所見に一致して残存腫瘍が存在することがわかる．

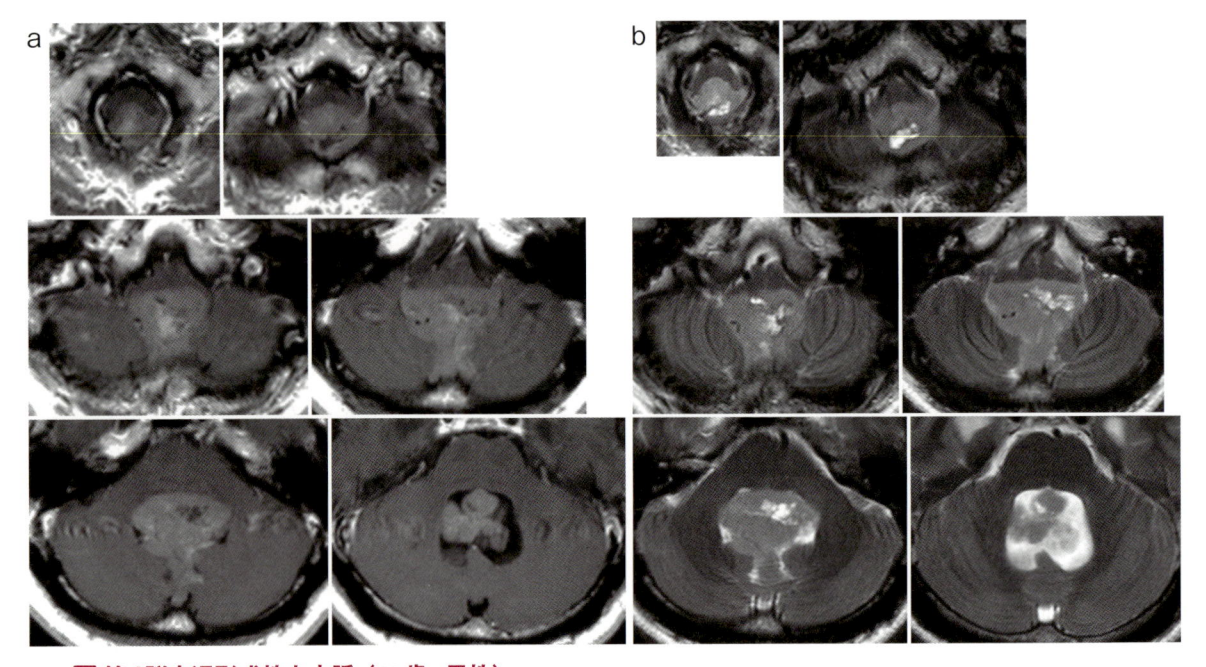

2 第4脳室退形成性上衣腫（49歳，男性）
a：術前水平断造影T1強調画像．b：T2強調画像．c：摘出術前の術中写真．d：部分摘出術後の術中写真．e：術後水平断造影T1強調画像．f：T2強調画像．矢印は脳室底に浸潤した残存腫瘍を示す．g：術前の矢状断造影T1強調画像．h：術後の矢状断造影T1強調画像．矢印は脳室底に浸潤した残存腫瘍を示す．

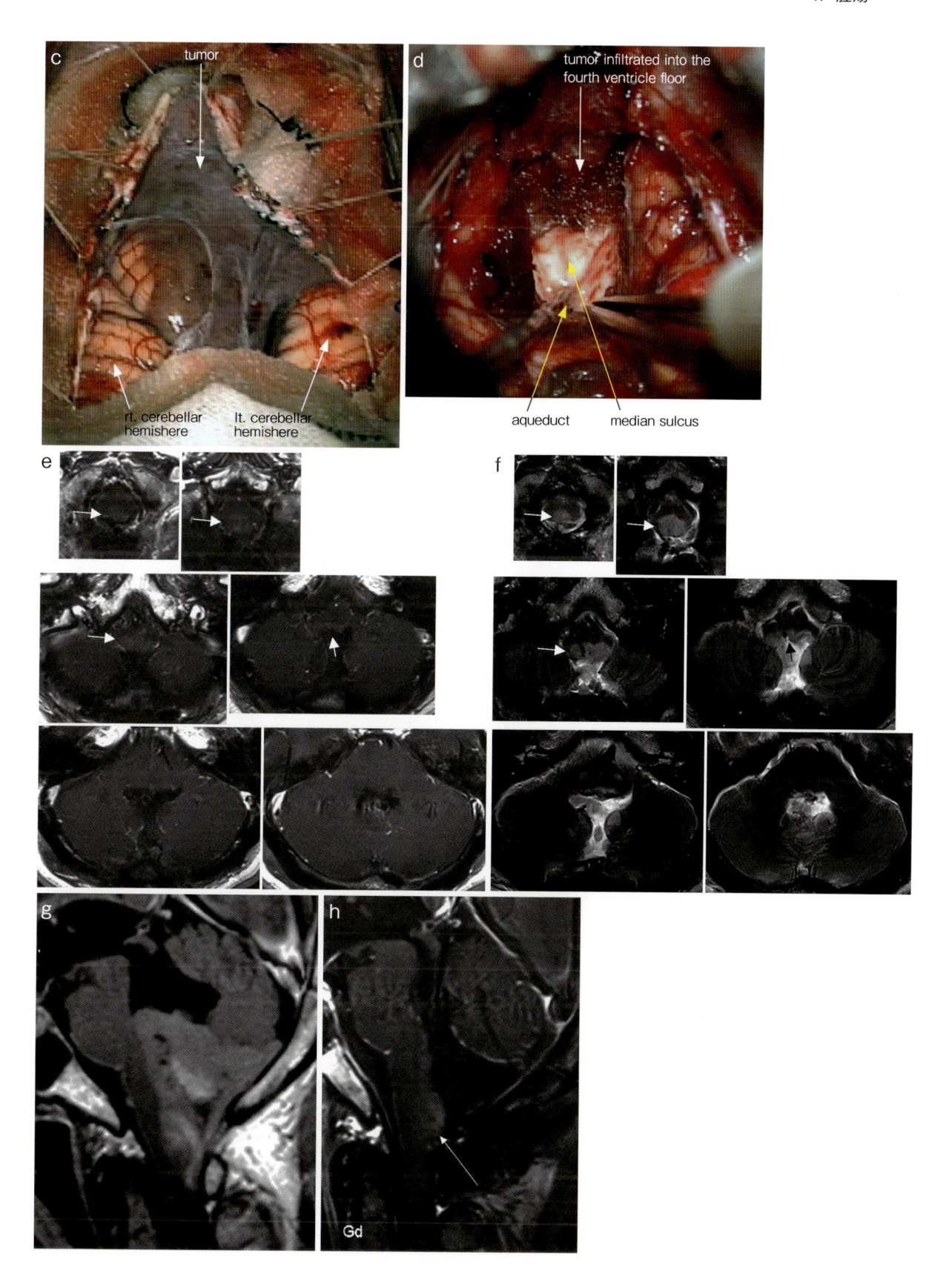

4. 腫瘍

c — tumor / rt. cerebellar hemishere / lt. cerebellar hemishere

d — tumor infiltrated into the fourth ventricle floor / aqueduct / median sulcus

e

f

g

h — Gd

103

4. 腫瘍

症例3：延髄上位頸髄移行部 毛様性星細胞腫

> 脳幹部のT2高信号領域は純粋に浮腫の可能性もありうる！

症例は24歳，男性で，髄外伸展が主体となった延髄上位頸髄移行部毛様性星細胞腫の患者である．

術前のMRI（**3** a, b）では，延髄背側に比較的均一に強く造影される結節を認め，この結節と延髄とのあいだには小さな囊胞およびスリット状の空間が存在している（**3** a矢印）．延髄にはT2高信号領域が浸潤性に存在している．

延髄上位頸髄移行部の髄外伸展を生じた脳幹部グリオーマと考えて，開頭摘出術を行った．延髄との境界部に存在した空間の存在により延髄自体に障害をきたすことなく，全摘出が可能であった（**3** d, e）．術後のMRI（**3** c）にて全摘出が確認され，術後4年経過した現在も再発なく社会生活を順調に送っている．

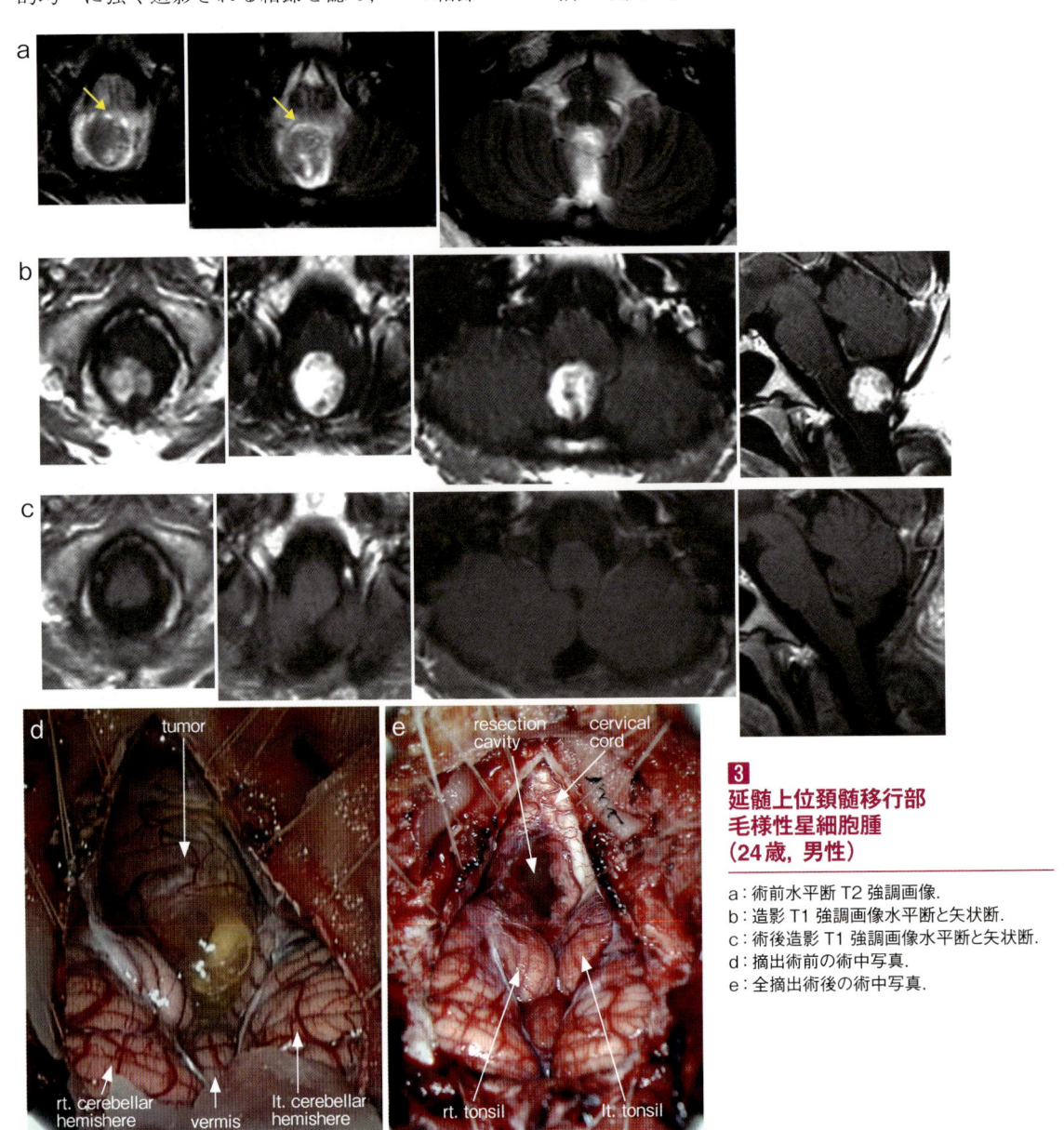

3
延髄上位頸髄移行部
毛様性星細胞腫
（24歳，男性）

a：術前水平断T2強調画像．
b：造影T1強調画像水平断と矢状断．
c：術後造影T1強調画像水平断と矢状断．
d：摘出術前の術中写真．
e：全摘出術後の術中写真．

4. 腫瘍

症例4：脳幹部実質内神経鞘腫

特異な存在形式を示す稀少疾患が存在する！

症例は20歳，男性で，脳幹部実質内神経鞘腫[3]の患者である．

術前の造影T1強調画像水平断の連続画像（4a）を観察しても，造影される腫瘍本体とその周囲の嚢胞と脳幹部がどういった位置関係で存在しているのかを簡単には把握できなかった．

T2強調画像（4b）では，脳幹部実質と想像される左側に圧迫された構造物の中を含めて，周囲に高信号領域の浸潤は認められなかった．開頭腫瘍摘出術を計画したが，腫瘍は延髄内に嚢胞を伴って存在しており（4e），嚢胞内容液は吸引除去し，実質内に操作を及ぼすと著明な徐脈を生じ，迅速診断結果が神経鞘腫であったことから，摘出操作を中断した．後方視的に術前画像を検討すると，矢状断において，腫瘍と嚢胞によって後方に強く膨隆した延髄背側面を連続的に観察する

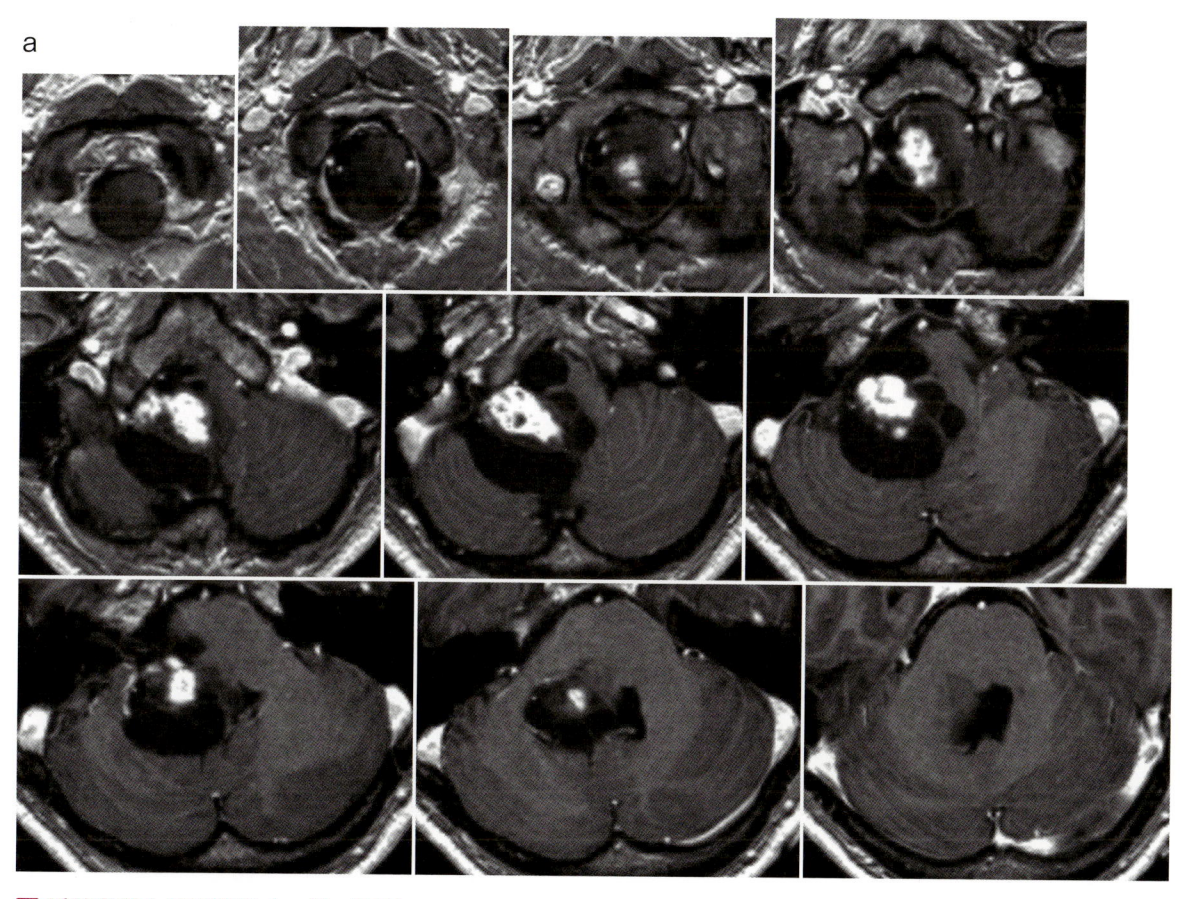

4 延髄実質内神経鞘腫（20歳，男性）

a：術前造影T1強調画像水平断．

4. 腫瘍

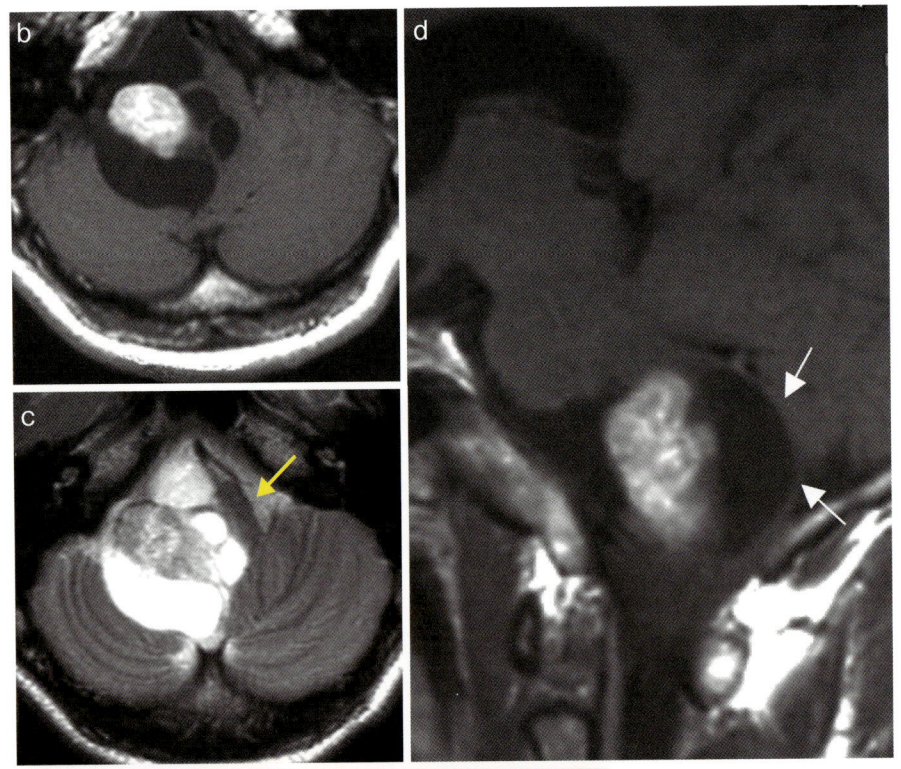

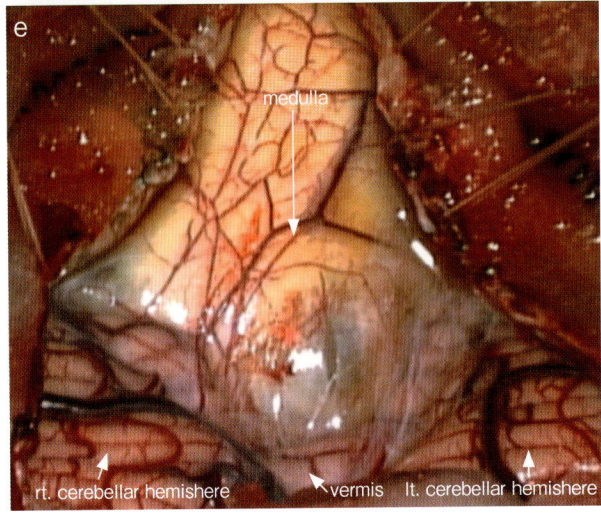

4 延髄実質内神経鞘腫（20歳，男性）

b：術前造影T1強調画像水平断.
c：T2強調画像水平断.
d：術前造影T1強調画像矢状断. 黄矢印は延髄実質，白矢印は延髄背側面を示す.
e：摘出術前の術中写真.

ことが可能であり，延髄実質内腫瘍と予想できたことがわかる.

おわりに

脳幹部は小さく，腫瘍によって正常構造が修飾されていると，高磁場MRIを用いても腫瘍浸潤形式を把握することが難しい場合が存在する. 今後は，画像撮像方法ならびに解析方法をさらに進歩させて，術前に，より正確な状況把握ができるよう努力する必要がある.

■引用文献

1. Ikezaki K, et al. Correlation of microanatomical localization with postoperative survival in posterior fossa ependymomas. Neurosurgery 1993; 32: 38-44.
2. Kumabe T, et al. Surgical treatment for choroid plexus tumors in the fourth ventricle: brain stem infiltration hinders total extirpation. Neurosurg Rev 2008; 31: 165-172.
3. Lin J, et al. Intraparenchymal schwannoma of the medulla oblongata. Case report. J Neurosurg 2003; 98: 621-624.

脳転移巣の数は画像の質で決まる

川岸　潤，城倉英史
古川星陵病院鈴木二郎記念ガンマハウス

精密なMRI画像の臨床的意義

> MRIに関する撮像技術の進歩により頭蓋内病変の検出能が飛躍的に改善され，脳転移巣の正確な状況把握が治療方針の大きな判断材料となっている．

　近年，癌に対する集学的治療の発達により長期生存を得られる症例が増加してきたことに加え，MRIなどの画像診断技術も進歩したことで，無症候性の脳転移巣が発見される頻度が高くなってきた．かつては脳転移巣の治療として，全脳照射が標準的な治療とされてきたが，ここ20年ほどのあいだに，定位放射線照射による治療症例が急速に増加し，全脳照射に優る局所制御が得られることが示されてきた[1,2]．

　一方，当然ながら，定位放射線治療ではその効果は治療局所にとどまるため，治療時に頭蓋内のすべての病巣を画像でとらえることができるかどうかが重要となってきた．また，多数病巣や播種性病変が存在する場合，その画像所見が治療方針，すなわち全脳照射か，定位照射か，あるいは双方の組み合わせか，を決定するさいの判断基準の一つになることから，MRI画像の質はきわめて重要な意味を持つこととなった．

　頭蓋内の状態を正確に把握するためには，高い病変検出能が得られるシークエンスを用いてMRIを撮像することが理想であるが，一般的に転移性脳腫瘍のスクリーニング検査では，1症例あたりにかけられる検査時間の制約などの点から，必ずしも微小転移巣の検出に最適な条件で行うことができていないのが現状である．そのため，定位照射による治療時に精密なMRIを再検すると，これまで把握されていなかった微小転移巣がはっきりと描出されてくることをしばしば経験する．Enghらは，5個以内と診断され紹介されてきた150例の脳転移患者に対し，より薄いスライス厚の3-dimensional fast spoiled-gradient sequence（3D fast SPGR）をガンマナイフ治療時に施行したところ，約3割の症例で新たな病変が確認されたと報告している[3]．

　検出数の差は，撮像条件の違いが大きな要因であるが，微小転移巣の有無を確認するには，画像の質以外にも注意しなければならないポイントがあり，これらを総合することで，より正確な脳転移数が把握できる．

撮像条件によるMRI所見の差

> 高い空間分解能を持ったMRIを撮影することは非常に重要であるが，リーズナブルな撮像時間内で，より薄いスライス厚のスキャンを行うことが実際の臨床では求められる．

撮像法の違いによる差

　脳転移巣描出のための撮像法に関しては，spin-echo（SE）法に比べ3D gradient echo（GE）法による脳転移巣の検出率が高いことが報告されている[3,4]．また，thin sliceにおける小病変の検出に関しても，Kakedaらは，SE法，inversion recovery fast SE法，3D fast SPGR法を比較し，3

107

4. 腫瘍

mm以下の小さな病変に対しては，3D fast SPGRが最も検出率が高かったと報告している[5]．3D撮像はギャップのない連続したスライスを得られることから，より微細な構造を描出するのに適している．

thin sliceの有用性

多くの病院ではさまざまな制約から，スライス厚を5ないし6mm，ギャップを1ないし2mm程度に設定した条件で，全脳を18から20スライスでスキャンし，半切フィルム1枚に収めていることが多い．このような"厚い"スライスで撮影されたMRIでは，小さな病変が連続したスライスのあいだに挟まれるように存在していた場合，描出されないことが起こりうる．2mmスライス，ギャップレスでの条件で再検することにより，このような小さな病変を明瞭に描出させることができる（**1**）．

造影剤倍量投与

脳転移巣の検出に造影剤の追加投与が有用であることは広く知られており，われわれもしばしばその効果を経験する（**2**）．また，造影剤投与20分後のスキャンを行うことで，5mm以下の病変の検出能が約2倍になったとの報告[6]もあるが，このdelayed scanはMRIを長時間占拠することになるため，実際の臨床では施行しにくい．さらに，Szeらは，triple-dose投与により約1/4の症例でsingle-dose投与では描出されなかった病変が確認できたとしているが，投与量の増加に伴い偽陽性所見も増加することから，実用的ではないとしている[7]．

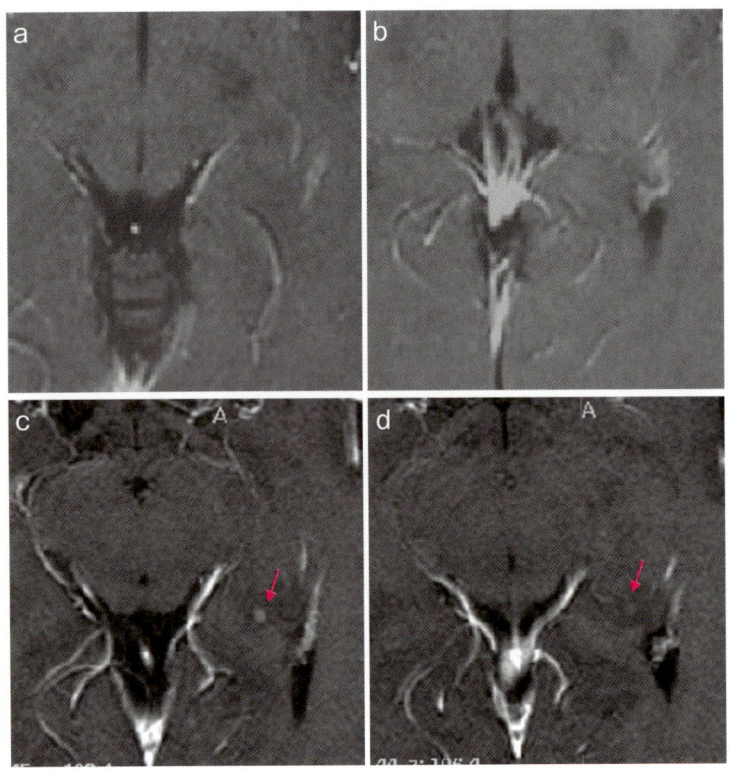

1 thin sliceにより描出された症例

a, b：前医にてSE法による5mmスライス，1mmギャップにて撮像された，連続した2スライス．腫瘍は確認されない．
c, d：当院にて施行した3D SPGR，2mmスライス，ギャップレスの画像．a, bのあいだに存在する病変（矢印）が描出される．

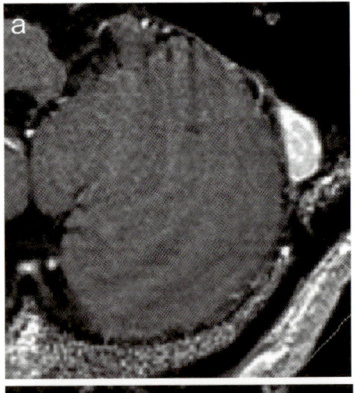

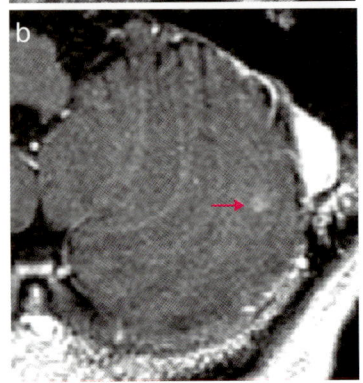

2 造影剤の追加投与により描出された症例

a：造影剤single-dose投与後に3D SPGR，2mmスライス，ギャップレスにて撮像．左小脳半球下部に造影される領域は認められない．
b：造影剤をdouble-doseで投与し，同一条件で撮像．転移巣が造影されている（矢印）．

4. 腫瘍

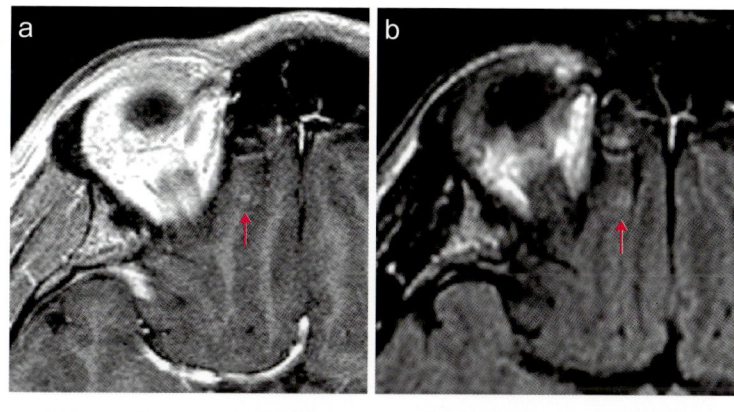

3 FLAIRが有用だった症例

a：右前頭蓋底近傍に点状の造影域を認める（矢印）．この所見だけでは腫瘍であると診断することは難しい．
b：同部位はFLAIRでもhigh signalを示し（矢印），血管断面との鑑別が可能であった．

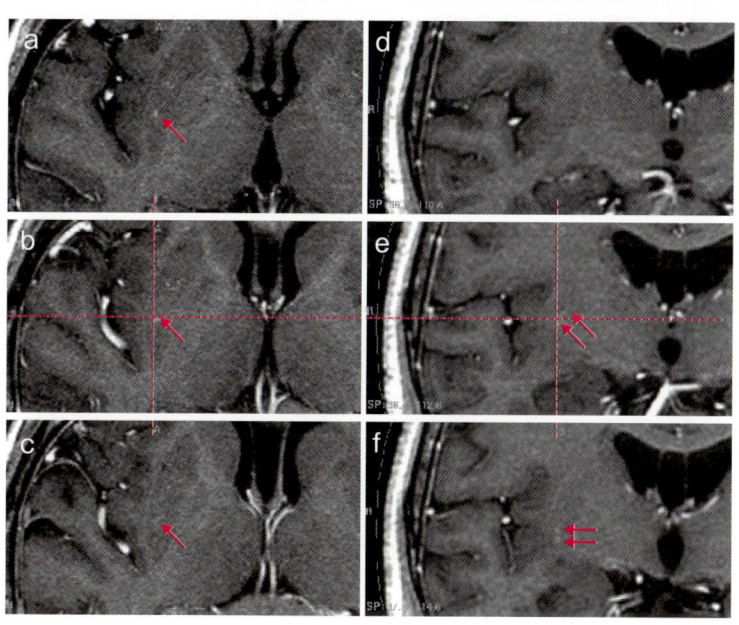

4 連続スライスにて血管と判断した症例

a, b, c：2 mmスライス，ギャップレスの連続水平断．点状の小さな造影域が認められるが，同じ大きさの所見が連続して上下のスライスに続いている（矢印）．

d, e, f：2 mmスライス，ギャップレスの連続冠状断．上下方向に走る線状のsignal（二重矢印）を認め，水平断の所見と一致するため，血管と判断．

a-fはすべてガンマナイフ治療計画ソフトLeksell Gamma Plan上の画像で，点線十字部分は，同一座標を示す．

微小病変診断の工夫と落とし穴

精密なMRI画像を得ることができても，微小病変の診断に迷うことは多々ある．できる限り正確な診断を行うための工夫も必要である．

複数の断面像や他の撮像法の併用が重要

　頭部MRIは水平断を基本として撮像するが，時間的制約から他の断面像を省略することもしばしばある．微小転移巣の場合，2 mmスライスで撮像しても水平断の1スライスにしか点状の造影域が描出されていない場合があり，転移巣かどうか判断に迷うこともまれではない．このような場合は，同時に撮像した冠状断ないし矢状断の情報やFLAIR，T2 WIなど他の撮像画像を参考にして，水平断以外の断面でも所見があるかどうかを確かめることで診断が可能となる（ 3 ）．血管の断面，アーチファクトなどを鑑別しなければならないが，血管の場合，上下のスライスを連続的にみることで走行を追うことができ，冠状断でも線状の走行をとらえることができる（ 4 ）．

フローアーチファクトに注意

　後頭蓋窩においては静脈洞のフローアーチファクトが入りやすい．この部分に病変が存在した場合は，水平断だけでは判断できないことも多く（ 5 a-c），逆にアーチファクトが腫瘍陰影のように見えることもある（ 5 d-f）．上述のように，冠状断，FLAIRなどで病変の有無を確認する必要がある．

109

4. 腫瘍

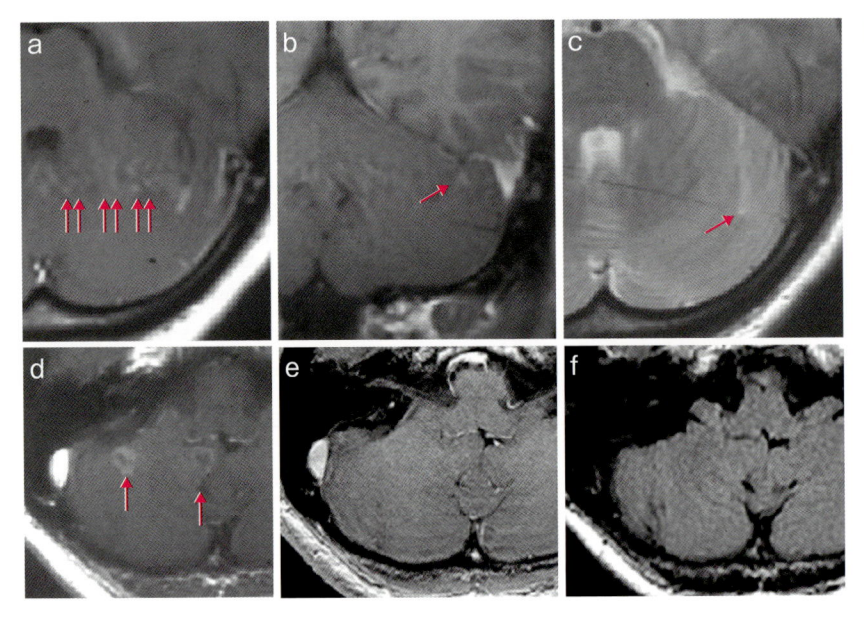

5 フローアーチファクトに注意を要した症例

a-c：フローアーチファクトに病変が隠れていた症例.
a：SE法, 6mmスライス, 1mmギャップにて撮像された水平断. 両側のS状静脈洞に挟まれた領域に刷毛ではいたようなアーチファクトが認められる（二重矢印）.
b, c：同時に施行された冠状断（b）とT2 WI（c）. aでははっきりしない病変部が描出されている（矢印）.
d, e, f：フローアーチファクトを病変と見誤った例.
d：右小脳半球および小脳扁桃に円形の造影領域（矢印）があり, 腫瘍が存在すると判断され当院に紹介された. 他のシークエンスは撮像されていなかった. 静脈洞によるフローアーチファクトが認められ, その中に腫瘍を想起させる所見が存在する.
e, f：当院にてMRIを再検, 同部位に異常所見がないことを確認した（e：3D-SPGR, f：FLAIR）.

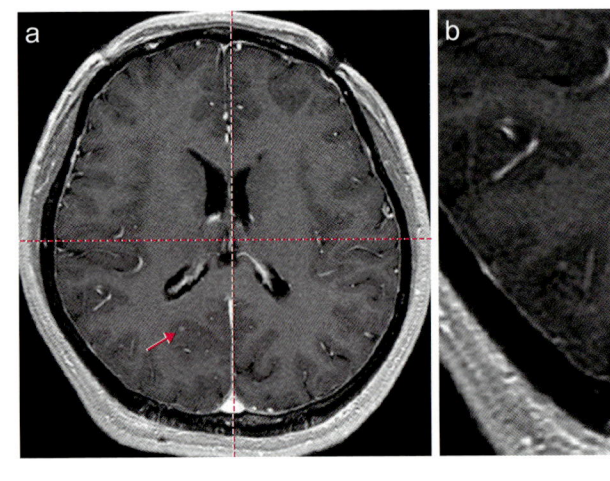

6 拡大することで認識しやすくなった症例

a：右後頭葉に点状の造影域（矢印）を認めるが, この大きさでは周囲に認められる血管断面と判別しにくい.
b：同部位の拡大画像. 拡大することで, 血管断面との大きさの違いがはっきりし, 病変を認識しやすくなる.

画像を拡大する

どんなに優れた画像が得られたとしても, 病巣の有無は人間の眼で判断されるものである. そのため, MRI画像を小さな画面で観察していると異常所見に気づかず, 見逃してしまう可能性がある. これを防ぐには, 単純なことだが, 画像を拡大することが非常に有用である（6）. 最近では多くの病院で, 画像保存通信システム（PACS）が導入され, MRIをディスプレイ上で表示し, 画像の拡大も容易にできるようになった. このような環境が整っている場合, つねに大きな画面で拡大画像をみる習慣をつけることで, 異常所見を認識しやすくなり, かなりの診断能の向上が期待できると思われる.

しっかり全脳をスキャンする

さまざまな制約から水平断だけで診断を行わなければならない場合, 全脳を20枚以内のスキャンでカバーしようとすると, 頭蓋が大きい患者の場合, 頭頂や小脳下部がスキャン範囲外になることがある（7）. 脳実質をすべて含めることを常に心がけ, 死角を作らないようにすることが重要である.

4. 腫瘍

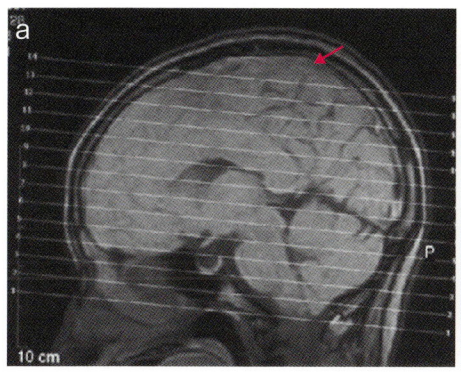

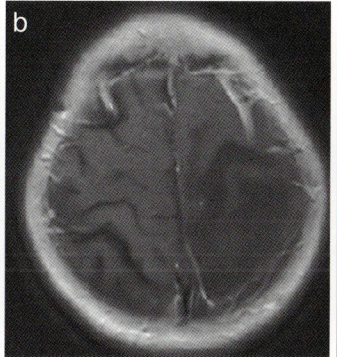

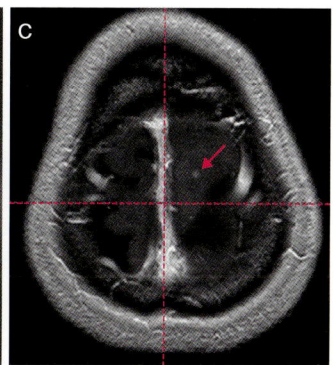

7 スキャン範囲が全脳をカバーしていない症例

a：前医でのスカウトビュー．頭頂部がスキャンされていない（矢印）．b：前医での最上部の axial slice. このスライスでは腫瘍は認められない．c：当院にて再検した MRI, axial slice. 左前頭葉に小さな腫瘍が発見された．

脳転移巣の数と"標準治療"

> 転移性脳腫瘍に対する"標準治療"に関しては手術摘出，全脳照射，定位照射それぞれの役割に関し，さまざまな研究で考察されているが，いまだに結論は出ていない．

これまで転移性脳腫瘍に対する標準的治療は長いあいだ全脳照射とされてきたが，近年，4個以内の頭蓋内転移に対しては，定位照射単独治療と全脳照射・定位照射併用治療とのあいだに有意な生存率の差はないことが報告された[8]．これを受け，最近この4個という数字があたかもマジックナンバーであるかのごとく，一人歩きしている状況が見受けられる（⇒ Point!）．

詳細な画像を用いて個数を把握したガンマナイフ単独治療群のレトロスペクティブスタディによると，5個以上の多発例でも総腫瘍体積が小さい症例については，4個以下の場合と同様の生存率が得られている[2]．また，Karlsson らは，ガンマナイフ治療を行った転移性脳腫瘍症例を解析した結果，生存期間に影響を与えているのは，脳転移の数ではなく，年齢と原発巣の制御であったと報告している[9]．今後，こうした詳細な画像を用いた治療とその結果の分析から，"転移巣の数"のみを指標としない標準治療が定着していくことが望まれる．

正しい転移巣の数って？ Point!

そもそも，画像によって確認された"脳転移巣の数"は，必ずしも真の脳転移巣の数ではなく，所詮，各施設の機種，それぞれの撮像法で明らかになった数にすぎない．これは条件により増減する可能性があることを理解する必要がある．MRI の質を考慮しない議論の上に立って，ある個数の間に線を引き，転移巣の数だけで治療法を規定することには無理があると言わざるをえない．

■引用文献

1. Serizawa T, et al. Gamma knife treatment for multiple metastatic brain tumors compared with whole-brain radiation therapy. J Neurosurg (Suppl 3) 2000; 93: 32-36.
2. Serizawa T, et al. Gamma knife surgery for metastatic brain tumors without prophylactic whole brain radiation therapy. Result of 1000 consecutive cases. J Neurosurg 2006; 105: 86-90.
3. Engh JA, et al. Optimizing intracranial metastasis detection for stereotactic radiosurgery. Stereotact Funct Neurosurg. 2007; 85(4): 162-168.
4. Takeda T, et al. Gadolinium-enhanced three-dimensional magnetization-prepared rapid gradient-echo (3D MP-RAGE) imaging is superior to spin-echo imaging in delineating brain metastases. Acta Radiologica 2008; 49(10): 1167-1173.
5. Kakeda S, et al. Detection of brain metastasis at 3T: comparison among SE, IR-FSE and 3D-GRE sequences. Eur Radiol. 2007; 17(9): 2345-2351.
6. Yuh WT, et al. The effect of contrast dose, imaging time and lesion size in the MR detection of intracranial metastasis. AJNR Am Neuroradiol 1995; 16: 373-380.
7. Sze G, et al. Comparison of single- and triple-dose contrast material in the MR screening of brain metastases. AJNR Am Neuroradiol 1998; 19: 821-828.
8. Aoyama H, et al. Stereotactic radiosurgery plus whole brain radioation therapy vs stereotactic radiosurgery alone for treatment of brain metastases. JAMA 2006; 295: 2483-2491.
9. Karlsson B, et al. Thirty years' experience with gamma knife surgery for metastases to the brain. J Neurosurg 2009; 111: 449-457.

4. 腫瘍

癌患者の脳腫瘍は転移性脳腫瘍と限らない

渋井壮一郎
国立がん研究センター中央病院脳脊髄腫瘍科

　癌患者が神経症状を呈したり，全身検査で脳腫瘍が指摘されたときは，まず転移性脳腫瘍を疑うべきだが，時にまったく治療法の異なる疾患の場合もあり，注意を要する．

　国立がん研究センターがん対策情報センターのデータよれば，年間の癌罹患率数は50万人を超え，死亡数は30万人以上とされている[1]．癌患者の30％程度に脳転移がみられるとされていることから，年間15万人程度に脳転移の診断がなされることになる．一方，原発性脳腫瘍は年間10万人に16人程度とされていることから[2]，年間の発生数は2万人ほどであることを考えると脳腫瘍のなかに占める転移性脳腫瘍の割合がいかに多いかが分かる．

　したがって，癌患者がなんらかの神経症状を呈したり，全身検査で脳腫瘍が指摘された場合，まずは転移性脳腫瘍を疑って検査・治療を進めることはいうまでもないが，時にまったく治療法の異なる疾患であることもあり，注意を要する．

多発性脳腫瘍の鑑別

> 膠芽腫，脳膿瘍，悪性リンパ腫も多発性病変を形成することがある．

　転移性脳腫瘍の特徴は，多発性腫瘤の形成と辺縁の広汎な浮腫といえる．脳にはリンパ組織がないため，転移はもっぱら血行性か直接浸潤である．血液中に入った癌細胞は肺の毛細血管に捕獲され

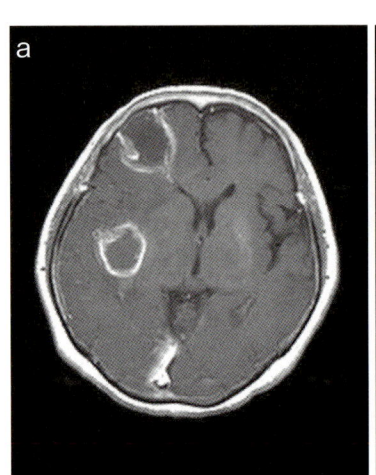

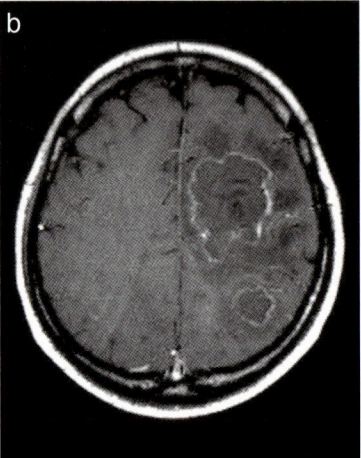

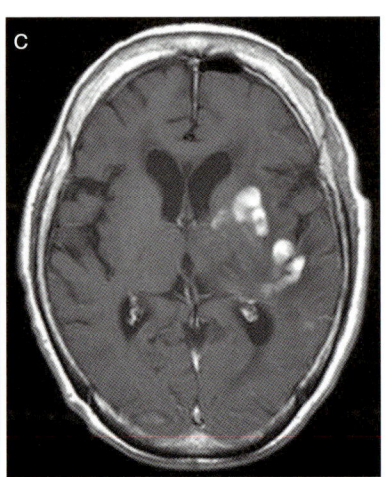

1 転移性脳腫瘍と鑑別を要する多発性病変
a：膠芽腫．広汎な脳浮腫があり，そのなかにガドリニウムにて増強される多発性の腫瘍がみられる．増強領域は転移性脳腫瘍に比べ，やや不整形をなす．
b：脳膿瘍．広汎な脳浮腫のなかに不整形に増強される病変が認められる．脳膿瘍形成の比較的早期では被膜形成が不十分である．
c：悪性リンパ腫．腫瘍内部が一様に増強されている．

4. 腫瘍

肺転移をきたすが，さらに肺を通過し，脳内に至る．通常は多数の細胞塊が血中に入るため，多発性病変を形成する．多発性腫瘍が発見された場合，まず転移性脳腫瘍を考えるのは当然であり，原発癌があるさいにはなおさらである．

1は，転移性脳腫瘍を疑わせる多発性脳腫瘍のMRIである．**1a**は膠芽腫であるが，多発性でかつガドリニウムによりリング状に増強される．広汎な脳浮腫があり，そのなかの一部が増強効果を示す場合は，このような多発性腫瘍の形態を示すことがある．**1b**は脳膿瘍である．先行する感染症や発熱があり，MRI上は広汎な脳浮腫を伴う．悪性脳腫瘍とはまったく治療法が異なることから，鑑別には慎重を期する．悪性リンパ腫（**1c**）も多発性病変を形成する．転移性脳腫瘍同様に放射線治療が有効であり，最終的な治療方針としては大きく変わらないが，最近では放射線治療前の大量メトトレキサート療法が広く行われ，一定の成果が報告がされているため，鑑別は重要である．悪性リンパ腫の画像は，転移性脳腫瘍に比較して不整形で，かつ内部が一様にガドリニウムで増強されることが多い．

良性腫瘍との鑑別

> 脳表との癒着が強い髄膜腫は，周囲の脳浮腫を伴うこともあり，転移性脳腫瘍との鑑別が困難となる．

乳癌は，脳実質内のほかに高率に硬膜転移をきたすため，時に髄膜腫との鑑別が必要となる．**2a**は傍矢状部髄膜腫，**2b**は乳癌の硬膜転移である．

硬膜転移ではガドリニウムによる硬膜自体の増強効果もあり，いわゆるdural tail sign様の画像を呈することもある．一方，髄膜腫でも脳表との癒着が強い場合には，周囲の脳浮腫を伴うこともあって鑑別が困難となる．また，乳癌と髄膜腫の合併例も数多く報告されており[3]，小さなものであれば，一定の観察期間をおいて大きさの変化をみることで鑑別しなければならないこともある．また，脳下垂体への転移は，下垂体腺腫との鑑別が必要である．転移巣は下垂体動脈から直接血流を受け，さらに硬膜との接触面が大きいという理由で，比較的後葉に多く，尿崩症が45％程度に発生すると報告されている[4]．さらに上方へ進展すれば視床下部にも脳浮腫がみられるようになる（**3**）．

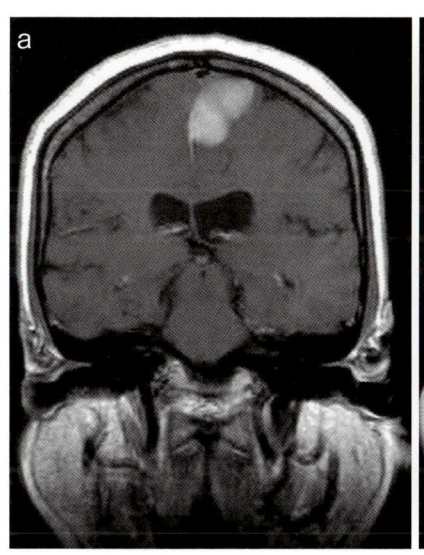

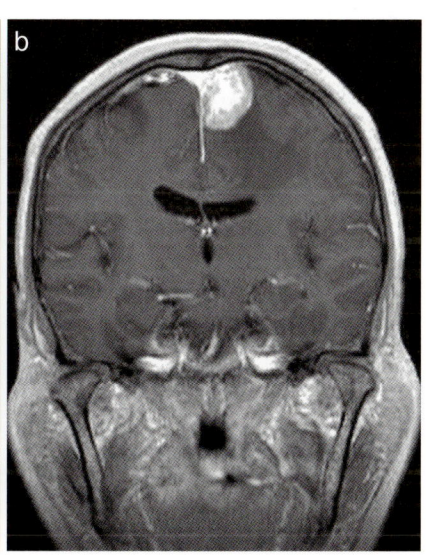

2 硬膜に付着した腫瘍

a：傍矢状部髄膜腫．大脳鎌がガドリニウムで増強され，dural tail signを示す．
b：乳癌の硬膜転移．広汎な脳浮腫を伴い，腫瘍の一部は上矢状洞に浸潤している．

4. 腫瘍

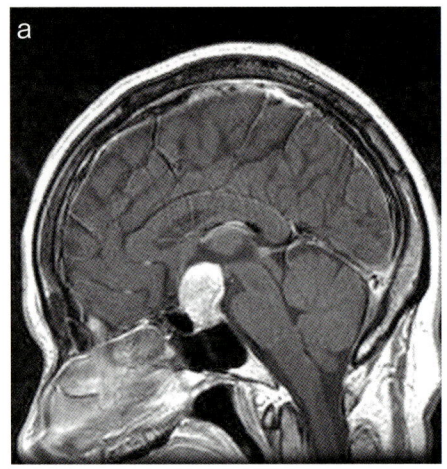

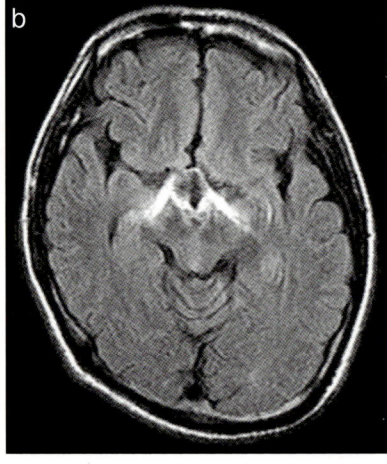

3 下垂体転移

a：脳下垂体から鞍上部に伸びるガドリニウムで増強される病変.
b：通常の下垂体腺腫ではみられない脳浮腫を伴っている. 尿崩症を呈することも多い.

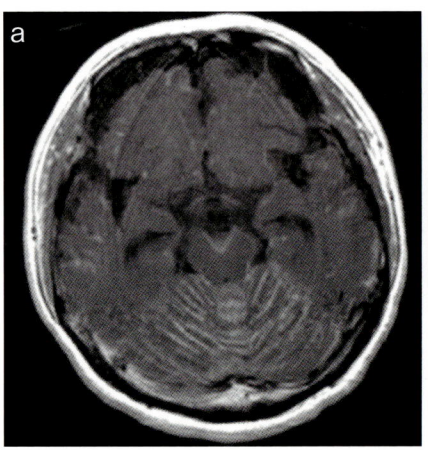

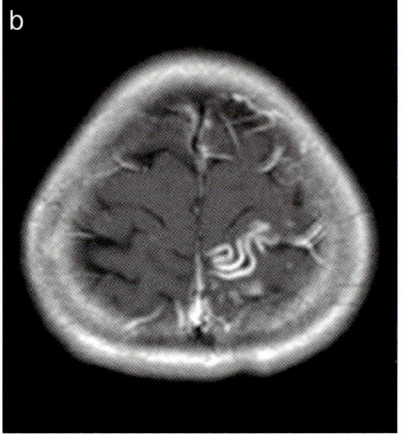

4 癌性髄膜炎と脳梗塞のMRI像

a：癌性髄膜炎. 小脳の小葉に沿ってガドリニウムで増強される線状陰影が認められる.
b：脳梗塞. 脳回に沿って増強陰影がみられる.

血管障害との鑑別

> 脳梗塞は巣症状を伴うことが多いのに対し, MRIで描出される程度まで進行した癌性髄膜炎は両側に広汎な異常像を呈する.

　癌の髄腔内播種（癌性髄膜炎）では，MRIにて脳表に沿ったガドリニウムでの増強効果がみられる．とくに小脳上面の小葉に沿った線状陰影が特徴的である（**4**）．この部分はMRIのaxial面に近いことにより，病変部が際立って描出されるものと考えられる．病状の進行とともに大脳表面も増強効果が目立つようになる．同様の線状陰影は脳梗塞においても観察される．脳梗塞では，通常は急性発症し，巣症状を伴うことが多いのに対し，MRIで描出される程度まで進行した癌性髄膜炎では，髄膜刺激症状を伴い，さらに画像上両側に広汎な異常を呈するために鑑別は可能である．

転移性脳腫瘍に対する治療方針

> 単発性脳転移に対しては手術＋全脳照射の重要性が認められるようになった.

　転移性脳腫瘍が発見された場合，原発癌にとってはstage Ⅳということになり，もっぱら全脳照射が行われていた．さまざまな1回線量，総線量による治療が試みられたが，予後は数か月であり，治療期間も考慮に入れたうえで，1回3 Gyで10回，総線量30 Gyという照射が最も一般的な治療として行われてきた．一方，Patchellらにより，単発性脳転移に対しては手術＋全脳照射が放射線照射単独に比べ，局所コントロールも全生存期間も有

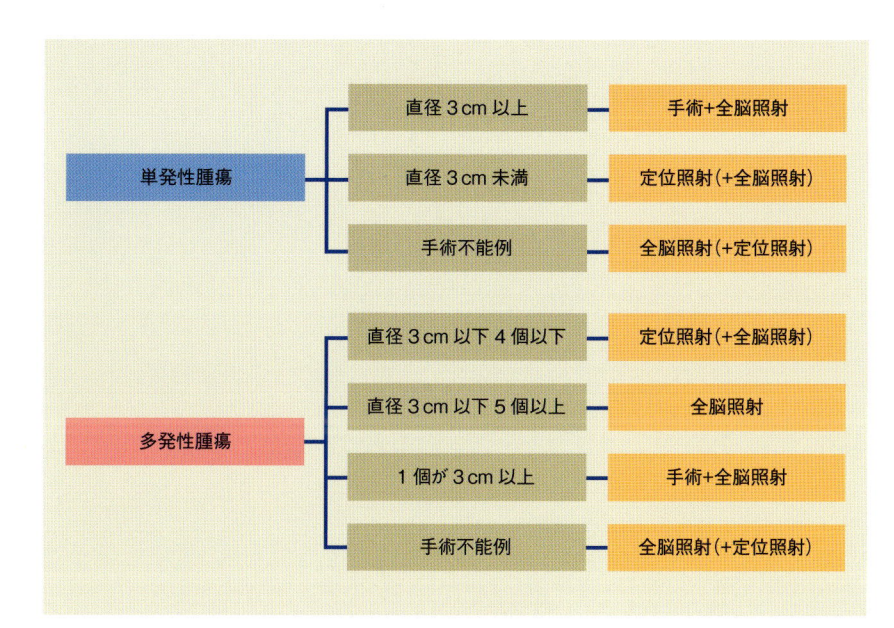

5 転移性脳腫瘍の治療方針

直径3cm以上は開頭手術により摘出し，全脳への放射線治療が行われ，小病変は放射線治療が原則．また，小病変4個程度までは定位放射線治療が行われている．

単発性腫瘍
- 直径3cm以上 → 手術＋全脳照射
- 直径3cm未満 → 定位照射（＋全脳照射）
- 手術不能例 → 全脳照射（＋定位照射）

多発性腫瘍
- 直径3cm以下4個以下 → 定位照射（＋全脳照射）
- 直径3cm以下5個以上 → 全脳照射
- 1個が3cm以上 → 手術＋全脳照射
- 手術不能例 → 全脳照射（＋定位照射）

Point! 正しい診断あっての治療方針

脳転移の診断は必ずしも容易ではなく，癌患者の脳腫瘍は転移性脳腫瘍であると決めつけることは危険である．また，その治療にあたっては，つねに全身状態を考えることが必要であり，個々の患者で，何を優先するかを十分に考慮した治療方針を立てることが重要である．

意に優っていることが証明され，手術の重要性が認められるようになった[5]．また，ガンマナイフを始めとする定位放射線治療も導入され，直径3cm以下の腫瘍に対しては，第1選択となっていることも多い．

多彩な治療法のなかから，転移性脳腫瘍の部位，大きさ，数，全身状態などを考え，最も適切な治療を選択する必要があるが，現時点で妥当と思われる治療方針は下記のとおりである．原発巣のコントロールがよく，重篤な神経症状を出さずに摘出可能な3cm以上の腫瘍は開頭により摘出し，術後全脳照射（30G/10Fまたは37.5Gy/15F）を行い，4個までの小転移巣は定位照射を原則とし，そのうち1個が3cmを超える場合は，それに対し開頭摘出を行ったあとに全脳照射（または定位照射）とする．5個以上の腫瘍の場合は全脳照射を行う（5）．

■引用文献

1. 国立がんセンターがん対策情報センター：がんの統計 '08, 2008
2. Central Brain Tumor Registry of the United States: CBRUS (2008). Statistical report: Primary brain tumors in the United States, 2000-2004.
3. Kubo M, et al. Association of breast cancer with meningioma: Report of a case and review of the literature. Jpn J Clin Oncol 2001; 31: 510-513.
4. Komninos J, et al. Tumors metastatic to the pituitary gland: Case report and literature review. J Clin Endocrinol Metab 2004; 89: 574-580.
5. Patchell RA, et al. A randomized trial of surgery in the treatment of single metastases to the brain. N Engl J Med 1990; 322: 494-500.

4. 腫瘍

脳腫瘍の放射線治療の効果はMRIだけではわからない：MRSの有用性

松村　明, 磯辺智範
筑波大学大学院人間総合科学研究科, 脳神経外科学

MRSの基礎知識

> MRSは生体中の代謝情報を非侵襲的に検出して種々の病態解析を行うことが可能であり, 臨床に有用な情報をもたらすパワフルな診断ツールである.

　magnetic resonance spectroscopy（MRS）は, 体内の代謝情報を非侵襲的に得ることができる検査法である. 臨床的に最も普及しているのは ^1H を対象とした ^1H-MRSであり, 今日では測定や解析の自動化が進み, 限られた装置でのみ施行可能な特殊検査という位置づけからルーチン検査の1つへと発展しつつある. とくに脳の ^1H-MRSは, "データに悪影響を及ぼす生理的な動きや脂肪が少ない"という脳に特有の理由から, 脳疾患の有用な検査手法として市民権を獲得しつつある.

　1は正常脳（頭頂後頭葉白質）の ^1H-MRSである. N-acetylaspartate（NAA）, creatine and phosphocreatine（Cr）, choline-containing compounds（Cho）のピークが認められている. NAAは神経細胞に特異的に含まれ, Crはエネルギー代謝の中間産物, Choは細胞増殖や細胞密度に関わる物質である. **2**は脳腫瘍（グリオーマ系）でよくみられる ^1H-MRSである. 神経細胞の破壊によるNAAの低下, エネルギー代謝の変化によるCrの低下, 細胞増殖によるChoの上昇という所見を呈する. さらに, 病態によっては, 正常脳では認められない嫌気性代謝の存在を示すlactate（Lac）や壊死の指標であるlipids（Lip）も検出される.

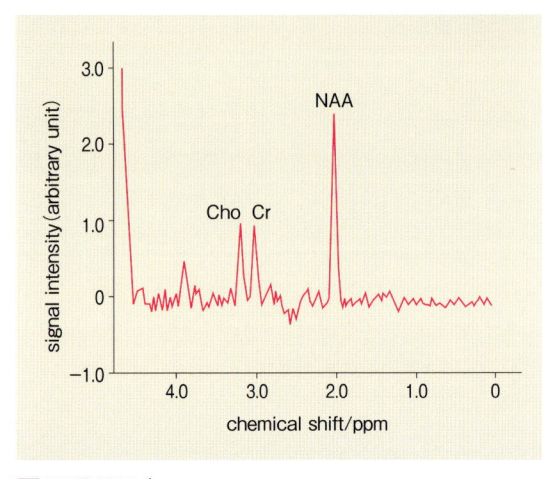

1 正常脳の ^1H-MRS

健常ボランティア（26歳, 男性）の頭頂後頭葉白質からTR 2000 msec, TE 272 msecの条件にて取得したスペクトルである. NAA（2.02 ppm）, Cr（3.02 ppm）, Cho（3.22 ppm）のピークが確認できる.

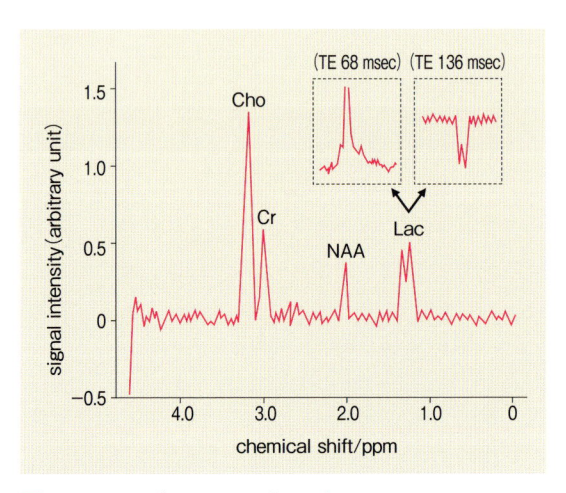

2 脳腫瘍（グリオーマ系）の ^1H-MRS

脳腫瘍（グリオーマ系）の典型的なスペクトルである. スペクトルはTR 2000 msec, TE 272 msecにて取得した. LacのピークはTE 272 msecで上を向き, TE 136 msecで下を向くという特徴を持つ. また短いTEである68 msecでは, Lipのピークがオーバーラップする.

3 には¹H-MRSで捉えられる主な脳内代謝物とその役割をまとめた．

放射線治療の効果判定における¹H-MRSの有用性

> ¹H-MRSは，放射線治療後の組織の変化を代謝変化として画像変化に先行して捉えることが可能である．診断には，放射線照射後のスペクトルパターンの変化を知ることが必要である．

　放射線治療の効果判定は，臨床において重要な問題であり，その評価はMRIやX線CTなどの画像診断で行われているのが現状である．画像診断では，放射線照射による腫瘍の縮小などの形態学的変化や異常信号によりその効果を判定しているが，これらの画像変化を放射線治療後の早期に捉えることは困難である．¹H-MRSは，非侵襲的に組織中の代謝情報を得る手法であり，多くの場合，¹H-MRSの変化が画像の変化に先行して起こるといわれている[1,2]．

3 ¹H-MRSで捉えられる主な脳内代謝物とその役割

代謝物	ppm	意義
NAA	2.02 (-CH₃)	ニューロン内に存在 神経マーカー（量・機能の指標）
Cr	3.03 (-CH₃)	高エネルギーリン酸の供給 エネルギー代謝の維持 エネルギー交換の指標
Cho	3.22 (-CH₃)	細胞膜の構成要素 細胞密度の高い組織で上昇 細胞の増殖で上昇
Lac	1.33 (-CH₃)	嫌気性代謝の産物 エネルギー交換の指標
Lip	0〜2.0 (-CH₃, -CH₂)	脂肪の存在 壊死の指標

NAA：N-acetylaspartate, Cr：creatine and phosphocreatine, Cho：choline-containing compounds, Lac：lactate, Lip：lipids.

　¹H-MRSにおいて，放射線治療の効果判定を行うには，放射線照射後に生じるスペクトルパターンの変化を知っておく必要がある．ここでは，放射線照射後に生じるスペクトルの変化を3つのパターンに分けて述べる．

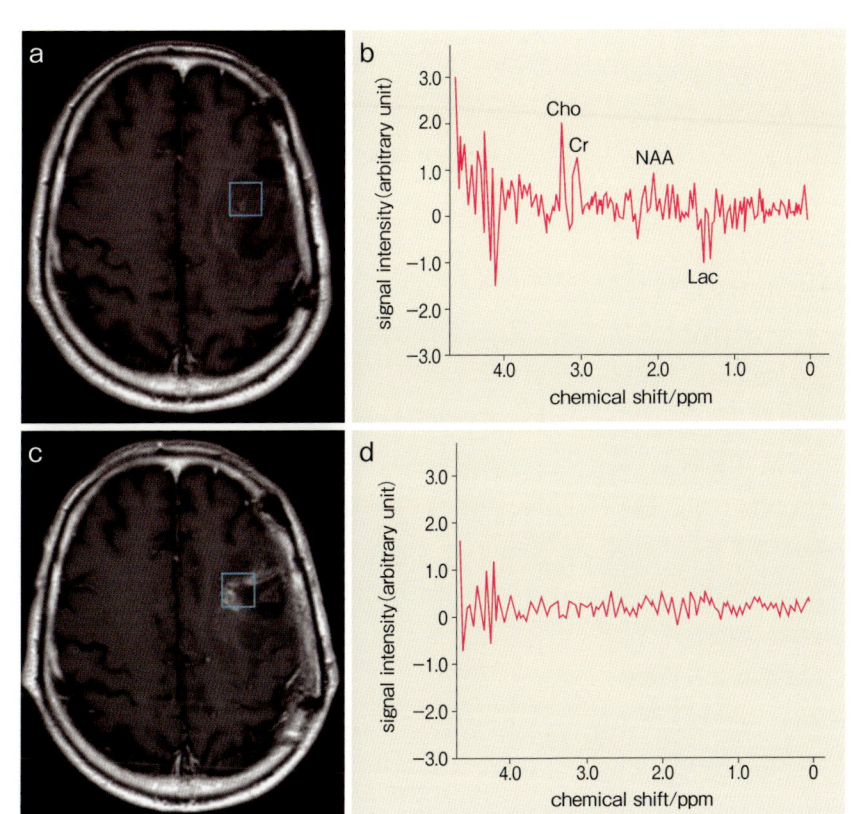

4 星細胞腫グレードⅢの症例

星細胞腫グレードⅢの症例に対して10 MV X線 60 Gyの放射線を照射する前（a, b）と照射2か月後（c, d）のMRIおよび¹H-MRS．MRI中の四角（□）は¹H-MRS取得のさいの関心領域である．スペクトルはTR 2000 msec，TE 136 msecにて取得した．放射線照射前と比較して，MRIでは放射線照射後に若干造影される領域が認められる程度であるが，¹H-MRSでは放射線照射後にすべてのピークが消失している．

4．腫瘍

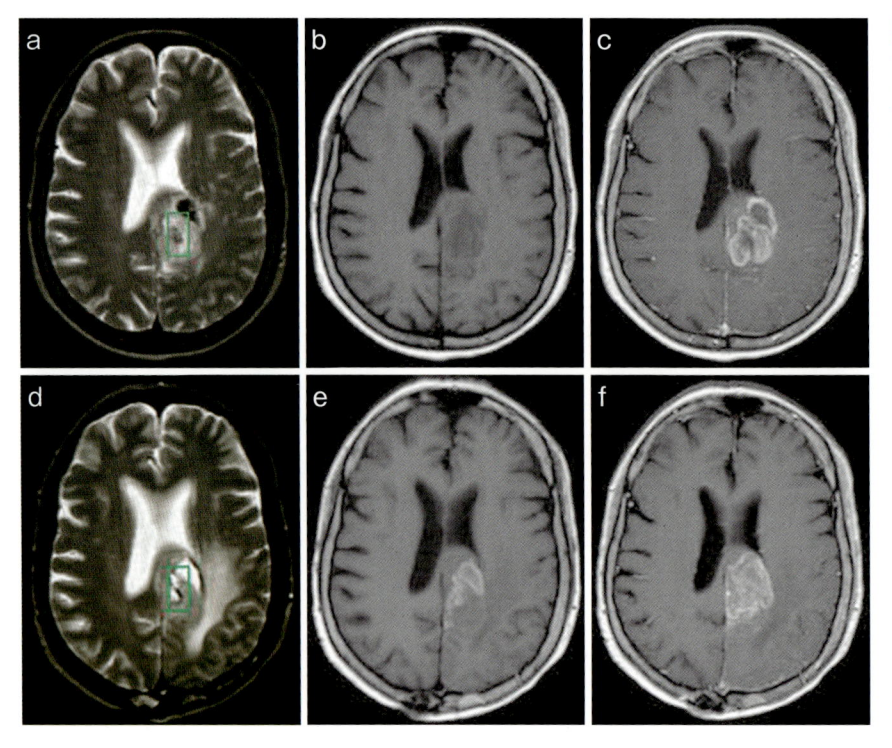

5 グリオブラストーマ症例のMRI

a～cは放射線照射前，d～fは放射線照射後のMRIである．a,dの画像中の四角（□）は¹H-MRS（ 6 ）取得のさいの関心領域である．照射前と比較して，照射後のT2 WIにおいて原発周囲の白質に浮腫が認められ，T1 WIで出血を疑わせる高信号領域を認める．造影により出血以外の領域にも広がる高信号領域があるが，画像所見だけでは治療効果に関しての情報が乏しい．
a, d：T2 WI.
b, e：T1 WI.
c, f：T1 WI（Gd造影）.

パターン1：ピークが消失

¹H-MRSでは組織の代謝を反映して 3 に示したような物質のピークを認める．すなわち，大ざっぱにいうと"組織が生きている→代謝している→スペクトルピークを形成"ということになる．しかし，放射線壊死では"組織の死→代謝が止まる→スペクトルピークが消失する"ということになる．

 4 に星細胞腫グレードⅢの症例に対して10 MV X線60 Gyの放射線を照射する前と照射2か月後のMRIおよび¹H-MRSを示す．MRIでは，放射線照射後は放射線照射前と比較して，若干造影される領域が認められる程度であり，効果判定が難しい．¹H-MRSでは，放射線照射前は相対的にChoが高く，Crは低下，NAAはほぼノイズレベルで，Lacピークが認められたが，放射線照射後はすべてのピークが消失している．画像診断では腫瘍の再発も疑われたが，¹H-MRSにより放射線壊死と判定された症例である．

以上のように，"すべてのピークが消失"という¹H-MRS所見は，放射線壊死を判定する診断指標となる．

パターン2：LipとLacのピークが大きく増加

 5 にグリオブラストーマの症例に対して10 MV X線60 Gyの放射線を照射する前と照射3日後のMRIを， 6 に¹H-MRSを示す．MRIでは，照射前と比較して，照射後のT2 WIで原発周囲の白質に浮腫を，T1 WIで出血を疑わせる高信号領域を認める．造影により出血以外の領域にも広がる高信号領域があるが，画像所見だけでは治療効果に関しての情報が乏しい（ 5 ）．一方，¹H-MRSでは，放射線治療前には，高いCho，CrおよびNAAの低下，LipおよびLacピークを認める．放射線治療後では，NAA，CrおよびChoのピークがノイズレベルまで低下しており，LipおよびLacピークは相対的に上昇していることが確認できる．Lipは壊死の指標であり，その上昇は脂肪を含んだマクロファージが壊死組織内に存在することによる[3]．Lacは嫌気性代謝の指標であり，脳腫瘍や脳梗塞において上昇することが知られている[4]．

4. 腫瘍

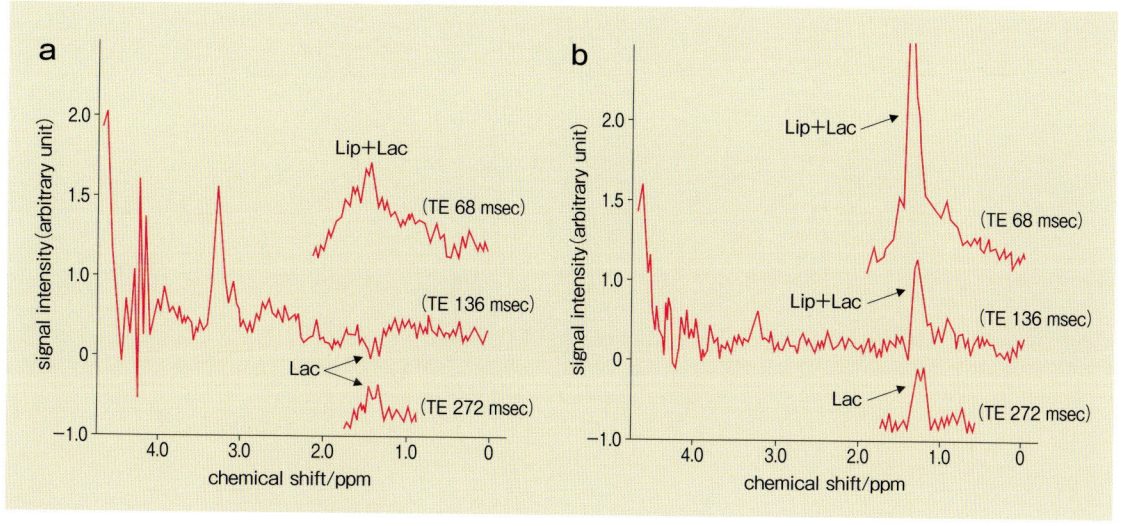

図6 グリオブラストーマ症例の¹H-MRS

グリオブラストーマの症例に対して10 MV X線60 Gyの放射線を照射する前（a）と照射3日後（b）の¹H-MRS. 放射線照射後は照射前に比べ、相対的にLipおよびLacが上昇していることが確認できる.

放射線壊死領域においては血流低下を生じているため，放射線照射によるLacの上昇は，組織の虚血状態により引き起こされた嫌気性代謝の亢進を意味するものである[5]．

これら，LipとLacを捉えるためには，データ取得条件を変化させて，いくつかのスペクトルを取得解析する必要がある．なぜなら，LipとLacのピークがオーバーラップするためである．詳細は成書に譲るが，エコー時間（TE）に依存して，LipとLacのピークは大きく変化する．LipはT2緩和時間が短いため，短いTE（当施設の条件ではTE 68 msec）でなければ確認できず，長いTE（当施設の条件ではTE 272 msec）では信号が消失する．その中間であるTE 136 msecでは，図6bのようにLipピークが大きい場合にだけ確認できる．一方，LacはLipと異なりT2緩和時間が比較的長いためTE 272 msecでもピークを確認でき，TE 136 msecで下向き，TE 272 msecで上向きのピークとなる（図6a）．LacのTE 136 msecでの下向きピークは，図6bのようにLipが大きければ確認することはできない．

以上のように，"LipとLacのピークが大きく増加"という¹H-MRS所見は，"Cho, Cr, NAAの低下（あるいは消失）"という所見に加えて放射線治療の効果を判定する診断指標となる.

パターン3：Choが低下

Choは細胞膜の分解・合成・構造に関与する物質であり，代謝が活発な場合には上昇する[6]．すなわち，腫瘍のように活発に活動している場合はChoピークが上昇し，腫瘍が活動を停止すればそのピークは低下する．

筆者らは脳内代謝物の濃度を求める手法（定量）を確立し，過去に報告した[7]．その確立した手法を使って，放射線照射前後のChoを定量した結果，7例の検討ではあるが，放射線治療前に比べて放射線治療後で有意にCho濃度が低下していた（図7）．放射線治療の効果を認めた場合，NAAとCrも低下するため，これまで一般的に多用されてきたNAA/Cr，Cho/Cr，Cho/NAAといった信号強度比による相対的評価では治療効果の判定を行えないことがある．Choは腫瘍で大きく上昇するため，定量的手法を用いれば照射後に低下したCho濃度を得ることは比較的容易である．

図8はグリオブラストーマの症例に対して定位照射1か月後に取得した¹H-MRSである．スペクト

4. 腫瘍

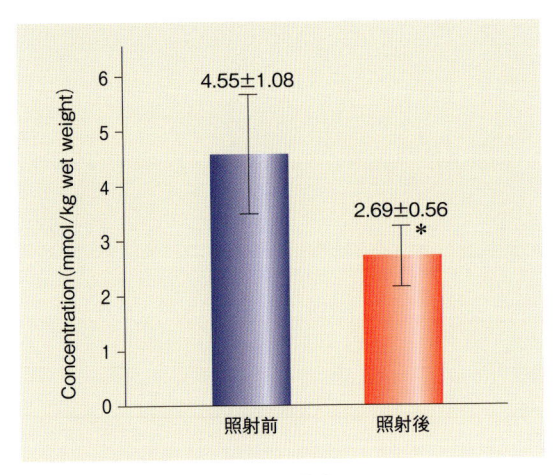

図7 放射線治療前後のCho濃度

values（mmol/kg wet weight）are mean ± SD.
＊ $p < 0.01$ with respect to before radiation therapy.
放射線照射後のCho濃度は，照射前に比べて有意に低下している．当施設におけるChoのnormal valueは $2.10 ± 0.13$ mmol/kg wet weight である．

ルパターンは，通常のグリオーマの典型的なパターンと変わらない．照射前の^{1}H-MRSは示していないが，これと類似のスペクトルパターンであった．Choの定量を行ったところ，治療前には 2.6 mmol/kg wet weightであったが，治療後には 3.1 mmol/kg wet weightと上昇していた．この症例は比較的早期に再発をきたした．すなわち，放射線治療前後でスペクトルパターンに明らかな変化を認めない場合も，Choを定量することで治療効果の判定に有用な情報を得ることができる．

以上のように，"Cho濃度の低下"という^{1}H-MRS所見は，放射線治療の効果を判定する診断指標となる．

ピットフォールと今後

> 放射線治療の効果判定に^{1}H-MRSを使用する場合は，MRSの関心領域の制約，スペクトル取得時期，データ解析手法を考慮して評価する必要がある．

ここでは，^{1}H-MRSを用いた放射線治療の効果判定においてのピットフォールと今後の展開について述べる．図9にTl-indexと^{1}H-MRSで取得したCho濃度の関係を示す．退形成性星細胞腫群に比

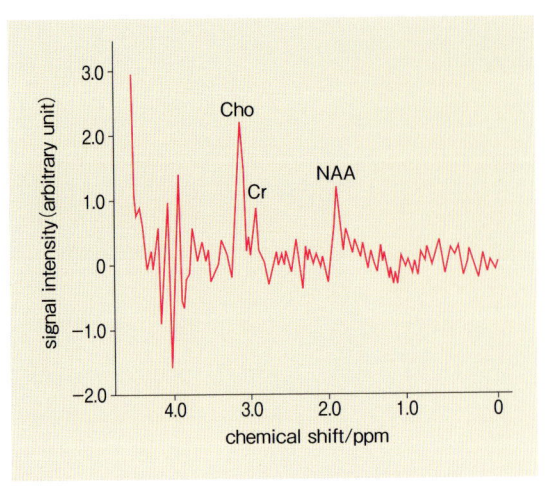

図8 スペクトルパターンのみでは効果判定が難しい症例

グリオブラストーマ症例に対して定位照射後1か月の^{1}H-MRSである．スペクトルはTR 2000 msec, TE 136 msecにて取得した．照射前の^{1}H-MRSもこれと類似のスペクトルパターンであった．スペクトルパターンのみでは，効果判定が難しい症例である．

較してグリオブラストーマ群で明らかに相関係数が低下していた．これは，グリオブラストーマ群における^{1}H-MRSの関心領域内は，退形成性星細胞腫群よりも壊死成分を多く含んでいるためである．治療の観点からは腫瘍実質部分が臨床成績を反映するため，Tl-indexでは腫瘍細胞のactivityが高い最も集積の強い領域を解析する．一方，^{1}H-MRSは最小ボクセルに制約があり，関心領域の中に壊死部分を含んでしまうことが多く，必ずしも腫瘍実質を反映しているとはいえない．これに関しては，組織のsegmentationにより，関心領域内に占める壊死成分の割合を求め，Cho濃度の補正を行って詳細に解析を行う必要がある．

また，放射線照射後にスペクトルを取得する時期も重要である．筆者らが取得したデータはすべて照射後2か月以内であり，それ以降の長期にわたってのデータ取得は行っていない．また，筆者らの検討結果とは異なり，放射線照射直後には一過性にChoが上昇するとの報告など，放射線照射後の^{1}H-MRSに関しては種々の報告がある[8,9]．これらの報告の問題点として，NAA/Cr, Cho/Cr, Cho/NAAといった各脳内代謝物の信号強度比を用いて解析を行っているという点があげられる．

4. 腫瘍

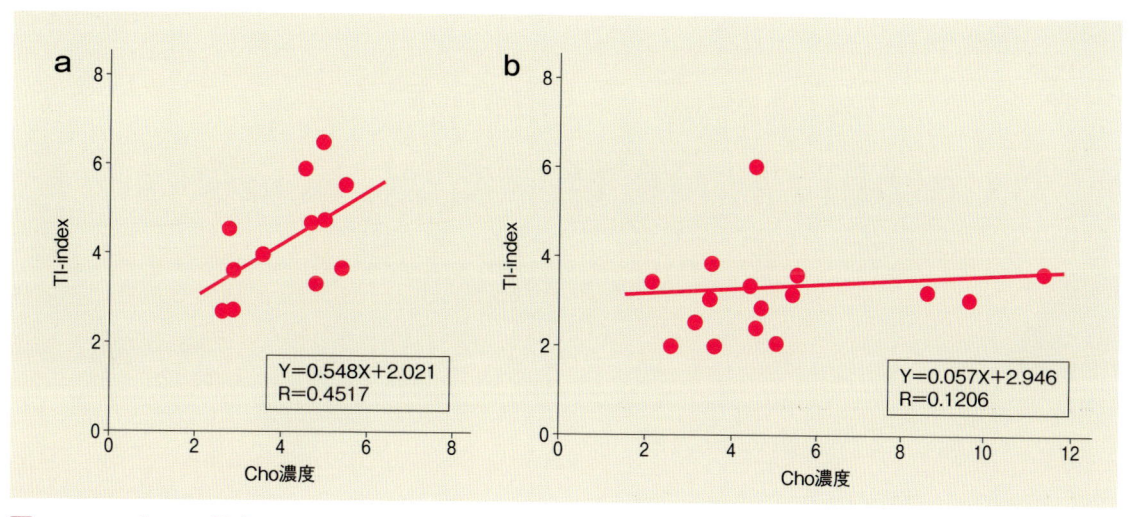

9 T1-indexとCho濃度

T1-indexと^{1}H-MRSで取得したCho濃度の関係である．グリオブラストーマ群（b）の相関係数は，退形成性星細胞腫群（a）に比較して低い．

信号強度比では，代謝状態の正確な情報や代謝物個々の変化を判断し難い．したがって，今後は定量データを取得して解析する必要があると思われる．

　筆者らは，現在，放射線照射後に定期的・経時的に代謝物を定量解析する研究を計画しており，成果を得たのち報告したいと考えている．さらに，腫瘍の照射後においては，残存腫瘍や壊死など，病理組織学的に壊死とviable tumorが混在していることが知られている．このような場合には，多数の領域のスペクトル解析が必要となってくる．今後，一度に多数の領域からスペクトルを得ることが可能なマルチボクセル法[10]による測定および定量の確立が必要となってくるであろう．

■引用文献

1. Menon DK, et al. Proton MR spectroscopy and imaging of the brain in AIDS: evidence of neural loss in regions that appear normal with imaging. J Comput Assist Tomogr 1990; 14: 882-885.
2. Lazeyras F, et al. Metabolic brain mapping in Alzheimer's disease using proton magnetic resonance spectroscopy. Psychiatry Res 1998; 82: 95-106.
3. Di Chiro G, et al. Cerebral necrosis after radiotherapy and/or intraarterial chemotherapy for bran tumors: PET and neuropathologic studies. AJR Am J Roentgenol 1988; 150: 189-197.
4. Prichard JW. What the clinicaian can learn from MRS lactate measurements. NMR Biomed 1991; 4: 99-102.
5. Schwartz RB, et al. Radiation necrosis vs high-grade recurrent glioma: differentiation by using dual-isotope SPECT with 201Tl and 99mTc-HMPAO. AJNR Am J Neuroradiol 1991; 12: 1187-1192.
6. Miller BL. A review of chemical issues in 1H NMR spectroscopy: n-acetyl-l-aspartate, creatine and choline. NMR Biomed 1991; 4: 47-52.
7. Isobe T, et al. Quantification of cerebral metabolites in glioma patients with proton MR spectroscopy using T2 relaxation time correction. Magnetic Resonance Imaging 2002; 20: 343-349.
8. Chan Y-I, et al. Proton magnetic resonance spectroscopy of delayed radiation-induced injury of the brain. J Magn Reson Imag 1999; 10: 130-137.
9. Heesters MAAM, et al. Localized proton spectroscopy of inoperable brain glioma: response to radiation therapy. J Neurooncol 1993; 17: 27-35.
10. Luyten PR, et al. Metabolic imaging of patients with intracranial tumors: H-1 MR spectroscopic imaging and PET. Radiology 1990; 176(3): 791-799.

4. 腫瘍

画像診断上の微小腺腫はCushing病の責任病変とは限らない

田原重志, 寺本 明
日本医科大学脳神経外科

Cushing症候群診断の問題点

Cushing症候群の鑑別は内分泌検査のみでは困難である. また下垂体腫瘍が見いだされた場合にも下垂体偶発腫の可能性があり, 下垂体からの副腎皮質刺激ホルモン（ACTH）分泌亢進を証明する必要がある.

Cushing症候群は大きくACTH依存性, 非依存性の2群に分類される. 後者は当然, 副腎疾患であり, ACTHは測定感度以下となることから, これらを除外することは容易である. 一方, ACTH依存性には下垂体腺腫（Cushing病）と異所性ACTH産生腫瘍が含まれる. 頻度のうえでは, 下垂体腺腫が大部分を占めるが, 両者を鑑別することはきわめて困難である. 通常, ACTH依存性Cushing症候群の患者には, デキサメタゾン抑制試験, CRH負荷試験, DDAVP負荷試験などが試みられ, これらの反応性の違いから両者をおおよそ区別できるともいわれている. しかし, どちらの病態にも非典型的な反応を示す症例は存在し, 内分泌検査のみで確定診断を得ることは困難である.

一方, 下垂体疾患を疑った場合, 当然, 下垂体部を中心とした画像検査が行われるが, これについてもいくつかの問題がある. 現在の画像診断の進歩は著しく, 下垂体中心の詳細な造影MRIを施行すると直径2mm程度の小病変までは診断可能である. また, 最近では空間解像能の高い高磁場の3テスラのMRIも普及しつつある. **1**は微小ACTH産生腺腫のMRI画像である. これによると3テスラのMRIでは腺腫が明瞭に描出され, とくに海綿静脈洞内側壁に接した病変の描出が良好である.

しかし, これだけ画像診断が進歩しても腺腫のサイズが2mm未満のケースも10％程度認められる. また逆に, 画像の精度が高いということは, 同時に下垂体偶発腫（pituitary incidentaloma）が描出されている可能性も念頭におかなければな

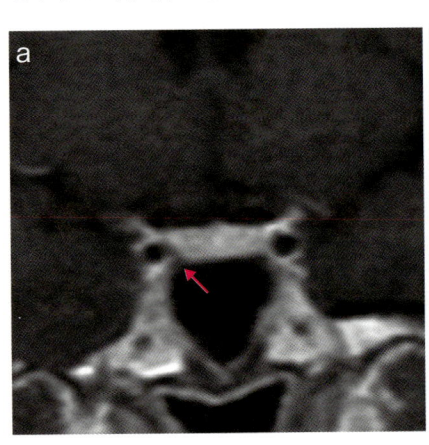

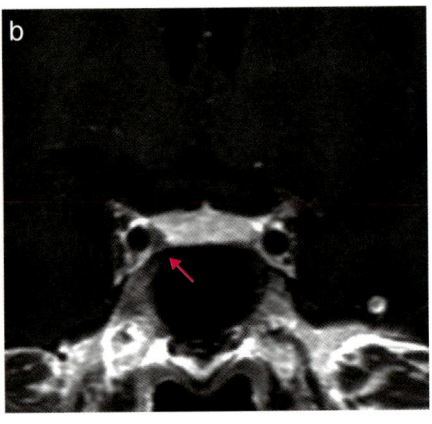

1 Cushing病患者におけるMRI冠状断を用いた微小腺腫の描出

矢印で示すように, 右海綿静脈洞内側壁に沿って微小腺腫を認める. このさい, 従来の1.5テスラのMRI（a）よりも3.0テスラのMRI（b）のほうが, 病変部の描出が良好である.

4. 腫瘍

らない．筆者らは，剖検下垂体1,000例に含まれる直径2mm以上の偶発腫瘤を検索したところ61例（6.1％）がこれに該当した（**2**）[1]．また100例のボランティアに下垂体中心のMRIを施行したところ，10％に腺腫に相当する所見がみられたとの報告もある[2]．すなわち，ACTH依存性患者において下垂体部に異常所見がみられた場合でも，これが責任病変である確証はないということになる．以上の理由からCushing病においては下垂体部MRIのみでは検査が不十分であり，それ以外に下垂体からのACTH分泌亢進を証明するために静脈サンプリングが必要となる．

Cushing症候群における静脈サンプリングの進歩

> 静脈サンプリングは下垂体からのACTH分泌亢進を調べる方法であるが，近年の血管内治療の進歩により，海綿静脈洞からの直接サンプリングが行われている．

1977年Corriganらは下錐体静脈洞（inferior petrosal sinus：IPS）からセルジンガー法でサンプリングする方法を開発し[3]，それ以降多くの報告がある．これらによるとIPSからのカテーテル血と同時採血した末梢血のACTH値の比（central/peripheral ratio：C/P比）が2.0以上の場合，下垂体に責任病変があると定義している．しかし，この方法では8〜25％の偽陰性例が認められた．その原因としてACTHの拍動性分泌，また下垂体と無関係な静脈血（basilar plexus）による希釈が考えられた．そこで最近では，CRH負荷を行ったあとに両側のIPSから同時に採血を行う方法が用いられている．一方，近年の血管内治療の進歩により，従来は困難であった海綿静脈洞（cavernous sinus：CS）からの直接サンプリングが開発され，筆者らはCushing症候群患者にこの方法を活用してきた[4,5]．この方法ではACTHのC/P比が十分に高いため，通常，CRH負荷を行う必要がない．また，本来，両側同時採血が望ましい

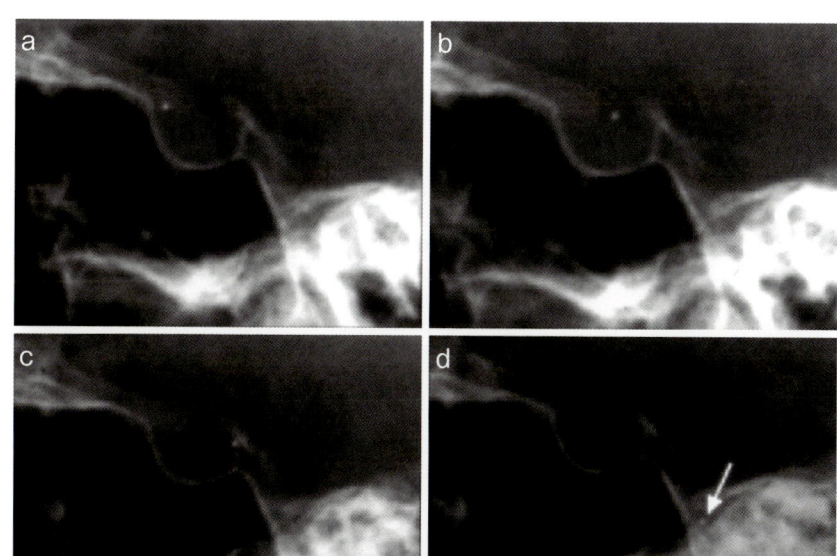

2 1,000例の剖検下垂体における2mm以上の偶発病変の頻度

Rathke嚢胞	37（3.7％）
下垂体腺腫	20（2.0％）
梗塞	2（0.2％）
出血	2（0.2％）
合計	61（6.1％）

3 CSサンプリングおよびIPSサンプリング時のDSA（側面像）

海綿静脈洞の前方（a），中央（b），後方（c），および下錐体静脈洞（d，矢印）にマイクロカテーテルの先端が確認できる．

4. 腫瘍

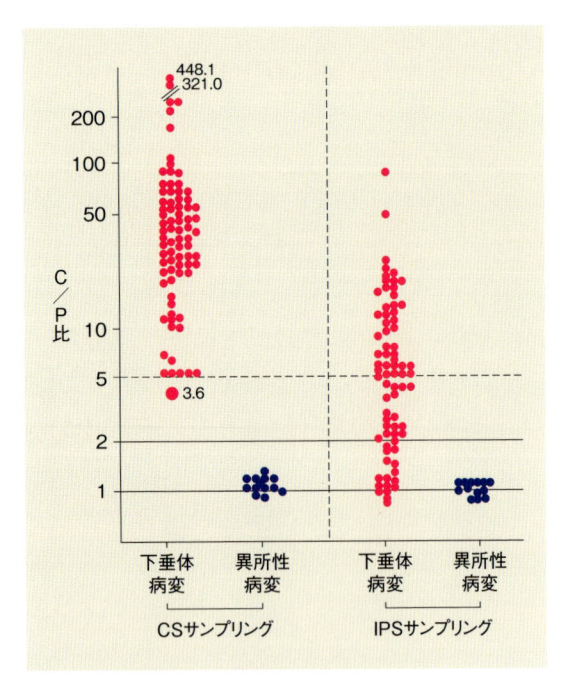

4 下垂体病変および異所性病変における中枢/末梢比（C/P比）の分布

グラフ左が海綿静脈洞，右が下錐体静脈洞の結果．
下垂体病変において下錐体静脈洞におけるC/P比が2未満である症例，すなわち偽陰性は21.9％に認められた．一方，海綿静脈洞におけるC/P比は1症例を除きすべて5以上に分布している．また，異所性病変はともにC/P比が1～2に分布しており，下垂体性と比較しても違いは明らかである．

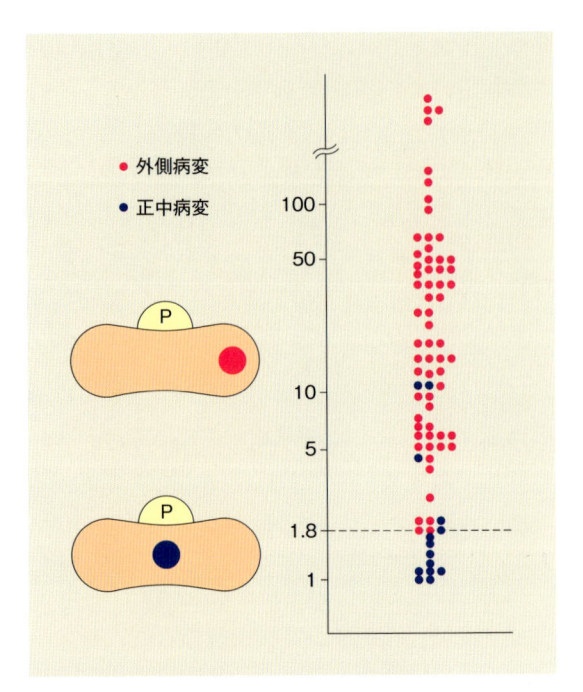

5 Cushing病患者における外側病変と正中病変のintercavernous gradient

下垂体側方に局在する腺腫の場合は，全例で腫瘍局在側に高いintercavernous gradientを示しており，すべての症例で両者の比が1.8を超えていた．一方，正中病変の場合には，本来intercavernous gradientが1に近づくはずであるが，どちらか一方に優位にACTHが分泌されるためか，13例中3例（23.1％）にfalse lateralityを呈していた．

が，一側ずつの採血でも十分に診断価値があるといわれている．

CSサンプリングの方法と成績

> CSサンプリングはCS中央から後方で採血を行うことが重要である．そしてCSサンプリングはIPSサンプリングよりも偽陰性の可能性が低く，また，腫瘍が正中にある場合を除いて，腺腫の局在診断にも有用である．

　実際のCSサンプリングはセルジンガー法で行われ，内頚静脈からIPS基部まで4.0Frの親カテーテルを挿入したあと，2.7Frのmicroinfusionカテーテルを用いてCSまで導入していく．**3**はCSサンプリング，IPSサンプリング時のDSAの側面像であるが，それぞれCSの前方（a），中央（b），後方（c），およびIPS（d）にマイクロカテーテルの先端が確認できる．このような手順でDSAによるCS撮影を行ったあと，末梢血とともに同時採血するわけだが，最近の検討ではCS中央から後方で採血を行うことが必要と考えられている．この理由は，前方からの採血では眼窩（superior ophthalmic vein）や大脳（shenoparietal sinus）からCS前方に還流する静脈血によって下垂体血が希釈されるためと考えている．

　4は下垂体病変86例および異所性病変13例のC/P比の分布である．下垂体病変においてIPSにおけるC/P比が2未満である症例，すなわち偽陰性は21.9％に認められた．一方，CSにおけるC/P比は1症例を除きすべて5以上に分布している．また，異所性病変はIPS，CSともにC/P比が1～2に分布しており，下垂体性と比較しても違いは明らかである．以上の所見を総合すると，CSからの直接サンプリングはIPSサンプリングよりも有用であることがわかる．

124

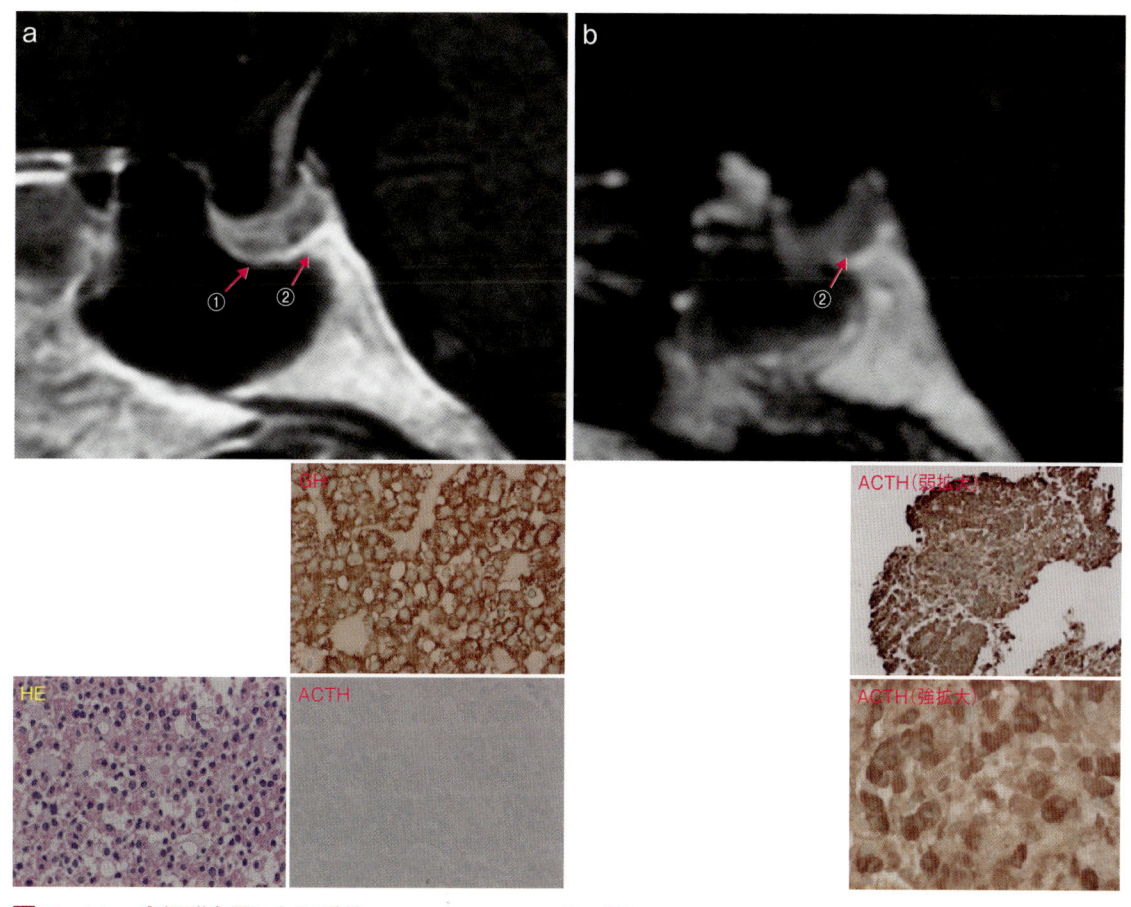

⑥ Cushing症候群を呈した下垂体double adenomaの一例

MRI矢状断にて下垂体前方および後方に腺腫を認め，当初，前方の腺腫を摘出したが治癒に至らなかった（a）．病理検査ではsilent somatotroph cell adenomaであり（①），これが責任病変でないことがわかったため，後日，後方病変にアプローチした（b）．病理検査ではACTH産生腺腫であり（②），内分泌学的治癒が得られた．

次に腺腫の局在とサンプリングとの関係について述べる．⑤は下垂体病変における両側CS間のACTH値の比（intercavernous gradient）を示したものである．これによると下垂体側方に局在する腺腫の場合は，全例で腫瘍局在側に高いintercavernous gradientを示していた．他の報告者によると，両側CSのACTH値の比が1.4より大きい場合，左右の腫瘍局在を推定できるとしており，われわれの結果でもすべての症例で両者の比が1.8を超えていた．一方，正中病変の場合には，本来intercavernous gradientが1に近づくはずであるが，どちらか一方で優位にACTHが分泌されるためか，13例中3例（23.1％）にfalse lateralityを呈していた．

CSサンプリングの限界とピットフォール

> CSサンプリングは有用な検査であるが，6％で検査が成立しなかった．また，多発腺腫の場合，MRI上の腫瘍陰影はCushing病の責任病巣とは限らず，CSサンプリングの結果と総合判断して，手術に臨む必要がある．

以上の結果から，CSサンプリングは非常に信頼性の高い検査であるが，いくつかの問題も存在する．1つは解剖学的にカテーテルがCSまで挿入できない場合である．Shiuらによると内頚静脈からIPSが直接分岐していない例が7％に認められるとしており[6]，筆者らの経験でも両側IPS

4. 腫瘍

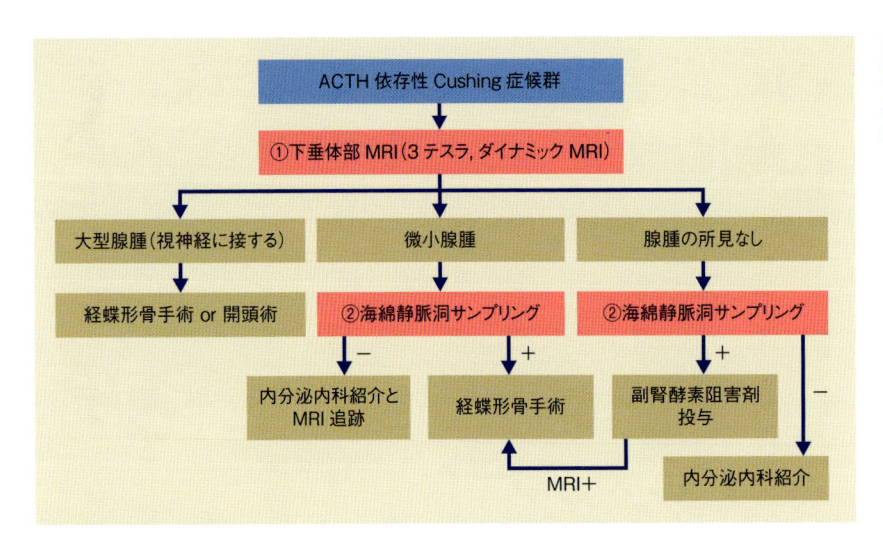

7 当施設におけるACTH依存性Cushing症候群の治療戦略

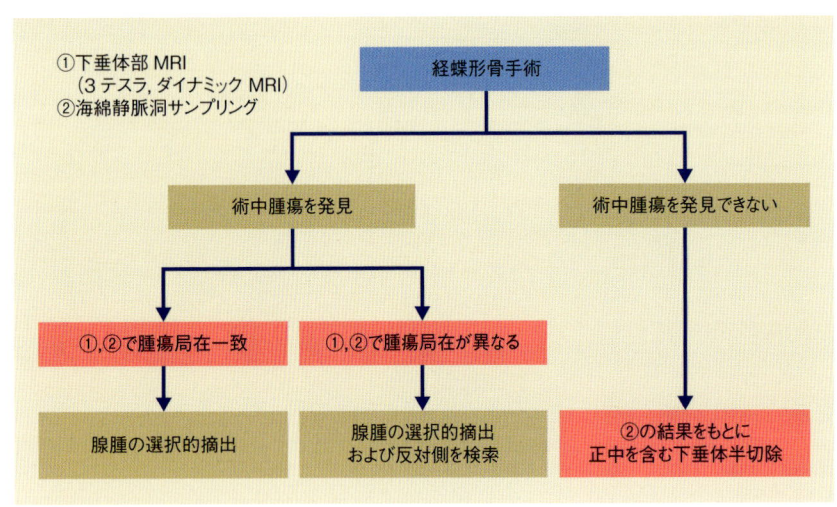

8 Cushing病患者における微小腺腫に対する手術戦略

に確実にカテーテルが挿入できた症例は全体の89％であり，最終的に6％の症例で検査が成立しなかった．

2つ目はCS，下垂体柄，蝶形骨洞など，下垂体近傍から発生した異所性ACTH産生腺腫の存在である．筆者らもCS内の異所性腺腫を経験しているが[7]，この場合，サンプリングにより有意な所見が得られたとしても，これを治療に結びつけられなかった．

また，double adenomaの存在も考慮する必要がある．Kontogeorgosらの剖検例での検討ではdouble adenomaは0.9％にみられたとし[8]，われわれの2,000例の連続手術症例でも5例（0.25％）にdouble adenomaを認め，そのうちCushing病は2例であった．この場合MRI冠状断で下垂体の左右に明確な腺腫が確認できる場合は，CSサンプリングで腫瘍局在を推定し，手術に臨むことができるが，責任病巣が偶発腫よりも小さく，MRIで描出困難な場合は注意が必要である．この場合，画像診断とCSサンプリングの左右局在に乖離があることがあり，術中明確な病変を摘出したあとでも，他の病変が存在しないかを検討する必要がある．一方，**6**は下垂体前方および後方に2つの腺腫がみられたケースである．当然，CSサンプリングでは下垂体性を示しており，当初，前方の腺腫を摘出したが治癒に至らなかった．病理検査で，同部位はACTH陰性の下垂体偶発腫であり，後日，後方病変を摘出し治癒に至った珍しい症例である．

Cushing病の治療戦略

　これらの結果をもとに，ACTH依存性Cushing症候群の治療戦略を述べる（**7**）．まず，ACTH依存性Cushing症候群の患者に対しては，下垂体中心の造影MRIを施行する．とくに最近では3テスラのダイナミックMRIが有用である．ここで，視神経に接するような大型腺腫が認められた場合は，たとえ下垂体偶発腫であっても手術適応があるため，手術を行う．微小腺腫が見られた場合は，次にCSサンプリングを行う．ここで陰性（異所性）の場合は，微小腺腫は偶発腫と考え，内分泌内科に紹介するとともに，MRIを追跡する．

　一方，陽性（下垂体性）の場合は，経蝶形骨手術を行う．また，MRIで腺腫の所見がなかった場合もCSサンプリングが重要となる．ここで陰性（異所性）の場合は，ただちに内分泌内科に紹介するが，陽性（下垂体性）の場合は，治療戦略を熟考する必要がある．すなわち，MRIで描出困難な病変があると考え，手術を行うのか，あるいは様子を観察するかである．当施設では，副腎酵素阻害剤を投与し，高コルチゾール血症をコントロールしつつ，MRIを追跡している．その過程で微小腺腫が確認された場合は，ただちに経蝶形骨手術を行っている．

　次に，実際の手術戦略について述べる（**8**）．術中，MRI画像どおりに腺腫が確認された場合は，まずそれを選択的に摘出する．しかし，それがCSサンプリングの局在と一致しない場合は，反対側の検索を追加する．また，術中MRI画像どおりに腺腫が確認されなかった場合は，CSサンプリングの局在を参考に，正中を含めた下垂体半切除を行っている．

Point! Cushing病はトリッキー

Cushing病はその大部分が微小腺腫であり，時に画像診断が困難である．また非常にトリッキーな症例も多く，MRIだけでなく，CSサンプリング，内分泌検査などを総合判断し，詳細な治療計画を立て治療に臨むべきである．

■引用文献

1. Teramoto A, et al. Incidental pituitary lesions in 1000 unselected autopsy specimens. Radiology 1994; 193: 161-164.
2. Hall WA, et al. Pituitary magnetic resonance imaging in normal human volunteers: occult adenomas in the general population. Ann. Intern. Med 1994; 120: 817-820.
3. Corrigan DF, et al. Selective venous sampling to differentiate ectopic ACTH secretion from pituitary Cushing's syndrome N Engl J Med 1977; 296: 861-862.
4. Teramoto A, et al. Selective venous sampling directly from cavernous sinus in Cushing's syndrome. J. Clin. Endocrinol. Metab 1993; 76: 637-641.
5. Teramoto A, et al. Cavernous sinus sampling in patients with adrenocorticotrophic hormone-dependent Cushing's syndrome with emphasis on inter- and intracavernous adrenocorticotrophic hormone gradients. J. Neurosurg 1998; 89: 762-768.
6. Shiu PC, et al. Cavernous sinus venography. Am J Roentgenol Radium Ther Nucl Med 1968; 104: 57-62.
7. Sanno N, et al. Ectopic corticotroph adenoma in the cavernous sinus: case report. Neurosurgery 1999; 45: 914-917.
8. Kontogeorgos G, et al. Multiple adenomas of the human pituitary. A retrospective autopsy study with clinical implications. J Neurosurg 1991; 74: 243-247.

4. 腫瘍

テモゾロミドの効果は，初期のMRI画像では判定を見誤ることがある

若林俊彦
名古屋大学大学院医学系研究科脳神経病態制御学

脳腫瘍の化学療法

> テモゾロミドの出現により，脳腫瘍の化学療法戦略は飛躍的に改善した．

　悪性グリオーマ，なかでも膠芽腫（glioblastoma multiforme：GBM）の平均生存期間は1年，5年生存率はわずか6％であり，この治療成績は30年間向上しなかった[1]．しかし，近年テモゾロミド（temozolomide：TMZ）の出現で，化学療法の併用により，この治療成績にも新たな進展がみられ始めた．

　TMZは，1999年に欧州にて再発または進行したGBM症例に対する単独療法が承認．同年に再発または進行した退形成性星細胞腫（anaplastic astrocytoma：AA）症例に対する単独療法が承認された．同年に，米国でも再発難治性AA患者に対して単独療法が承認され，2005年には初発のGBM患者に対して放射線との併用療法が承認された．

　わが国では，2002年に再発悪性グリオーマ患者を対象とした第Ⅰ相臨床試験が開始．翌2003年には初回再発AA患者を対象としたオープン第Ⅱ相臨床試験が開始され，それらの成果を基に，2006年に悪性グリオーマの適応で承認された．その間に，初発膠芽腫に対するTMZの放射線治療との上乗せ効果で，およそ2か月間のPFS（progression free survival）の延長と2年生存率の有意な改善を認めるに至った[2]．そして，近年，この登録症例の5年間に及ぶ追跡調査の結果が報告され，長期間に及ぶ生命予後の改善も報告された[3]．

TMZ使用時の診断で注意すべき画像の変化

> 放射線治療後に経験する放射線壊死とは異なる画像変化をTMZ使用例では経験する．

　このように，TMZを使用して治療を実施する症例が蓄積されていくうちに，従来の画像診断法では画像上は明らかに増悪していると判定される症例のなかで，再手術を施行した際の病理所見が壊死組織だけで腫瘍細胞を認めないことがある報告がなされた[4]．

　Chamberlainらは，初発膠芽腫に対して，標準のStuppレジメン[2]を行ったあと，初回再発を認めた症例51例中26例（51％）で6か月以内に臨床症状および画像上の増悪を認めた．そのうち，15例（29％）に腫瘍の再摘出術を実施したが，7例には病理所見で壊死組織が主体であり，腫瘍組織を認めなかった．

　この結果から，early progressionを治療不応例と判断し，その後，別のレジメンを実施することで，その'有効'の判定を誤ってしまう可能性を警告している．このように，治療初期には，画像上増悪傾向を呈するが，その後，造影病変が50％以上の縮小を認め，KPS（Karnofsky performance status）などの神経所見が安定し，そのまま維持療法で最低6か月間，TMZの治療を継続

して安定な状態で維持できる症例を，pseudo-early progressionと命名した[5]．

Walterらは，Macdonald診断基準を用いて，画像上のTMZを用いた治療効果判定を以下のように分類した．すなわち，

① **early progression**（ステロイド用量の維持，増量にも拘わらず，初期治療後4週間以内にMRIで，25％以上の画像上の増悪が認められるもの）

② **real-early progression**（early progressionと判定された症例に，その後の6か月以内に，画像上もしくは臨床上のさらなる増悪がみられた場合）

③ **pseudo-early progression**（early progressionと判定されたあと，経過中に造影病変の50％以上の縮小を認め，神経学的所見が安定し，ステロイド増量を必要としないこと，あるいは初期治療後，最低6か月間TMZ維持療法以外の治療法やステロイド増量をしなくても，臨床症状も画像所見も安定している）

と定義づけた．

その結果，放射線治療とTMZの併用療法を施行した悪性グリオーマにおけるpseudo-early progression群について解析したところ，85症例中，36症例（42％）において，放射線治療終了4週間後に，画像上の増悪を認めた．この36症例中，18例（50％）において，pseudo-early progressionと判定された．これらのpseudo-early progression群（$n=18$）では，real-early progression群（$n=18$）に比べ，Kaplan-Meier生存率曲線において良好な結果が得られ，no early progression群（$n=49$）と似た経過を呈した．放射線とTMZの併用療法により相乗的に抗腫瘍効果が発揮されるために，放射線単独治療に比べて多くのpseudo-early progressionを生じると考えられる．

今後，併用療法後早期に画像上で腫瘍の増悪が認められる症例のなかには，pseudo-early progression群が存在し，これら症例に対しては，継続的なTMZの投与が必要である．また，Brandesらは，初発膠芽腫のearly progressionのうち，60％の症例で，その後の腫瘍増大停止あるいは腫瘍縮小が認められ，結果的には，生命予後が有意に延長されたと報告した．

予後予測因子MGMT

DNA修復因子MGMTの発現が治療予後の予測因子として注目されている．

このようにpseudo-early progressionを呈する症例のなかにはO^6-methylguanine-DNA methyltransferase（MGMT）遺伝子プロモータのメチル化が有意に高く認められ，MGMTの発現抑制がTMZ感受性を高めていると推測されている[6]．このようなpseudoprogressionの存在が，実は，Stuppの初発膠芽腫のTMZ併用療法の有効性の報告を見直す結果となった．すなわち，Stuppの報告[2]では，放射線単独療法に対してTMZの併用療法によるPFSでは5か月vs 6.9か月と，あまり大きな差がなかったにもかかわらず，その後の2年生存率では9％vs 24％と大きな差がみられた理由として，放射線治療にTMZを併用した群でpseudoprogressionを過大評価していたのではないだろうかと推察されている[7]．

いままでに，放射線壊死と思われる報告は，いくつか散見される．すなわち，Rubenら（2006）は426例のグリオーマ症例のコホート研究で，放射線治療群の4.9％に放射線壊死症例を認め，その出現は放射線治療後から平均11.6か月であることを報告している．さらに，放射線治療に化学療法を併用した場合，この頻度がおよそ4倍に上昇するとしている．一方，Petersonら（1995）も放射線化学療法を施行した200例の脳腫瘍症例で，放射線壊死の発生が2.5％の頻度で発生し，発生時期は8〜31か月であったと報告している．また，Shelineら（1980）も放射線治療単独で，3.4％に放射線壊死が発生し，その時期は8〜21か月と，

4. 腫瘍

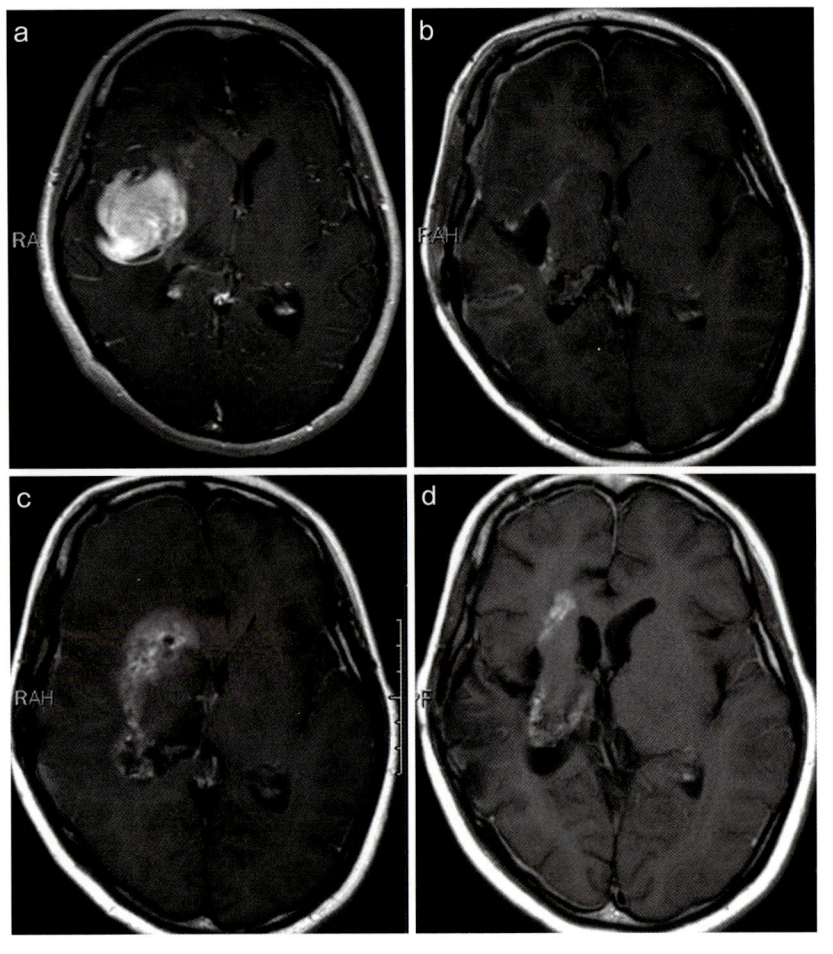

1 pseudoprogressionを呈した症例

22歳, 女性. 右側頭部の膠芽腫.
a：術前画像（MRI T1 WI Gd（+））. 著明な腫瘍造影効果を認める.
b：術後, TMZ＋放射線治療2か月目の画像. 腫瘍陰影はほぼ消失している.
c：TMZ＋放射線治療開始後6か月目の画像. 新たな造影部分の拡大と周辺への圧迫所見を認める.
d：TMZ＋放射線治療開始後11か月目の画像. 腫瘍陰影は再び縮小し, 圧迫所見も改善している.

きわめて類似した報告をしている. しかし, Witら（2004）は, 放射線治療後わずか2か月ほどで, MRIによる造影領域の拡大を認めたが, その後, 抗脳浮腫治療のみで12か月後には造影領域が消失した症例を経験した. その後, このような放射線治療後早期に画像上増悪と判定される症例のなかに, 後に治療有効と判定される症例が含まれている可能性があることを示し, pseudoprogressionの概念の発端となった.

pseudoprogressionの判定法

> pseudoprogressionを診断する方法としてさまざまな画像診断が検討されている.

このpseudoprogerssionの診断に有用であると思われる方法は, MRS, MRIのDWI, FDG-PETなどが有望視されている. pseudoprogressionの発生メカニズムは多岐にわたると推定されている. たとえば, TMZで誘導される細胞死に伴い過剰に分泌されるVEGF（vascular endothelial growth factor）はpseudoprogressionに関与すると考えられ, また造影効果の増強にも関係すると考えられている. また, 血管内皮細胞のアポトーシス誘導も放射線障害に重要な役割を果たすと考えられる.

pseudoprogressionは通常, 化学放射線療法後2か月以内に出現してくるため, 早期進行例との鑑別が重要となる（⇒Point!）. 臨床症状の消失あるいは緩和を認めた場合はpseudoprogressionと考え, TMZの併用療法を継続すべきであるが, 臨床症状が出現あるいは悪化してきた場合には, 手術を考慮し, 病理診断を行うことが推奨される.

4. 腫瘍

> **Point!** 鑑別診断のために有用な撮影法
>
> MRI (T1 WI, T1 WI (Gd+), T2 WI, FLAIRなど)では, pseudoprogressionを放射線壊死や腫瘍再発と鑑別することは困難である. MRSは腫瘍再発を放射線壊死と判別することはできるが, 壊死組織と腫瘍組織が混在する場合は困難となる. DWIでは, pseudoprogressionは再発腫瘍よりも拡散係数の上昇を認めると指摘されているが, 特異性に欠ける. FDG-PETは有効との報告もあるが, 精度も特異性も低い. メチオニンなどのアミノ酸PETは壊死組織と再発腫瘍を鑑別できるが, pseudoprogressionと再発腫瘍の鑑別に有用なのかはまだ明確にはなっていない.

病変部位の病理診断が可能な場合もあるが, 壊死と腫瘍細胞の混在する場合の鑑別は困難である. この場合, 多くの部分が壊死組織であれば, pseudoprogressionと判別することを推奨している.

以上の結果から, 今後の対応としては, まずTMZを使用していて再発あるいは増悪と判断された悪性グリオーマに臨床試験を実施する場合, pseudoprogressionが含まれる可能性を鑑みて, TMZ併用化学放射線療法後3か月以内の症例を手術による組織診断の確定なしに, 新規プロトコールに登録することは控えるべきであるとしている. さらに, 腫瘍の再燃あるいは増悪とpseudoprogressionもしくは治療関連壊死を区別できるような画像上のパラメーターを設定する必要があるとしている.

まとめ

> **pseudoprogressionは予後良好因子である.**

脳腫瘍に対する化学療法は, TMZの出現により新たな時代が始まった. 脳腫瘍の標準治療の一翼として, TMZは確固たる地位を獲得し, 放射線治療との併用療法が現在の悪性グリオーマの世界的標準治療法となった. さらに, MGMT発現の有無が治療効果判定に有力な予後因子として注目されてくるなかで, 従来の治療効果判定に使用されていたMRI画像では, pseudoprogressionという新たな概念が導入されていることを念頭におき, 診断を的確に下せるような検討が必要である.

■引用文献

1. Aoki T, et al. Management of glioblastoma. Expert. Opin. Pharmacother 2007; 8: 1-14.
2. Stupp R, et al. Radiotherapy plus concomitant and adjuvant temozolomide for glioblastoma. N Engl J Med 2005; 352: 987-996.
3. Stupp R, et al. Effects of radiotherapy with concomitant and adjuvant temozolomide versus radiotherapy alone on survival in glioblastoma in a randomized phase III study: 5-year analysis on the EORTC-NCIC trial. Lancet Oncol 2009; 10(5): 459-466.
4. Chamberlain MC, et al. Early necrosis following concurrent temodar and radiotherapy in patients with glioblastoma. J Neurooncol 2007; 82: 81-83.
5. Walter T, et al. Incidence of early pseudo-progression in a cohort of malignant glioma patients treated with chemoirradiation with temozolomide. Cancer 2008; 113: 405-410.
6. Brandes AA, et al. MGMT promoter methylation status can predict the incidence and outcome of pseudoprogression after concomitant radiochemotherapy in newly diagnosed glioblastoma patients. J Clin Oncol 2008; 26: 2192-2197.
7. Brandes AA, et al. Disease progression or pseudoprogression after concomitant radiochemotherapy treatment: pitfalls in neurooncology. Neuro-Oncology 2008; 10: 361-367.

4．腫瘍

3T MRI heavily T2強調像を用いた聴神経腫瘍内耳道内進展度は，撮像法の違いで異なってみえる

甲村英二
神戸大学大学院医学研究科外科系講座脳神経外科学分野

はじめに

近年の画像診断技術の進歩には目を見張るものがある．小脳橋角部腫瘍を例にとれば，heavily T2 weighted sequenceを用いて得られるMR画像（hT2画像）は，腫瘍のみならず神経の位置，内耳道底まで腫瘍が及んでいるかどうかといった情報を術前に提供する．近年は3テスラ高磁場MRI（3T MRI）が導入され，従来の1.5テスラMRI（1.5T MRI）を上回る良好な信号雑音比（SN比）により，さらに詳細な形態情報を得ることが可能となった．

しかし，3T MRIは利点も多いが欠点も存在し，撮像法に注意することを理解しておかねばない．聴神経腫瘍を手術するさいに腫瘍が内耳道の底部まで及んでいるか，髄液スペースがあるかの情報は，手術時の内耳道開放範囲の決定や手術の難易度判定に有用である．

本稿では小脳橋角部腫瘍が内耳道内のどこまで及んでいるかの評価に関して，3T MRIでの注意点について述べる．

hT2画像

> hT2画像撮像法に，gradient echo系とfast spin echo系の2種類がある．

hT2画像の撮像に用いられるシークエンスは，MRI製造社によりさまざまな名称が用いられているが，gradient echo（GRE）系とfast spin echo（FSE）系とに大別される[1,2]．

GRE系には代表的なものとして，CISS（constructive interference in the steady state），FIESTA（fast imaging employing steady-state acquisition），true-FISP（true free induction with steady precession）やbFFE（balanced fast-field echo）とよばれる撮像法がある．FSE系には，FASE（fast asymmetrical spin-echo），DRIVE（driven equilibrium），FRFSE（fast recovery fast spin-echo）などがある．

両者には基本的特徴がある．GRE系撮像法は磁化率アーチファクトを受けやすいことが欠点である．FSE系撮像法は磁化率アーチファクトの影響はGRE系に比べて少ないが，SN比が相対的に低く，撮像時間が長くなる．また動きに伴うアーチファクトに弱い．GRE系撮像法ならびにFSE系撮像法は，基本的には良好な画質のhT2画像を提供するため，画像ユーザーの脳神経外科医は，とくには注意を払っていないと思われる．

3T MRI

> 3T MRIではSN比は向上し撮像時間短縮，空間分解能改善に寄与するが，磁化率アーチファクトも増加する．

3T MRIの1.5T MRIに対する最大の利点は磁場強度の増加によるSN比の向上である．ノイズは磁場強度に比例するのに比べ，磁化信号は磁場強度の2乗で増加するため，理論的には3T MRIではSN比は倍に向上することになる．SN比の改善

4. 腫瘍

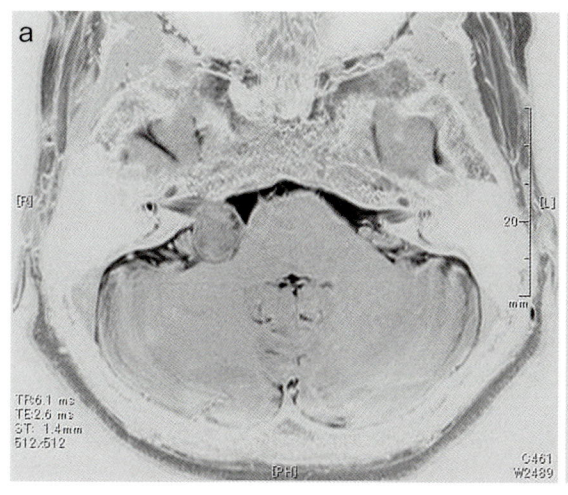

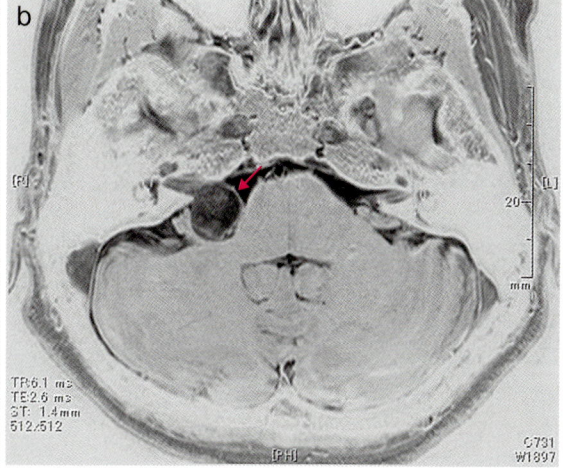

1 3T MRIを用いたbFFE画像に対する造影剤の効果

右聴神経腫瘍患者に3T MRIを用いたbFFE反転画像（TR 6.1 msec, TE 2.6 msec, ST 1.4 mm, 512×512）．造影剤投与前（a）と造影剤投与後（b）．造影剤を投与することにより腫瘍は神経よりも黒くなることで腫瘍表面の神経（矢印）が明瞭となる．

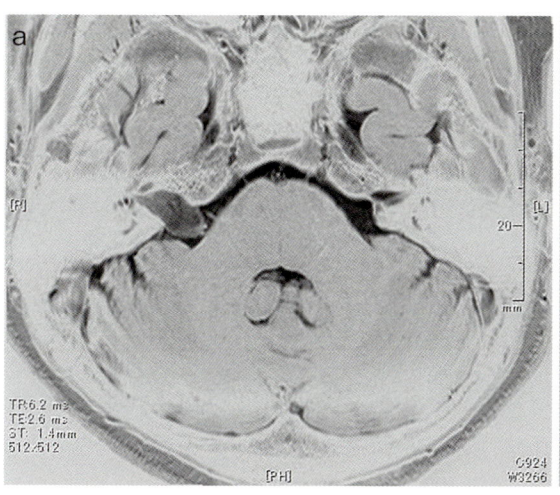

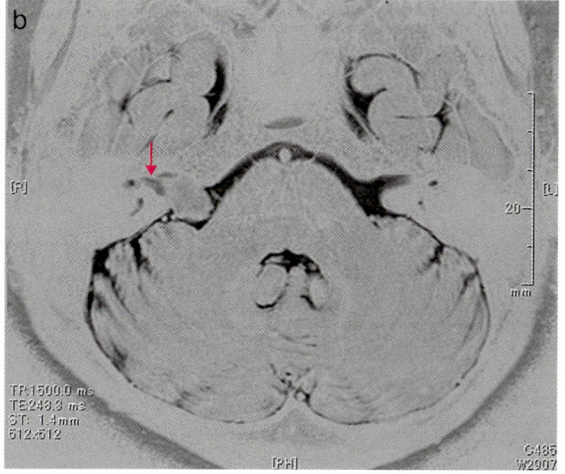

2 3T MRIを用いたGD-bFFE画像と3D-DRIVE画像の比較

右聴神経腫瘍患者に3T MRIを用いたGd-bFFE反転画像（a, TR 6.2 msec, TE 2.6 msec, ST 1.4 mm, 512×512）と同一患者の3D-DRIVE反転画像（b, TR 1500 msec, TE 248.3 msec, ST 1.4 mm, 512×512）．Gd-bFFE画像では腫瘍は内耳道底まで達しているようにみえるが（a），3D-DRIVE画像では腫瘍は内耳道内の中ほどまでで終わっており，内耳道底には髄液スペースが明瞭に認められ神経構造も認められる（b, 矢印）．

に伴って，3T MRIでは空間分解能の改善，撮像時間の短縮が可能となった．

3T MRIの問題点としては，磁化率アーチファクトの増大がある．磁化率アーチファクトは，小脳橋角部のように側頭骨，乳突洞，副鼻腔など含気腔や骨組織がある部位とその周囲で磁化率変動があるために緩和時間短縮と位相シフト（歪み）が生じて起こる．前述のように，とくにGRE系撮像法で問題となる[3]．

小脳橋角部腫瘍に対する3T MRIを用いたhT2画像の落とし穴

脳槽部での形態評価にはbFFEが有用であるが，内耳道内の評価には3D-DRIVEのほうがよい．

われわれの施設では，小脳橋角部腫瘍の術前検査hT2画像として，bFFE，3D-DRIVEを用いてきた（Philips Achieva 1.5TおよびPhilips Achie-

4. 腫瘍

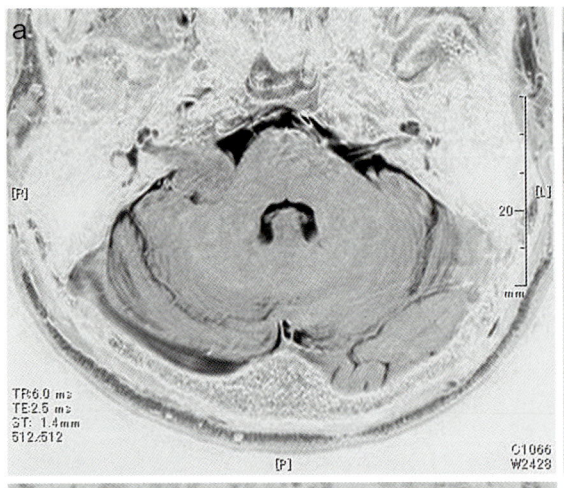

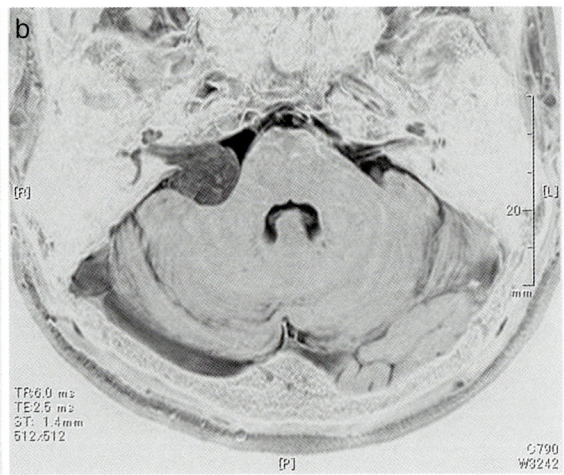

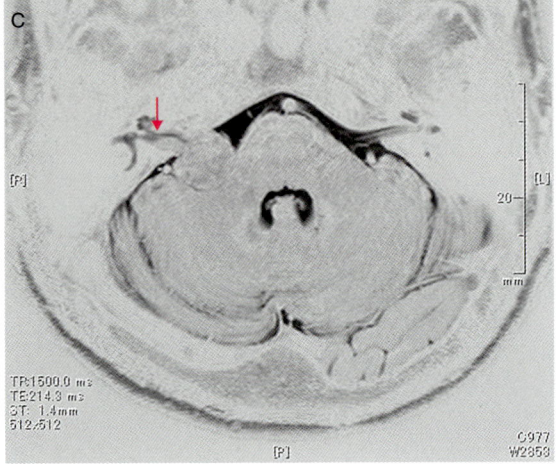

③ 3T MRIを用いたbFFE画像と 3D-DRIVE画像の比較

右聴神経患者に3T MRIを用いたbFFE反転画像(a, TR 6.0 msec, TE 2.5 msec, ST 1.4 mm, 512×512)とGd-bFFE反転画像(b, TR 6.0 msec, TE 2.5 msec, ST 1.4 mm, 512×512). 脳槽部で腫瘍の腹側に神経組織が確認され(矢印)顔面神経と推定される. 同一患者の3D-DRIVE反転画像(c, TR 1500 msec, TE 214 msec, ST 1.4 mm, 512×512). bFFE画像では腫瘍は内耳道底まで達しているようにみえるが(a, b), 3D-DRIVE画像では腫瘍は内耳道内の中ほどまでで終わっており, 内耳道底には髄液スペースが明瞭に認められる(c, 矢印).

va 3T). GRE系撮像法では信号強度はT2/T1に依存するため, Gdによる造影効果を得ることができる. 腫瘍は造影剤により造影効果を受けるが, 神経は造影されにくいことを利用して, 造影剤を用いたbFFE画像(Gd-bFFE)を撮影することにより腫瘍表面にある顔面神経と腫瘍を明白に描出することも可能である. 白黒反転画像を用いると腫瘍は造影剤投与により神経よりも黒くなることで腫瘍表面の神経を同定しやすくなる(①).

しかし, 内耳道内に視野を転じると, bFFE画像では前述の磁化率アーチファクトが強く髄液とのコントラストも低下するため, 内耳道内の評価が困難になりやすい. ことに造影剤を用いた3T MRI画像では, 腫瘍が一見したところ内耳道底まで充満している印象を受ける(② ③). 1.5Tと3T MRIを同一患者で検査することは通常しないが, 同一患者で1.5T MRIで撮像したGd-bFFEでは, 内耳道内の神経が腫瘍の遠位に明瞭に認められている(④). 3T MRIでの磁化率アーチファクト増大の影響が関係しているものと推測される(⇒Point!).

おわりに

したがって, 3T MRIを用いての脳槽部での神経と腫瘍の位置関係確認にはGd-bFFE画像が有用であり, 内耳道内構造の評価, 内耳道底の髄液腔の確認はFSE系の3D-DRIVEで行うことが望ましいと考える.

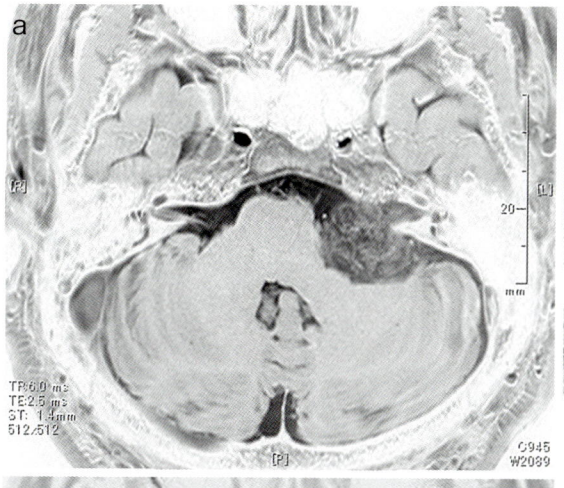

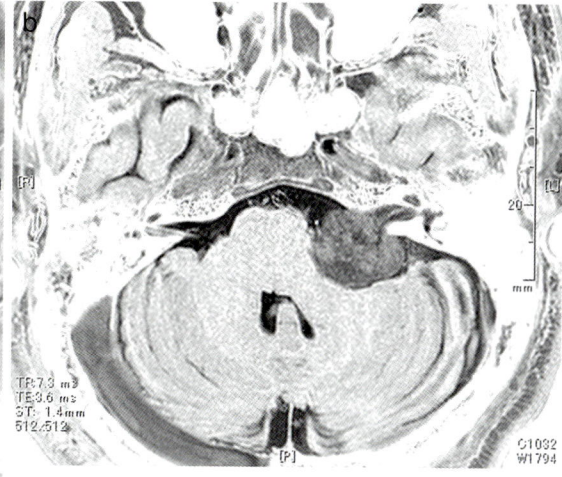

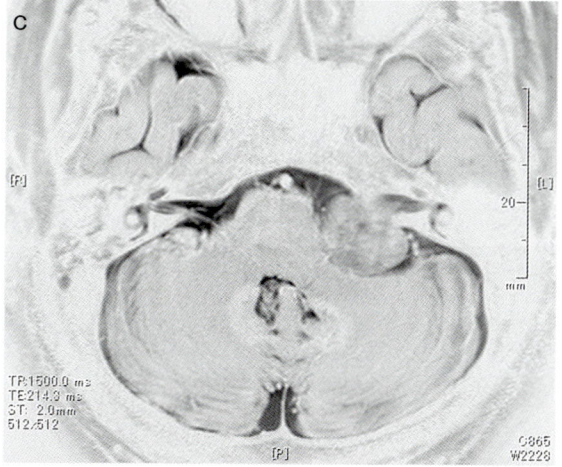

4 3T MRIと1.5T MRIを用いた GD-bFFE画像の比較

左聴神経腫瘍患者に3T MRIを用いたGd-bFFE反転画像（a, TR 6.0 msec, TE 2.5 msec, ST 1.4 mm, 512×512）と同一患者に1.5T MRIを用いたGd-bFFE反転画像（b, TR 7.3 msec, TE 3.6 msec, ST 1.4 mm, 512×512）. 3T MRI画像で画質は全体に改善している. 3T MRIでは内耳道底まで腫瘍が達しているようにみえるが（a），1.5T MRIでは内耳道底にスペースがあるようにもみえる. 3T MRIでの3D-DRIVE画像（c, TR 1500 msec, TE 214 msec, ST 1.4 mm, 512×512）では内耳道底に髄液スペースの存在することが明瞭である.

Point! 3T MRIでの磁化率アーチファクト

磁化率アーチファクトは，小脳橋角部のように側頭骨，乳突洞，副鼻腔など，含気腔や骨組織がある部位とその周囲では磁化率変動があるために緩和時間短縮と位相シフト（歪み）が生じて起こる. とくに3T MRIを用いたGRE系撮像法で問題となりやすく，内耳道内などの評価がFSE系撮像法に対して困難となりやすい.

■引用文献

1. Jara H, et al. MR Hydrography: Theory and practice of static fluid. AJR 1998; 170: 873-882.
2. Tsuchiya K, et al. Evaluation of MR cisternography of the cerebellopontine angle using a balanced fast-field-echo sequence: preliminary findings. Eur Radiol 2004; 14: 239-242.
3. Byun JS, et al. MR imaging of the internal auditory canal and inner ear at 3T: Comparison between 3D driven equilibrium and 3D balanced fast field echo sequences. Korean J Radiol 2008; 9: 212-218.

4. 腫瘍

MRI T2画像で高信号を示す髄膜腫は，本当に軟らかいか？

榊 寿右
奈良県立医科大学

手術前に知っておきたい髄膜腫の硬さ

> 一般的には，T2画像で高信号を示すものは軟らかく，低信号を示すものは硬い．

　ここでは髄膜腫に限って述べることにする．髄膜腫手術の困難さを決めるものに，腫瘍の部位，血管の豊富さ，そして腫瘍の硬さがある．筆者はそれらのなかでも腫瘍の硬さが最も手術の困難さを決めると思っている．腫瘍が吸引管で吸い取れるような軟らかいものであれば，仮に腫瘍が斜台部にあっても手術はそれほど困難ではない．一方，消しゴムのように硬いものでは摘出に困難を極める．

　術前に，髄膜腫の硬さを知る手段の一つとしてMRI T2画像がある．髄膜腫がT2画像でどのような信号を示すのかは一定していない．一般的に，T2画像で高信号を示すものは軟らかく，低信号を示すものは硬い（ **1** ）．T2画像で高信号を示す理由はプロトン密度が高いことであり，自由水，嚢胞，液化壊死，変性，浮腫，炎症などはプロトン密度が高くなって高信号で描出される．髄膜腫で高信号が示されるのは腫瘍が液化壊死や変性に陥っていることを示している．したがって，髄膜腫の手術では造影MRI所見もさることながら，T2画像は多いに役立つと考えられる．

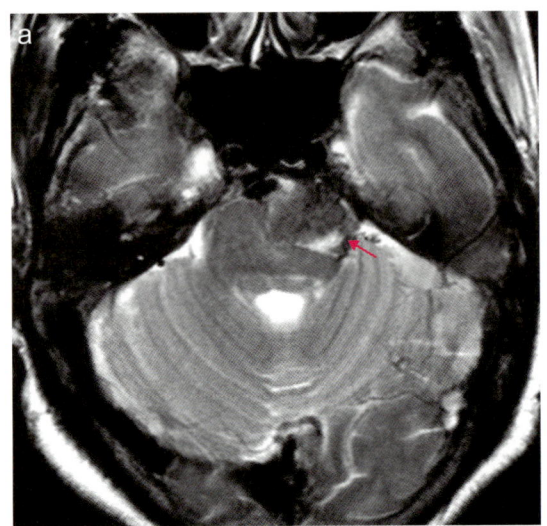

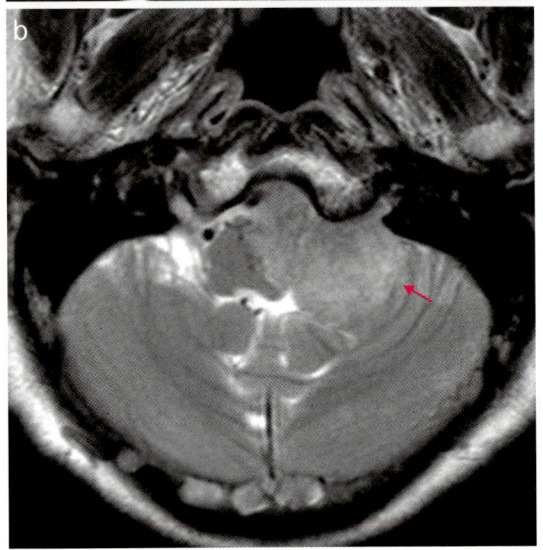

1 髄膜腫のMRI T2画像

aは低信号部分が多い腫瘍できわめて硬く，bは比較的軟らかい．矢印は腫瘍部分．

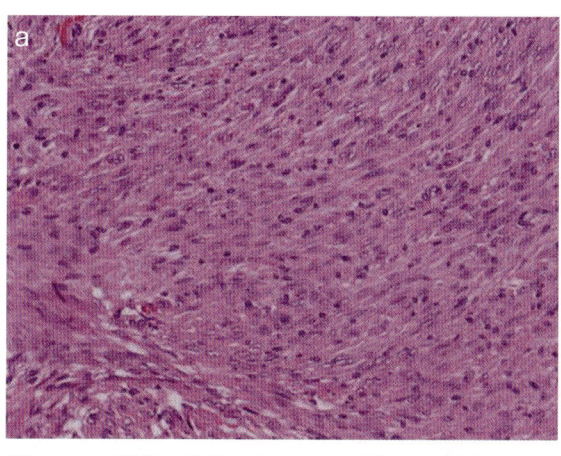

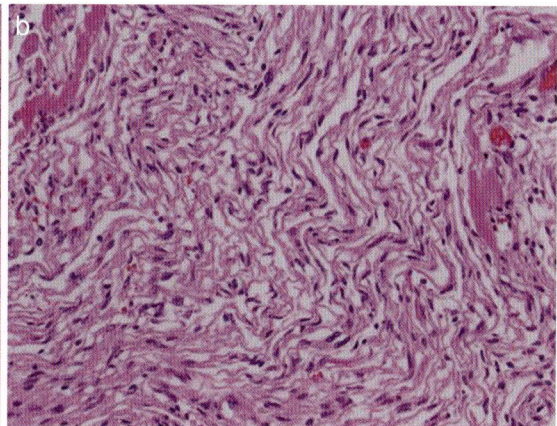

2 MRI T2画像で高信号を示した髄膜腫の組織像
aが吸引可能の組織，bが吸引困難な部分の組織．

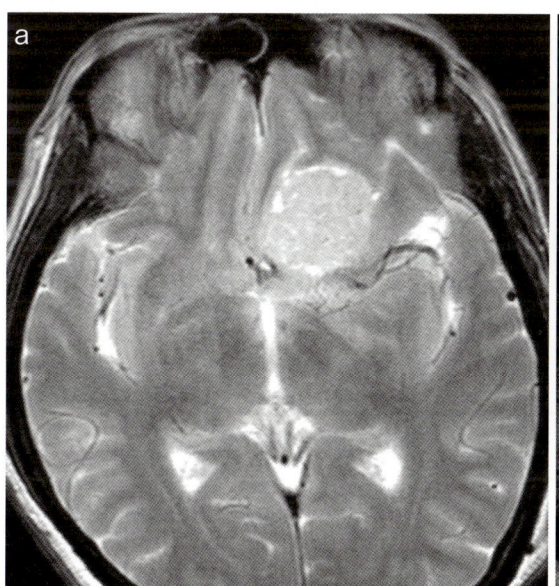

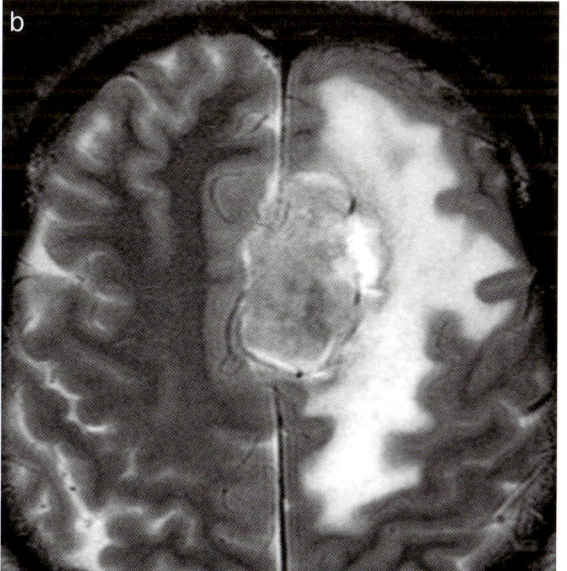

3 前頭蓋底髄膜腫と大脳鎌髄膜腫のMRI T2画像
前頭蓋から生じた底髄膜腫（a）は容易に吸引除去できたが，大脳鎌から生じた髄膜腫（b）は線維部分が多く超音波吸引器でようやく除去できた．

T2画像が高信号でも硬い髄膜腫

> 線維組織を多く含んだ髄膜腫は，超音波吸引器でも簡単に吸引除去できない．

　しかし，T2画像で高信号を示したらすべてが軟らかく，手術が容易かとなれば必ずしもそうではない．いままでの手術によって経験した髄膜腫のうち，明らかにT2画像で高信号を示し吸引管でも容易に吸い取れるものと，線維質が多く吸引が困難で，超音波吸引器を用いても十分に吸引できないものがあった．T2画像で高信号を示す腫瘍の組織を見てみると，すべてが髄膜皮型髄膜腫ではあったが，腫瘍を構成する線維の状況に差があって，当然吸引困難なものでは線維部分が多い（**2**）．

　また，腫瘍の発生部位を見た結果，発生母体となっている硬膜の部位と関係があることもわかった．髄膜腫はくも膜細胞を発生母地として生じる．

4. 腫瘍

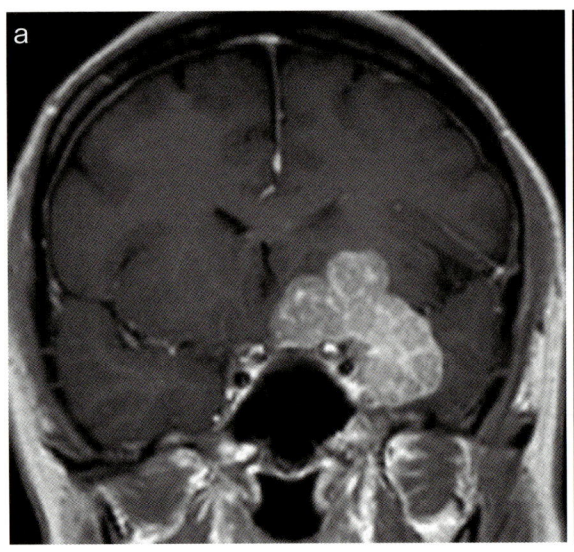

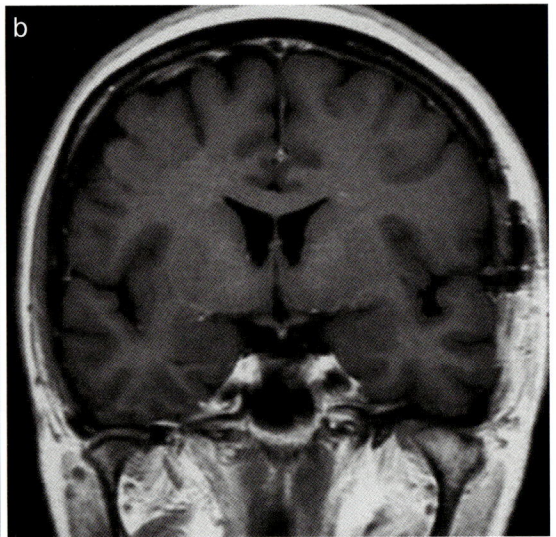

4 蝶形骨稜内側部にできた髄膜腫のMRI T2画像

前頭蓋底から中頭蓋に向かって伸展した髄膜腫．このような症例の除去は容易である．
a：術前，b：術後．

頭蓋内硬膜は内膜と外膜の2層から形成されているが，部位により厚さに差異があって大脳鎌や小脳テント，さらに脳神経や動静脈の頭蓋外への出入口を覆っている硬膜は厚い．そしてこの厚くなった硬膜部分から生じた髄膜腫は周辺の硬膜線維を巻き込むためかどうかわからないが，T2画像で高信号であっても線維組織を多く含んでいて，手術では簡単に除去できなかった．

頭蓋の円蓋部に発生した髄膜腫のうちT2画像で高信号を示すものでは，その約85％が吸引可能な軟らかいものであった．一方，大脳鎌，小脳テントに発生するものでは，T2画像で高信号を示すもののうち軟らかかったものは40％に過ぎなかった（**3**）．とくに大脳鎌から小脳テント移行部に発生するものでは，そのほとんどが線維質の多いものであり，この部に発生する髄膜腫はT2画像に関係なく手術の難度は高くなると思われた．また前頭蓋底（蝶形骨平面を含む）は80％以上が軟らかさとT2の高信号とが一致した．しかし中頭蓋窩では前面や内側面から発生したものでは一致率が40％以下であった．後頭蓋窩では，錐体骨後面に発生するものは一致性が高く，下面から斜台にかけては一致しなかった（⇒**Point!**）．

> **Point!**
> **髄膜腫の発生母地を見きわめる**
>
> 術前の検討で全摘出が可能かどうか，開頭の範囲をどのようにするか，などをT2画像と重ね合わせて考えるときに，髄膜腫の発生母地の硬膜部分がどこに当たるのかをしっかりと見極めることが重要である．

T2画像の限界

蝶形骨稜髄膜腫といっても，腫瘍の発生母地の硬膜は蝶形骨平面部か中頭蓋窩前面部の硬膜からSyivius列に向かって発育伸展する．同じT2画像で高信号を示していても，蝶形骨平面部から生じたものは吸引にて摘出は容易であるが，中頭蓋窩前面から伸展発育したものでは容易には摘出できない（**4**）．

小脳橋角部に存在する髄膜腫も同様で，錐体骨後面の薄い硬膜部分から生じたものはT2画像で高信号であれば摘出容易であるが，小脳テント移行部や斜台移行部から生じたものはT2画像で高信号であっても摘出は難しいといえる．

髄膜腫のdural tail signは必ずしも腫瘍浸潤とは限らない

中尾直之, 上松右二, 板倉 徹
和歌山県立医科大学脳神経外科

髄膜腫のdural tail sign

> MRIによる髄膜腫の特徴的な所見の一つとして, 腫瘍付着部近傍の硬膜の肥厚を示す造影剤増強効果dural tail signがある.

髄膜腫にみられるdural tail signとは, 造影MRIで認められる腫瘍付着部近傍の硬膜肥厚で, dural tail以外にもthickening of duraやprominent meningeal enhancementなどの呼び名で報告されている[1-3].

この硬膜肥厚所見は髄膜腫以外でも転移性脳腫瘍, グリオーマ, 神経鞘腫, リンパ腫などの腫瘍性病変や炎症性肉芽腫などの非腫瘍性病変でも同様の所見が認められることがあり, 決して髄膜腫に特異的なものではない. その一方で, 過去の報告によるとdural tail signは髄膜腫の60〜80%にみられ[1-3], 円蓋部髄膜腫に限ったわれわれの検討でも83%と高率にdural tail signを認めている[4](**1**). このことから, dural tail signは髄膜腫の固有の画像サインではないとしても, 髄膜腫に高頻度で認められる特徴的な所見の一つといえる.

Goldsherら[1]は, 髄膜腫と他の脳実質外腫瘍や硬膜に接した脳実質内腫瘍の造影MRI所見の比較分析を行った結果, ①肥厚した硬膜の造影剤増強効果が腫瘍自体の増強効果よりも強く, ②腫瘍付着部近傍が最も厚く周辺にいくに従い先細りとなり, ③これらの所見が少なくとも2スライス以上にわたって認められる, ということが髄膜腫に特徴的なdural tail signと確定診断する条件として提唱している(**1**).

dural tail signの本体

> dural tail signの本体は, 病理組織学的にはくも膜や硬膜組織の反応性組織変化と腫瘍浸潤からなる.

髄膜腫の付着部周辺硬膜の病理組織学的検討によると, dural tail signを示した硬膜肥厚は疎な線維性結合組織や血管の増生によって構成され, その他, 血管拡張や血管透過性亢進などが観察されている. 同組織にはつねに腫瘍細胞の浸潤を認めるわけではなく, 過去の報告によると腫瘍細胞の検出は平均して約46%の頻度である[1-3].

われわれが行った検討[4]でも, 非腫瘍性の硬膜組織の反応性変化として, くも膜細胞の反応性増生や硬膜静脈の拡張などを認めた. これらの組織像に加えて腫瘍浸潤は53%に認め, 浸潤様式を分析すると, ①反応性増生のくも膜細胞内への腫瘍細胞小集団, ②硬膜下腫瘍伸展, ③硬膜内腫瘍浸潤, の3種類のパターンに分類できた. この腫瘍浸潤は腫瘍縁から最長13mmのところまで認めた.

実際の病理組織像はこれらの組織像の組み合わせからなり, 次の5型に分類できた(**2**). タイプA：肥厚したくも膜(17%), タイプB：腫瘍辺縁硬膜の静脈の拡張(30%), タイプC：タイプAに腫瘍細胞の小集団を形成(15%), タイプD：

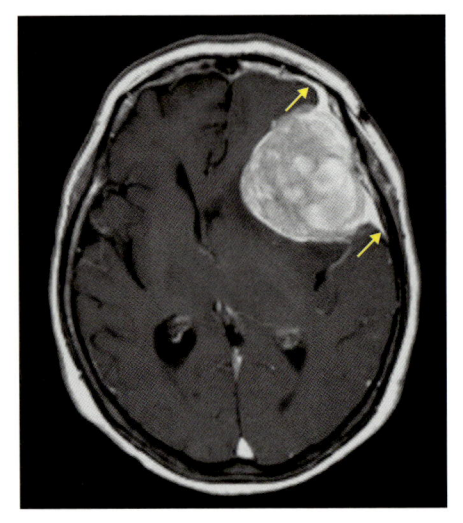

4. 腫瘍

❶ 円蓋部髄膜腫の dural tail sign

造影 MRI 水平断において，肥厚した硬膜の造影剤増強効果が腫瘍自体の増強効果よりも強く，腫瘍付着部近傍が最も厚く周辺にいくに従い先細りとなっている（矢印）．

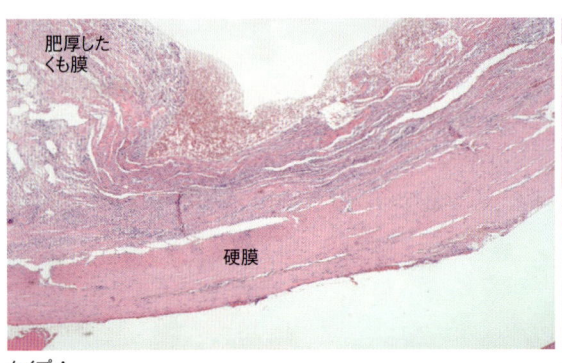

タイプ A

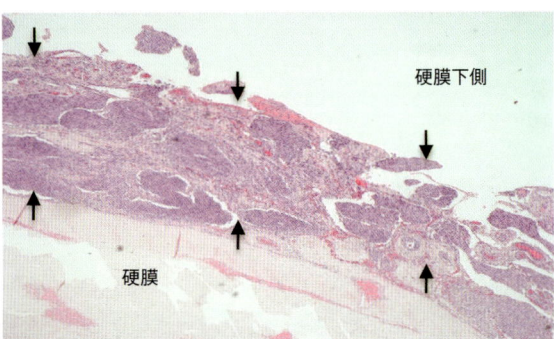

タイプ D

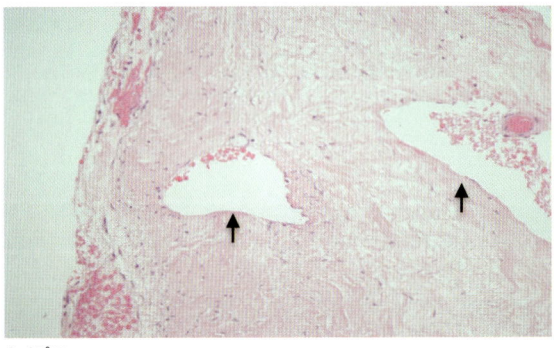

タイプ B

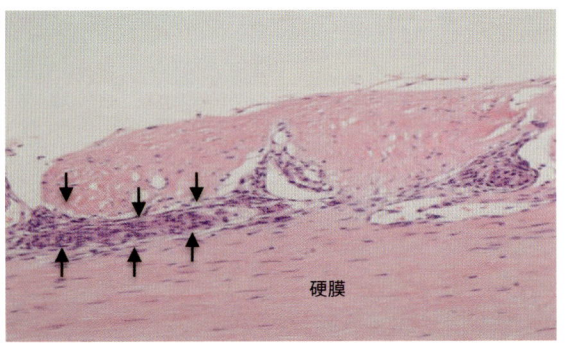

タイプ E

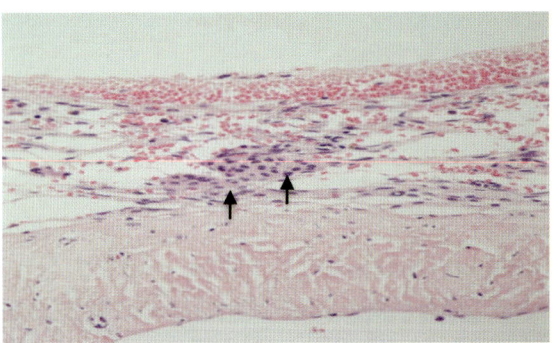

タイプ C

❷ dural tail の病理組織像

タイプ A：硬膜下の増殖肥厚したくも膜．
タイプ B：腫瘍辺縁硬膜内の拡張した静脈（矢印）．
タイプ C：肥厚したくも膜に存在する腫瘍細胞の小集団（矢印）．
タイプ D：硬膜下へ伸展した腫瘍細胞（矢印）．
タイプ E：硬膜内へ浸潤した腫瘍細胞（矢印）．

硬膜下への腫瘍伸展（25％），タイプE：タイプDとタイプCに付随して硬膜内に腫瘍浸潤を認める（13％）．

一方，画像所見と組織学的な腫瘍浸潤との関係をdural tailの長さに注目して調べてみると，腫瘍浸潤を認めた症例と認めない場合とでは，それぞれ平均12 mmと6 mmで，これらは統計学的に有意な差を認めた[4]．次に，腫瘍近傍の骨肥厚とdural tailへの腫瘍浸潤との関係を調べると，腫瘍浸潤の頻度は，骨肥厚を認めない症例では19例中9例（47％）であったのに対して，骨肥厚を認める症例では4例中3例（75％）と高い傾向を示し[4]，髄膜腫に伴う骨肥厚の機序を考えるうえで興味深い知見である．

dural tailは摘出すべきか

dural tailに相当する部分の硬膜内や硬膜下に腫瘍細胞の小集団が認められることがあり，腫瘍本体とともにこの部分も摘出することが望ましい．

諸家の報告やわれわれの検討結果をまとめると[1-4]，dural tail signの本体とはくも膜を中心とした線維性結合組織の増生や硬膜血管の拡張を始めとする反応性の増生組織といえる．そして，この反応性変化を受けた組織に約半数の頻度で腫瘍細胞の浸潤を認める．

それでは，このdural tail signを示す硬膜は腫瘍とともに切除すべきか否か？ Borovichらは，かつて髄膜腫の局所における多中心性発生を示し，局所再発との関連性を指摘している．この知見に基づき，Borovichら[5]は再発をできるだけ防ぐためにも，腫瘍とその付着部硬膜摘出に加えて可能であれば周辺硬膜の広範囲切除を提唱している．したがって，dural tailへの腫瘍浸潤の有無を術前・術中に確定しえない状況では，再発をできるだけ防ぐためにも腫瘍周辺硬膜は可及的に摘出すべきであろう．

■引用文献

1. Goldsher D, et al. Dural "tail" associated with meningiomas on Gd-DTPA-enhanced MR images: chracteristics, differential diagnostic value, and possible implications for treatment. Radiology 1990; 176: 447-450.
2. Tokumaru A, et al. Prominent meningeal enhancement adjacent to meningioma on Gd-DTPA-enhanced MR images: histopathologic correlation. Radiology 1990; 175: 431-433.
3. Wilms G, et al. Thickening of dura surrounding meningiomas: MR features. J Comput Assist Tomogr 1989; 13: 763-768.
4. 上松右二，ほか．髄膜腫におけるdural tail signの摘出は？ 山下純宏（編）．脳腫瘍の外科，メディカ出版，大阪，2005；p.202-207.
5. Borovich B, et al. Recurrence of intracranial meningiomas: the role played by regional multicentricity. J Neurosurg 1986; 65: 168-171.

4. 腫瘍

通常のMRIでは診断の困難な下垂体卒中がある

黒﨑雅道, 渡辺高志
鳥取大学医学部脳神経医科学講座脳神経外科学分野

下垂体卒中

> 下垂体卒中には臨床症状を呈するものと無症候性のものとがあるが, 超高磁場MRIの臨床応用や画像診断技術の向上に伴い, 最近では後者の症例が増加傾向にある.

狭義の下垂体卒中とは, 下垂体腺腫内に出血や梗塞が起きることにより, 突然の激しい頭痛や嘔気, 嘔吐, 動眼神経麻痺, 意識障害などの症状を呈する急性症候群を意味する.

下垂体卒中の頻度に関しては全下垂体腺腫症例のなかで2〜28％と, さまざまな報告がある[1-3]が, MRI画像上, 出血所見を呈する無症候性のものも含めれば, その頻度は約半数となる[1].

下垂体卒中の画像診断

> 下垂体腺腫内の出血は亜急性期には囊胞化し典型的な所見を呈するが, 例外もある.

下垂体卒中の診断に関しては, 急性期の出血性病変では頭部CTによる診断も可能であるが, 通常は頭部MRIが必須となる. MRIでは超急性期には出血性, 梗塞性ともにT1強調画像 (T1 WI) で低信号, T2強調画像 (T2 WI) で高信号といった非特異的な所見を呈する. 出血性の場合は急性期にT2 WIで低信号が出現し, 亜急性期には血腫は囊胞化され, T1 WIで高信号が出現する[1]. さらに時間が経過すると血球成分が沈殿し, 液面形成を伴う場合もある[1]. 出血性, 梗塞性ともに病変は増強されないが, 造影後には腫瘍辺縁部や正常下垂体の造影効果は保たれる[4]. 隣接する硬膜の肥厚や蝶形骨洞粘膜肥厚がしばしば認められる[5].

Kuriharaら[1]の113例の検討では, MRI上55例の腺腫内に囊胞成分を認めたが, 前述したT1 WIでの高信号や液面形成がみられなかった囊胞の14例中12例で術中に血腫成分を確認したと報告している.

Tosakaら[6]はmicrobleedsの検出に有用なT2強調画像を腺腫内血腫の検出に応用し, 下垂体腺腫25例 (臨床的下垂体卒中例も含む) 中12例と高頻度に血腫成分を認めたと報告している.

磁化率強調画像

> 磁化率強調画像は, T2*強調画像よりもmicrobleedsの検出に優れている.

磁化率強調画像は, susceptibility weighted imaging (SWI) の名で知られている[7]が, GE社ではphase sensitive imaging (PSI) と表記しており, 本稿でもPSIを使用する.

PSIは単なる磁化率効果によるT2*信号減衰を画像化したものではなく, 磁化率差異による位相成分の変化と形態情報を融合させた新たなコントラスト画像である[7-12]. そのため, 磁化率強調の程度はグラディエントエコー法のT2*強調画像に比べて数倍の威力があり[11,12], microbleedsの描出にも優れている. この方法を用いることにより, 陳旧性脳出血の検出率が向上することが近年, 報

4. 腫瘍

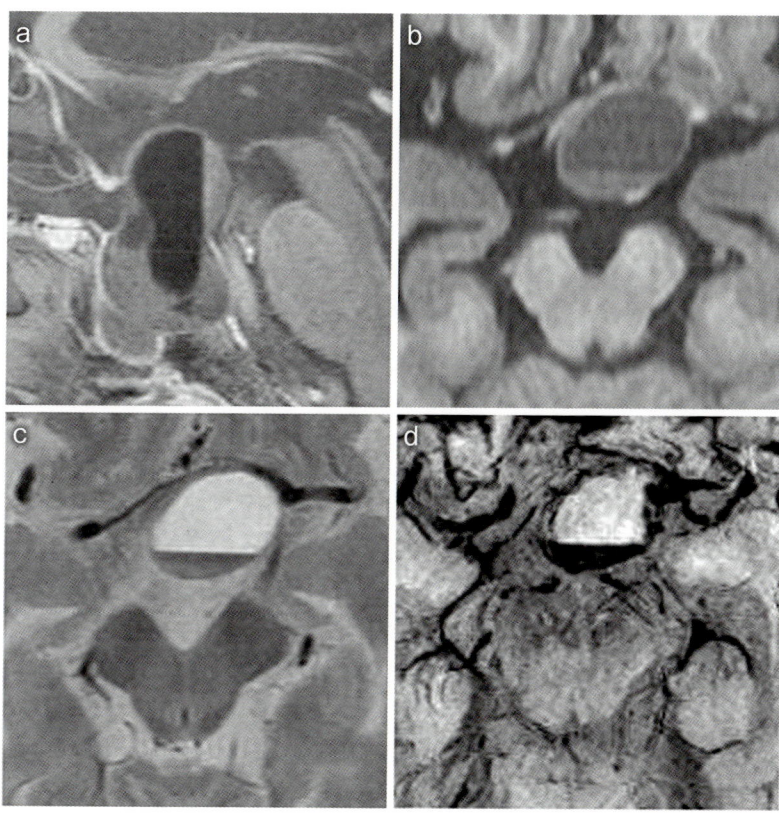

1 MRI上，液面形成を呈した典型例

頭痛および視野障害を主訴とした63歳男性．近医で頭部CTを施行し，下垂体腺腫を疑われ当科紹介．MRIの通常の撮像法で液面形成を呈しており，非機能産生腺腫に下垂体卒中を合併したものと考えられた（a, b, c）．PSIでは血腫の沈殿層にあたる部分のみならず，周囲の壁あるいは腺腫と思われる部分にも低信号域がみられた（d）．嚢胞壁に沿った血腫成分の描出が可能．PSIを用いることで微量のヘモジデリンの沈着が検出されたためと考えられた．経蝶形骨洞手術を行い，術中にキサントクロミーの液体と赤褐色の血腫部分を確認した．
a：reversed T2 WI（矢状断）．
b：T1 WI（水平断）．
c：T2 WI（水平断）．
d：PSI（水平断）．

告されるようになった[11, 12]．

PSIを用いた下垂体卒中の画像診断

> 3T MRIにPSIを加えることにより，無症候性下垂体卒中例の検出力の向上が期待できる．

当施設での3T MRI（Signa EXCITE 3.0T HD，GE社製）を用いた検討では，下垂体大型腺腫28例（非機能性腺腫21例，プロラクチン産生腺腫4例，成長ホルモン産生腺腫3例）中，通常の撮像法（T1 WIでは3D-spoiled gradient echo〈SPGR〉法およびfast spin echo〈FSE〉法，T2 WIではFSE法）では13例で腺腫内の血腫を疑った．PSIでは28例中17例で腫瘍内出血と診断し，術中所見あるいは病理組織標本により血腫を確認した．すなわち4例はPSIを行うことで初めて腫瘍内血腫の診断が可能となった（**1 2**）．またPSIは下垂体卒中と頭蓋咽頭腫やRathke嚢胞などの他の嚢胞疾患との鑑別にも有用となると思われる（⇒**Point!**）．ただ，PSIではトルコ鞍周囲の骨や空気によるアーチファクトが強く出るため，鞍内の腫瘍内部や微小腺腫例での画像は不鮮明となることが欠点としてあげられる．

3T MRIでPSIの欠点を補う **Point!**

3T MRIは1.5Tの約2倍の信号雑音（SN）比が得られ，下垂体腺腫においても他の脳腫瘍同様，空間分解の高い画像が得られ，腫瘍の内部の性状や周囲の構造物との関係が明瞭となることが知られている[14, 15]．このため，3T MRIを用いることで空間分解能が低いというPSIの欠点を補うことが可能となる．すなわち3T MRIにPSIを加えることにより，下垂体卒中の検出力が向上すると考えられる．

下垂体卒中の検出の意義

> 下垂体卒中の診断が正しく行われれば，その後の治療のタイミングや方法に影響を与える．

Sempleら[13]の病理組織学的所見と画像診断と

143

4. 腫瘍

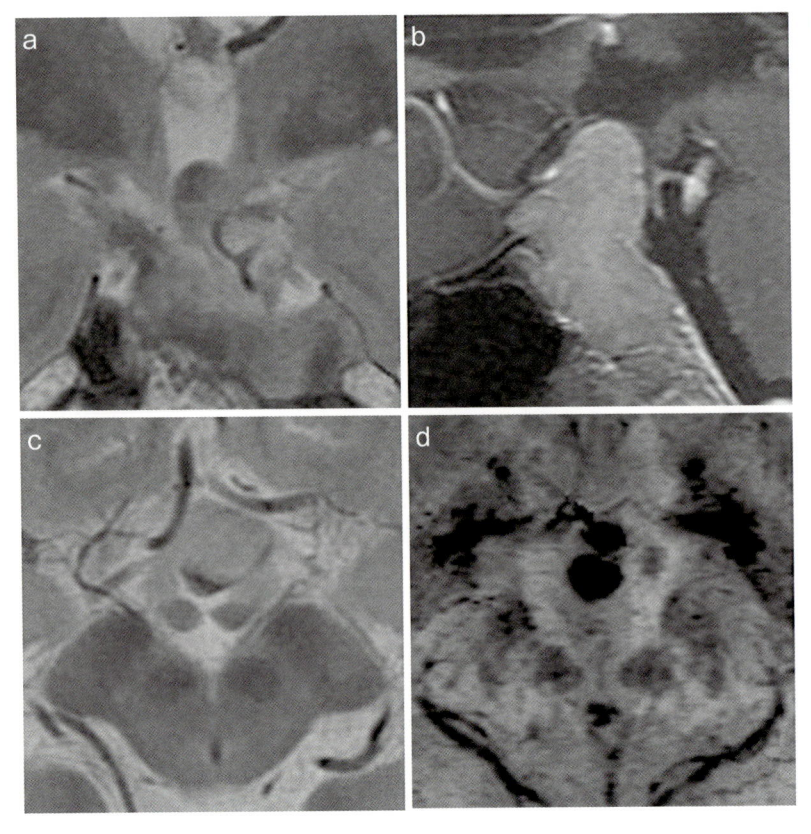

2 PSIが腺腫内血腫の検出に有用であった症例

二次性甲状腺機能低下症を呈した64歳女性．T2 WIでは鞍上部の腺腫内に低信号域をわずかに認めるが（a, c），T1 WIでははっきりしない（b）．PSIでは明瞭な低信号域で描出された（d）．
a：T2 WI（冠状断）．
b：造影T1 WI（矢状断）．
c：T2 WI（水平断）．
d：PSI（水平断）．

を比較した報告では，36例の臨床的下垂体卒中例のなかで4例はMRI上，下垂体腺腫のみと診断されていたが，病理組織学的検討を行ったところ3例が出血性で，1例が梗塞性の卒中例であった．下垂体卒中の多くの症例で汎下垂体機能低下を起こすことが知られているが，彼らの検討では，出血性よりも梗塞性のほうが臨床症状が軽く，長期予後がよい傾向が示された．下垂体卒中の画像診断が正しく行われることで，その後の治療のタイミングや方法に影響を与えるのである．

■引用文献

1. Kurihara N, et al. Hemorrhage in pituitary adenoma: correlation of MR imaging with operative findings. Eur Radiol 1998; 8: 971-976.
2. Onesti ST, et al. Clinical versus subclinical pituitary apoplexy: presentation, surgical management, and outcome in 21 patients. Neurosurgery 1990; 26: 980-986.
3. Wakai S, et al. Pituitary apoplexy: its incidence and clinical significance. J Neurosurg 1981; 55: 187-193.
4. Arita K, et al. Thickening of sphenoid sinus mucosa during the acute stage of pituitary apoplexy. J Neurosurg 2001; 95: 897-901.
5. Liu JK, et al. Pituitary apoplexy in the magnetic resonance imaging era: clinical significance of sphenoid sinus mucosal thickening. J Neurosurg 2006; 104: 892-898.
6. Tosaka M, et al. Assessment of hemorrhage in pituitary macroadenoma by T2*-weighted gradient-echo MR imaging. AJNR Am J Neuroradiol 2004; 28: 2023-2029.
7. Haacke EM, et al. Susceptibility weighted imaging (SWI). Magn Reson Med 2004; 52: 612-618.
8. Rauscher A, et al. Noninvasive assessment of vascular architecture and function during modulated blood oxygenation using susceptibility weighted magnetic resonance imaging. Magn Reson Med 2005; 54: 87-95.
9. Reichenbach JR, et al. High-resolution blood oxygen-level dependent MR venography (HRBV): a new technique. Neuroradiology 2001; 43: 364-369.
10. Sehgal V, et al. Clinical application of neuroimaging with susceptibility- weighted imaging. J Magn Reson Imaging 2005; 22: 439-450.
11. Sehgal V, et al. Susceptibility- weighted imaging to visualize blood products and improve tumor contrast in the study of brain masses. J Magn Reson Imaging 2006; 24: 41-51.
12. Wycliffe ND, et al. Reliability in detection of hemorrhage in acute stroke by a new three-dimensional gradient recalled echo susceptibility-weighted imaging technique compared to computed tomography: a retrospective study. J Magn Reson Imaging 2004; 20: 372-377.
13. Semple PL, et al. Pituitary apoplexy: correlation between magnetic resonance imaging and histopathological results. J Neurosurg 2008; 108: 909-915.
14. Pinker K, et al. The value of high-field MRI (3T) in the assessment of sellar lesions. Eur J Radiol 2005; 54: 327-334.
15. Wolfsberger S, et al. Application of three-tesla magnetic resonance imaging for diagnosis and surgery of sellar lesions. J Neurosurg 2004; 100: 278-286.

5.
脊髄・脊椎疾患

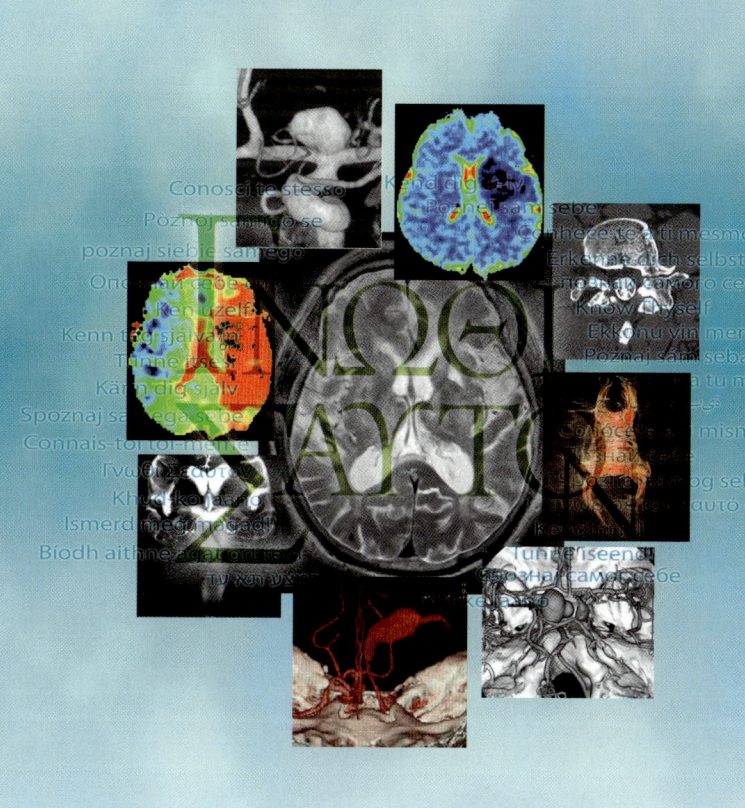

脊椎疾患の診断は，MRI検査だけで十分か？

庄田 基，草鹿 元，久野茂彦
藤田保健衛生大学脊椎脊髄病センター脳神経外科

脊椎疾患におけるMRIの役割と問題点

> ヘルニアや圧迫所見の診断には不可欠だが，機能的病態と骨性病変の描出が評価しにくいことが難点．

脊椎疾患の診断はMRIにより病変が明確に描出されるようになった．また正確な局在診断により，顕微鏡手術や内視鏡手術治療成績が向上している．MRIは疼痛を伴わない検査であり，頚椎椎間板ヘルニアの突出や頚髄の圧迫所見，また腰椎椎間板ヘルニアも同様に神経根の圧迫がわかりやすく，脊椎脊髄疾患の診断と治療には不可欠の診断法である．

最近は，術前検査のより低侵襲化に伴い，MRI検査のみで手術を行っている施設も少なからず見受けられる．しかし，脊椎の構造は脊柱管内に中枢神経である脊髄を入れている運動器であり，機能的病態と骨化病態による神経系への圧迫の診断を十分に検討したうえで，術式を選択することが重要である．MRIによる検査では，機能的病態と骨性病変の描出は評価しにくいことが問題である（⇒**Point!**）．

脊椎疾患の治療基本

> 神経症状と画像診断が一致しなければ手術の効果は得られない．

脊椎疾患は機能的神経疾患であり，手術の目標は神経機能の改善である．このため，正確な手術を行う前に最も大切なことは，障害されている神経機能の診断であり，障害を起こしている病態の画像診断である．神経症状と画像診断が一致しなければ手術の効果はない．すなわちMRIのみの画像診断が神経症状を説明できる検査たりえるかという問題である．脊椎脊髄疾患の神経学的局在診断は脊髄外科専門医ならばかなり正確に行われている．しかしMRIの画像所見と一致しない病態はしばしば見受けられる．

機能的病態の盲点

脊椎が中に脊髄を入れている運動器であることは前述した．このため不安定性や生理的彎曲に異常をきたす病態の把握が大切である．頚椎単純X線撮影では後彎変形と頚椎の不安定性は明確に診断できるが，MRIでははっきりと診断できない（**1**）．

質的診断の盲点

頚椎疾患鑑別の重要なポイントは，頚椎後縦靱帯骨化症（OPLL）と頚椎椎間板ヘルニアの鑑別

Point! MRIだけで診断するリスクを避ける

脊椎脊髄疾患診断におけるMRI検査は低侵襲で有効な診断法である．しかし，脊椎はさまざまな疾患，病態が複雑に関係しており，いくつかの診断法を駆使することにより正確な診断が良い成績を得る第一歩である．MRIの特性を理解し，神経症状をきたす病態を見落とさないことが大切である．

5. 脊髄・脊椎疾患

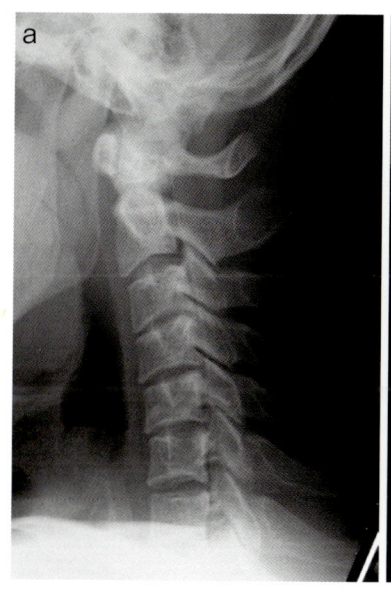

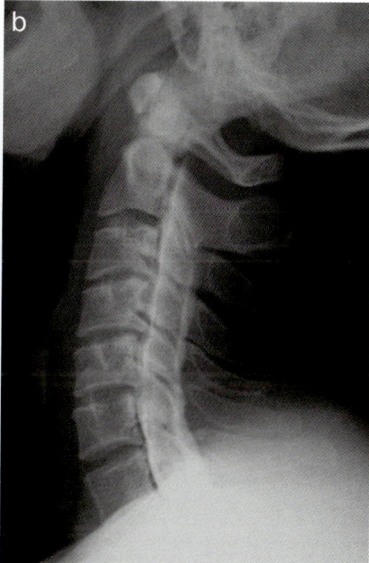

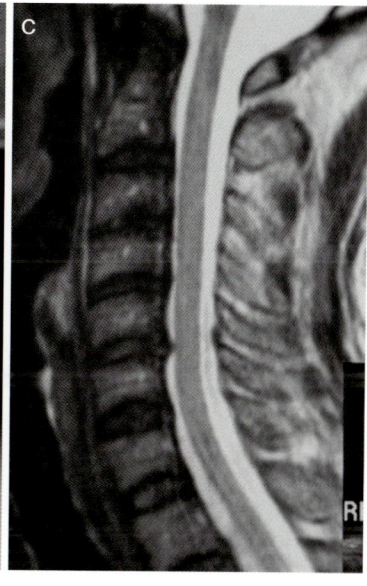

❶ 頚椎造影検査機能撮影とMRI

a：頚椎造影検査側面像中間位撮影にて後彎位を呈する．b：後屈位撮影にてC4,C5の後方への不安定性を認める．c：MRI中間位では後彎変形や不安定性は診断できない．

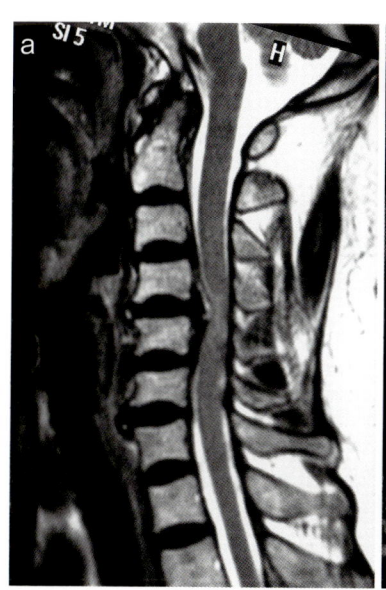

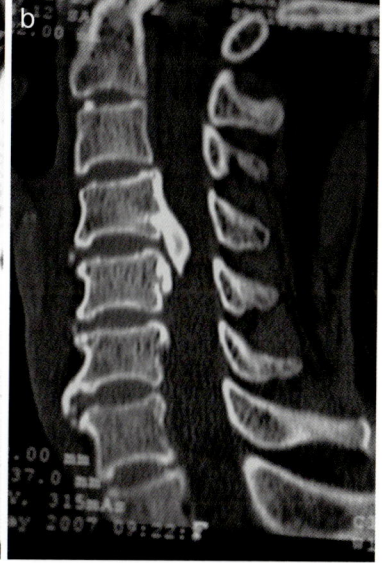

❷ 頚椎MRIとCT

a：MRIではC4-5に頚髄圧迫病変を認めるが質的診断は困難である．
b：CT検査にて明確な頚椎後縦靱帯骨化症（OPLL）を認める．

である．MRI画像だけではOPLLの診断はできない[1-3]（❷）．したがって，手術法の選択が適切に行われない．とくに最近は，レーザーよる頚椎の前方からの除圧が行われているが，OPLLにはまったく効果はない．レーザーを行っているほとんど施設では，MRIのみで診断されており，高価な治療費（保険適応なし）と危険な操作にもかかわらず効果のない治療法が行われている．

高位診断の盲点

高齢化に伴う歩行障害をきたす疾患として，最近，腰部脊柱管狭窄症が注目されている．歩行障害が主体で上肢機能は問題がないことから，腰椎疾患の診断のためにMRI検査が行われる．
MRI検査は，通常，腰椎をターゲットに行われるため，同様に下肢歩行障害をきたす胸椎を含め

147

5. 脊髄・脊椎疾患

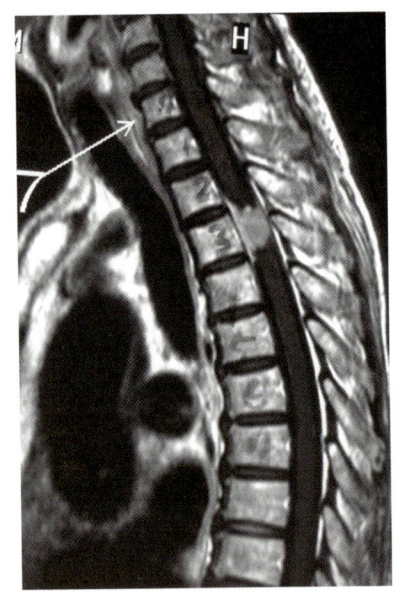

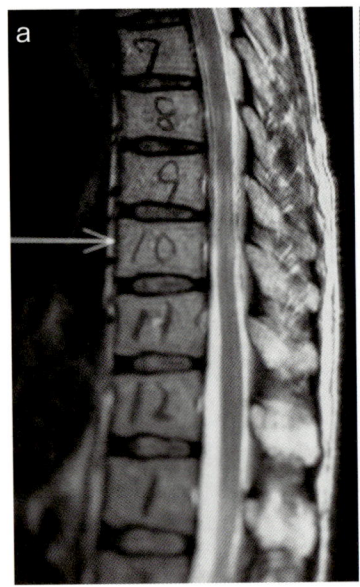

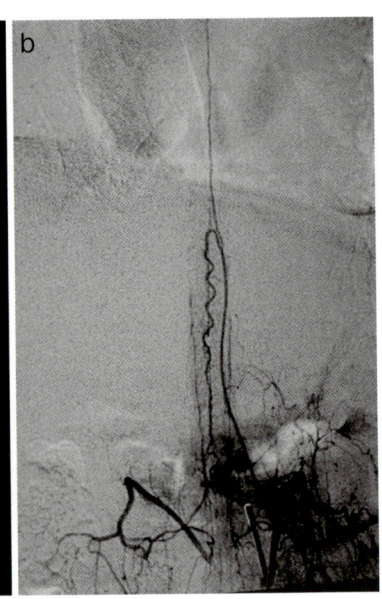

3 胸髄ガドリニウム増影後MRI

第3胸椎レベルに脊髄腫瘍（髄膜腫）を認める．上肢に症状なく歩行障害の診断が腰部脊柱管狭窄症であった．通常の腰椎MRIでは診断できなかった．

4 胸髄MRIと脊髄血管撮影

a：MRIでは第9-10胸椎レベルの胸髄にわずかな変化を認めるが動静脈奇形ははっきりしない．
b：脊髄血管撮影にて動静脈奇形を認める．

て検査されることはなく，胸椎疾患を見落とすことがある．**3**は，歩行障害にて腰部脊柱管狭窄症の診断を受け，長期間保存的治療が行われてきた患者の胸椎MRI検査画像で胸髄腫瘍を認めた症例である．このような誤診を避けるためには神経所見を見落とさず，的確な検査を依頼することが大切である．

脊髄血管性病変の盲点

脊髄，とくに胸髄の血管性病変は，MRI検査では診断が困難なことが多い．歩行障害をきたす疾患として脊髄動静脈奇形は，通常のMRIではほとんど診断が困難である．脊髄動静脈奇形の治療経験豊富な医師でなければ，神経内科疾患と診断されることが多い．胸髄に多く，中年以降の年代に多いことも，診断が的確でなくなる要因の一つである．血管病変を疑い脊髄血管撮影（最近は他にも侵襲度が低く有効な検査法がある）を行う必要がある[4,5]（**4**）．

多病変の診断の盲点

脊椎疾患，とくに腰椎疾患はしばしば複数の病変が認められる．神経症状をきたしている病変を特定することは困難な場合も多い．腰椎の椎間孔外の圧迫病変に癒着性神経根炎を合併した症例を示す．本症例は両側L5神経根の症状をきたしており，病態が片側L5の神経根症状では説明できないため，脊髄造影検査にて癒着性神経根炎が診断された．MRIでは癒着性神経根炎の診断はできない（**5**）．

脊椎形成不全診断の盲点

脊椎の形成不全は，軽微なものを含めると頻度がかなり高い．とくに形成不全を伴った腰椎は，すべり症，側彎症，そして腰椎回旋異常を伴い，MRIでは診断は不可能である．形成不全は椎間板病変を合併することが多く，しばしば椎間板ヘルニアと診断されてしまう．まず，腰椎単純X線撮影で形成不全を疑い，脊髄造影CTが有効である[6,7]（**6**）．

● 148

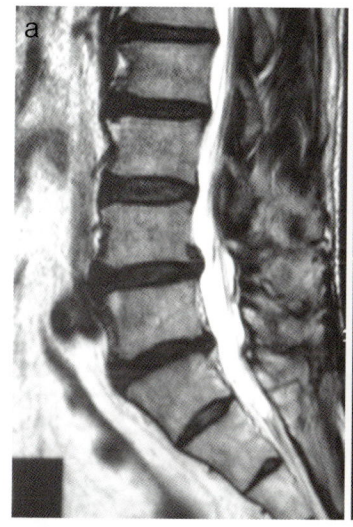

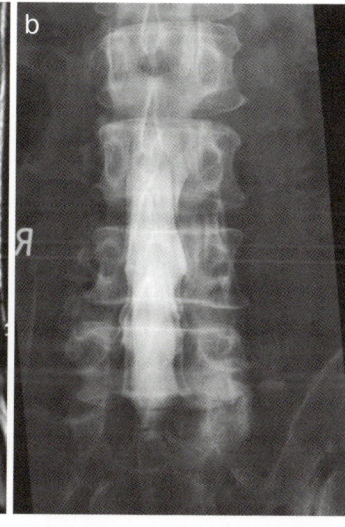

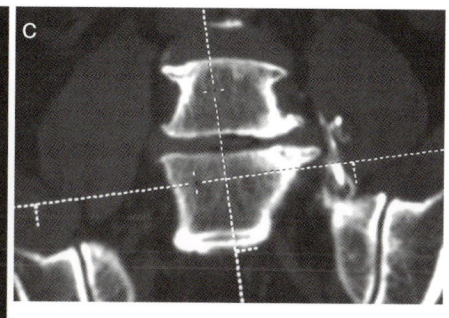

5 腰椎MRIと脊髄造影検査および脊髄造影検査後CT

a：MRIでは軽度の椎間板の膨隆のみである．
b：脊髄造影検査にて両側L5神経根の蛇行を認め，癒着性神経根炎と診断した．
c：左椎間孔外側部に骨棘の突出を認めるが，右側には認められない．

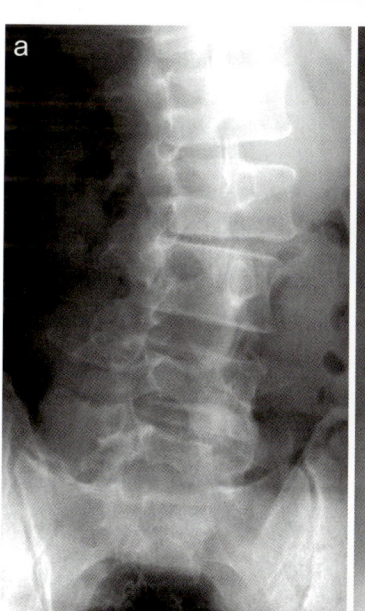

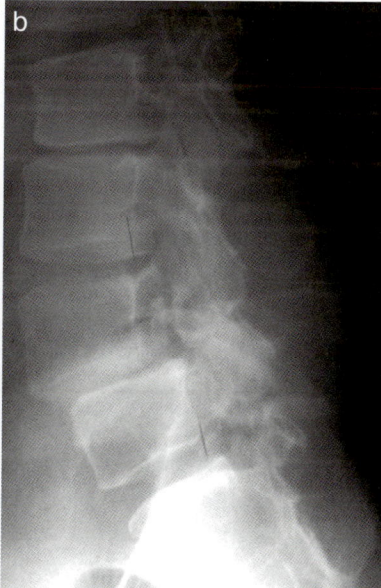

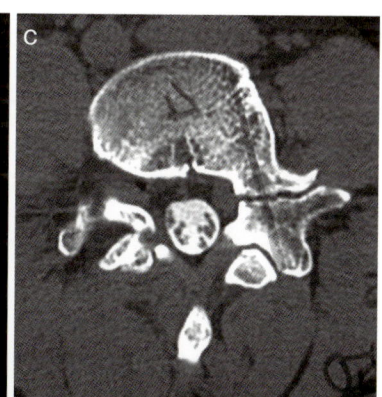

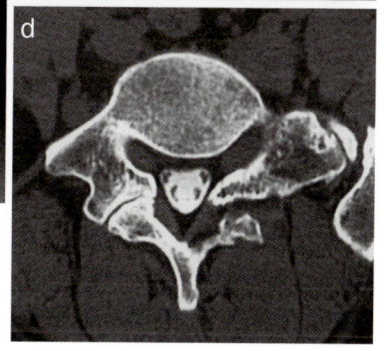

6 腰椎X線撮影と脊髄造影検査後CT

a：前後像で腰椎の回旋を認める．
b：側面像にてL3後方，L4前方すべりを認める．
c, d：L4椎弓根部の分離とL5椎間関節の形成不全を認める．

■引用文献

1. 山崎昭義, ほか. 後縦靱帯肥厚・骨化のMRI像. 脊椎脊髄 1992; 5(11): 949-959.
2. 金 彪. 頚椎椎間板症と変形性頚椎症におけるMRIの限界. 脊髄脊椎 1996; 9(5): 349-352.
3. 国分正一, ほか. 退行性疾患：頚椎椎間板ヘルニアにおけるMRIの有用性と限界. 脊椎脊髄 1992; 5(11): 907-912.
4. 宮坂和男, ほか. 脊髄血管性病変. 脊椎脊髄 1992; 5(11): 893-899.
5. 飛騨一利, ほか. 脊髄血管障害でのMRIのpitfall. 脊髄脊椎 1996; 9(5): 369-372.
6. 豊田耕一郎, ほか. 行性疾患：腰椎椎間板ヘルニア，腰部脊柱管狭窄症におけるMRIの適応と限界－CT所見との対比を含めて. 脊椎脊髄 1992; (5)11: 913-922.
7. 本田英一郎, ほか. 椎間板ヘルニアとその類似疾患におけるMRIのpitfall. 脊髄脊椎 1996; 9(5): 361-367

MRIでは確認が難しい頚椎神経根の圧迫

中西欣弥，加藤天美
近畿大学医学部脳神経外科

頚椎変性疾患での単純X線検査，CT，ミエログラフィーの意義

> MRIの普及により脊髄圧迫病変の診断が容易になったが，椎間孔部病変はMRIで確認しがたいことがある．

　頚椎症は脊椎退行変性を基盤として生じる圧迫性脊髄疾患であり，脊髄を圧迫する頚椎症性脊髄症は，四肢のしびれ，手指の巧緻運動障害，歩行障害などの症状を呈する．一方，頚椎症性神経根症は椎間孔の狭窄により神経根が圧迫され障害神経根に一致した疼痛，上肢のしびれ，運動麻痺，知覚障害，筋萎縮などを呈する．

　MRIの普及で脊椎疾患の診断は容易になり，MRIは脊椎変性疾患の診断において，欠かせない画像診断法となった．しかし，MRIは骨棘あるいは軟部組織などの圧迫因子の鑑別には限界があり，MRIでは確認しがたい椎間孔部病変も存在する．単純X線検査，CT，ミエログラフィー，CTミエログラフィーは骨性病変の評価においてMRIに優る検査法であり，重要な検査法である．

頚椎神経根描出におけるMRIとミエログラフィー

> 椎間孔部病変の診断にはMRI単独ではなく，単純X線検査，ミエログラフィー，CTミエログラフィーとの併用が望ましい．

　頚椎変性疾患でMRIは最も有用な画像検査であるが，無症状の成人においても椎間板ヘルニア，脊髄圧迫が認められることから，神経学的症状と併せて責任神経根高位を決定する必要がある[4]．頚椎圧迫病変の病態把握には，通常，単純X線撮影，CT，MRIが行われる．頚椎症性神経根症において，骨棘病変の描出は単純X線検査斜位像が有用で，椎間孔に突出する骨棘病変が確認できる（**1**）．MRIは脊髄圧迫病変の評価には有用であるが，椎間孔部病変の診断では困難なことがある（**2**）．

　最近はミエログラフィーを不要とする意見もあるが，ミエログラフィーでの後前像が神経根圧迫病変の確認に最も有用な検査である．頚椎レベルでのミエログラフィーは，後前像で各レベルの神経根嚢の造影具合を左右前後で比較することで，神経根への圧迫像（神経根の欠損）が確認できる（**3**）．側面像では，硬膜管・脊髄の圧迫程度，造影剤の通過状況を確認する．CTミエログラフィーは圧迫病変が骨性病変あるいは軟部組織の鑑別に有用で，神経根圧迫の程度も把握できる（**4**）．

　頚椎症性脊髄症の画像診断は単純X線検査，

5. 脊髄・脊椎疾患

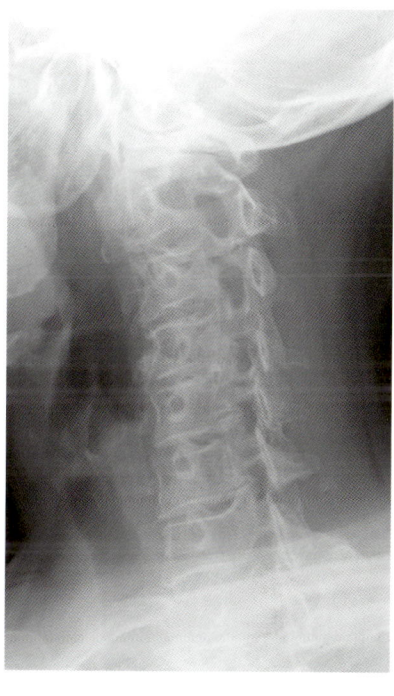

1 頚椎単純X線像（左斜位像）

C6/7 椎間孔部で骨棘形成が観察できる.

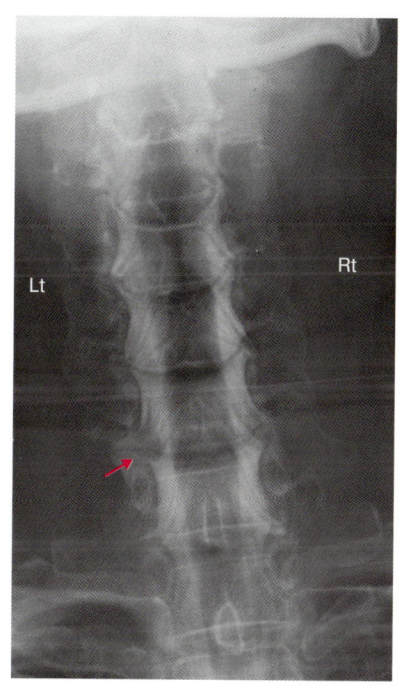

3 ミエログラフィー（後前像）

左 C6/7 レベルで C7 神経根囊の欠損が認められ（矢印），左 C7 神経根の圧迫と診断できる.

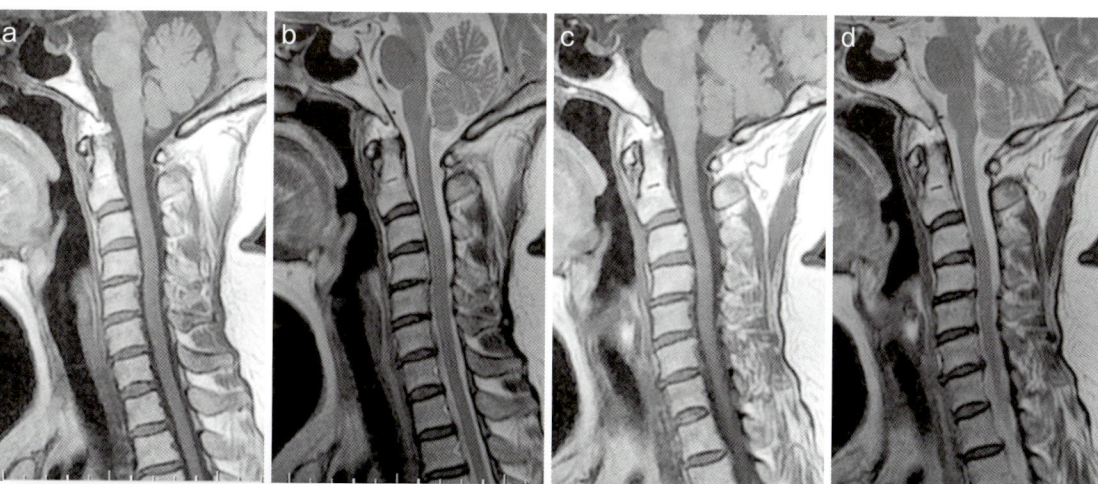

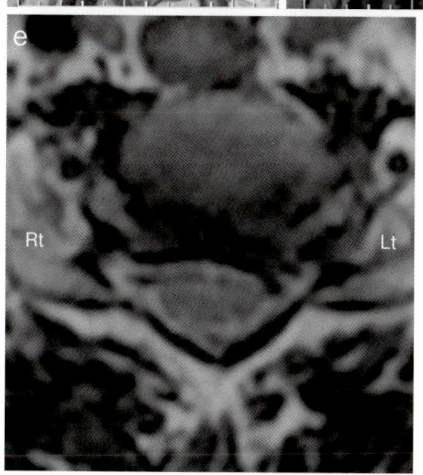

2 頚椎MRI像（矢状断，水平断）

MRI 矢状断正中像（a, b）では，脊髄の圧迫は認められない．矢状断左外側部（c, d）で C6/7 レベルに骨棘形成を認めるが，神経根への圧迫は不明瞭である．C6/7 水平断（e）において，椎間孔の左右差を確認できるが神経根への圧迫は不明瞭である.
a：頚椎 T1-WI MRI 矢状断正中部.
b：頚椎 T2-WI MRI 矢状断正中部.
c：頚椎 T1-WI MRI 矢状断左外側部.
d：頚椎 T2-WI MRI 矢状断左外側部.
e：頚椎 T2-WI MRI 水平断（C6/7）.

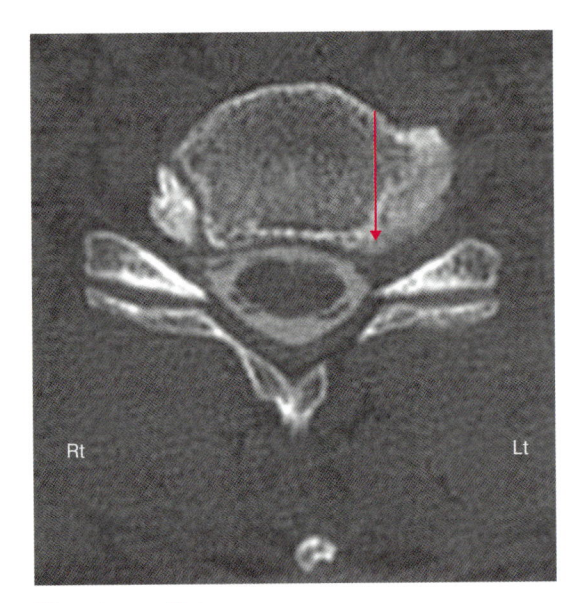

4 CTミエログラフィー

C6/7レベルで左神経根の描出が不良で，骨棘形成による神経根の圧迫が確認できる（矢印）．

MRIのみで可能であり，ミエログラフィーは必ずしも必要ではない．しかし，椎間孔部病変の診断にはMRIだけでなく，ミエログラフィー，CTミエログラフィーを併用することで，より正確に評価が可能となる[1,3]．

ミエログラフィーの目的とリスク

> MRIで椎間孔部病変を確認しがたい場合でも，ある神経根に一致する神経学的症状があれば，検査のリスクを勘案したうえで検査法を選択しなければならない．

脊椎変性疾患で手術の適応を決定する最も重要な因子は，神経学的症状と画像所見の一致である．頚椎症性神経根症では神経根を圧迫する病変が確実に存在することを証明しなければならない．

ミエログラフィーでは，後前像で神経根の欠損像が確認でき，さらにこの欠損部（神経根圧迫部）の評価が手術での除圧部位の指標となる．近年，MRミエログラフィーが神経根圧迫を確認できるとの報告もあり低侵襲な検査法と報告されているが[2]，ミエログラフィーを併用することでより正確な評価が可能となる．ミエログラフィーのリスクとして，①X線被曝，妊娠に対する危険性，②頭痛，③ヨード造影剤に対する反応（掻痒，発赤，嘔気，不安感），④重篤なアレルギー反応（心肺機能），⑤神経根損傷，⑥神経根周囲の出血，⑦感染，⑧腎機能障害例における腎不全，などがある．

MRIで正確な椎間孔部病変の評価ができなくても，神経根高位に一致する神経学的症状があれば，ミエログラフィーによる正確な診断を推奨する．

> **Point!**
> 椎間孔部病変は，単純X線斜位像，ミエログラフィー，CTミエログラフィーの併用でより正確な評価が可能になる．
>
> MRIは，骨棘あるいは軟部組織などによる圧迫因子の鑑別には限界があり，MRIでは確認しがたい椎間孔部病変も存在する．椎間孔部での神経根圧迫病変の把握には，単純X線斜位像での椎間孔に突出する骨棘病変の確認，ならびにミエログラフィーでの後前像で各レベルの神経根嚢の造影具合を左右前後で比較し，神経根の圧迫像（神経根の欠損）を確認することが重要である．

■引用文献

1. Bartlett RJ, et al. Two-dimensional MRI at 1.5 and 0.5 T versus CT myelography in the diagnosis of cervical radiculopathy. Neuroradiology 1996; 38: 142-147.
2. Birchall D, et al. Evaluation of magnetic resonance myelography in the investigation of cervical spondylotic radiculopathy. Br J Radiol 2003; 76: 525-531.
3. Shafaie FF, et al. Comparison of computed tomography myelography and magnetic resonance imaging in the evaluation of cervical spondylotic myelopathy and radiculopathy. Spine 1999; 24: 1781-1785.
4. Teresi LM, et al. Asymptomatic degenerative disk disease and spondylosis of the cervical spine: MR imaging. Radiology 1987; 164: 83-88.

頚椎外側型ヘルニアのなかには頚椎MRIで診断できない症例がある

今栄信治
和歌山県立医科大学脳神経外科

頚椎椎間板ヘルニアに対するMRIの臨床的意義

> 外来で頚椎疾患の診断, 鑑別に寄与できるきわめて有用な手段だが, 骨性変化の診断に苦慮することがある.

　頚椎MRIは, 四肢のしびれ, 痛み, または脱力, さらには膀胱直腸障害など, さまざまな神経症状から頚椎椎間板変性疾患の診断と腫瘍病変, 脱髄病変などとを鑑別しうるきわめて優れた検査である. 従来は脊髄造影によるところが大きく, その検査に入院を必要としたが, MRIは外来にて非侵襲的に, しかも短時間で診断できる点で明らかに優れている.

　頚椎椎間板ヘルニアは, T1強調画像にて椎間板腔に連続した脊髄とほぼ等信号のmassとして認められる. T2強調画像では, 高信号から低信号までさまざまである. 撮像法も従来のスピンエコー法を用いたT1, T2強調画像法に加えて高速グラディエントエコー法により, 椎間孔内のヘルニアなどもより鮮明に評価できるようになった.

　外側型の小さいヘルニアの場合, 藤本ら[1]が述べるように3mm以下のスライスが必要だが, 比較的最近開発された機種ならば問題ないところである. また, それでも水平断や矢状断で髄核ヘルニアが同定できない場合, 斜位MRIが有効との報告[2]もあり, MRI単独でほとんどの症例の診断は可能である.

椎間孔内の骨棘は髄核ヘルニアとの鑑別が困難！

Point!

> 外側型ヘルニアの骨病変については, 周囲の靱帯成分や骨棘からの信号強度と隣接組織の部分容積効果による空間分解能の低下のため不明瞭となり, とくにそのボリュームも少なくmassとして認めにくいこともあり, 鑑別がいっそう困難となる.

　一方, 骨棘などの骨病変については, 周囲の靱帯成分や骨棘からの信号強度と隣接組織の部分容積効果による空間分解能の低下のため不明瞭となるので, 髄核ヘルニアとの鑑別が困難である (⇒**Point!**).

MRIとCTミエログラフィ

> 頚椎疾患の診断は, 実際の臨床症状と画像所見の合致が必要十分条件で, 誤診を防ぐためには低侵襲にこだわらず診断ツールを替えてみることも必要である.

　1は45歳, 女性, 左上肢と肩甲骨内側部に強い根性疼痛を主訴に来院したときのMRI画像である. とくに肩甲骨上部から肩甲間部にかけての痛みを訴え, C6神経根ともC7神経根とも判別しがたいものであった.

　MR T2強調矢状断像ではC5/6とC6/7の両者に左外側型椎間板ヘルニア様所見を認め, 責任病変の同定が不可能であった.

　そこで入院のうえ, CTミエログラフィ (CTM) を施行した (**2**). C5/6レベルのCTM像ではC5椎体後外側から椎間孔内に突出する骨棘を認めた

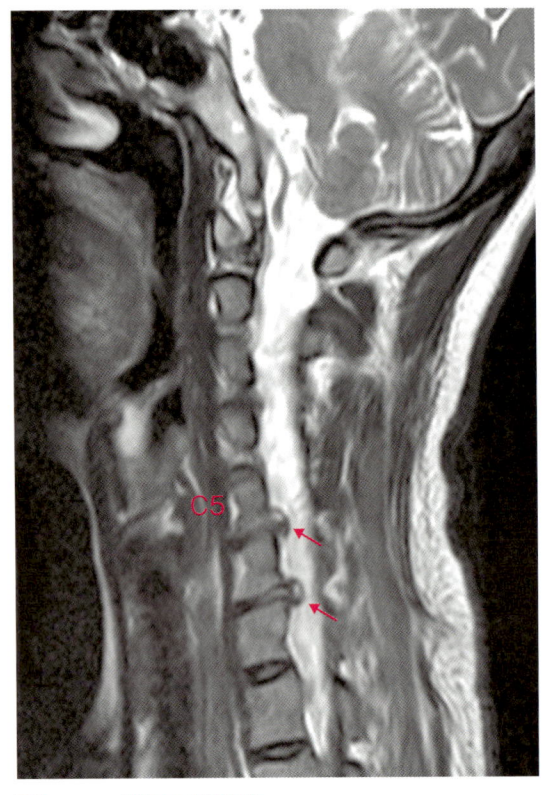

5. 脊髄・脊椎疾患

1 MR T2強調矢状断像

45歳，女性．C5/6とC6/7の両者に後方椎間孔内に突出するmass（←）が認められる．どちらも椎間板ヘルニアとして矛盾しない画像所見である．

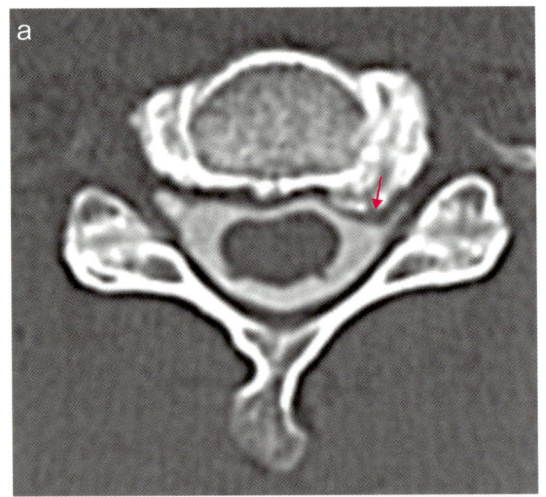

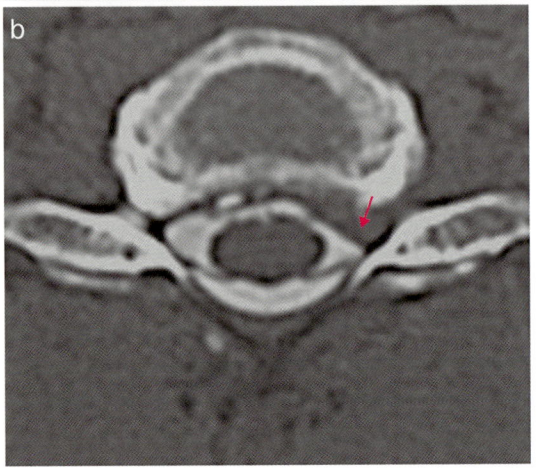

2 CTミエログラフィ（CTM）

45歳，女性．
a：C5/6レベルのCTM像ではC5椎体後外側から椎間孔内に突出する骨棘（←）を認め，C6神経根スリーブも確認できる．
b：C6/7レベルでは低信号のmassにより左C7神経根スリーブが圧迫され，その欠損像（←）が明白である．

が，C6神経根スリーブに圧迫像がないことが確認できた．しかし，C6/7レベルでは低信号のmassにより左C7神経根スリーブが圧迫され，その欠損像が明白であった．これにより，今回の責任病変はC6/7と断定し前方固定術を行った．術後，神経症状は劇的に改善し，追跡MR T2強調画像でも髄核ヘルニアの消失が確認された（**3**）．

本例のように，骨性病変と髄核病変が近接椎間レベルに存在する場合，明らかな神経根症状がない限り，MRI単独でその診断は不可能といっても過言ではない．CTMを追加することで本例のように確定診断に至る例も存在することを認識する必要がある．

3D-MRIの現状

> 外来での低侵襲検査は，現状ではMRIに委ねるところが大きいが，今後，さらに薄いスライスでのスキャン，高分解能などの技術進歩が待たれる．

腰椎レベルでは山田ら[3]がその有効性を十分に評価し，臨床でもおおいに活用している．ちなみに和歌山医大では，腰椎椎間孔内外の病変についてはグラディエントエコー法にて3Dシーケンス下のT2-脂肪抑制画像をcoronal 1 mm幅で40ス

5. 脊髄・脊椎疾患

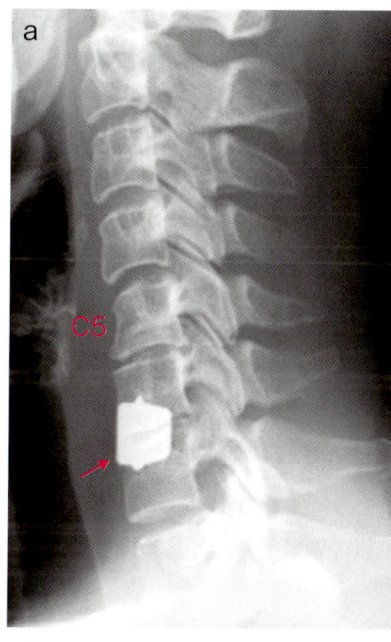

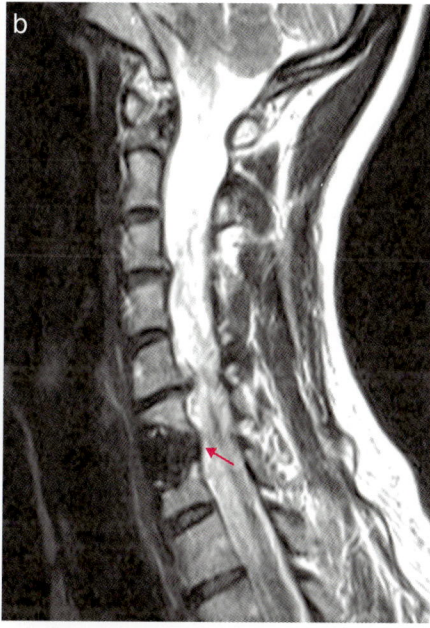

3 前方固定術後単純X線写真とMR T2強調矢状断像

45歳，女性．
a：頚椎単純X線ではC6/7間にアパセラムスペーサー使用（←）による前方固定術が施行されている．
b：術後MR T2強調画像にてC6/7髄核ヘルニアの消失（←）が確認されるが，C5/6の骨棘は残存したままである．

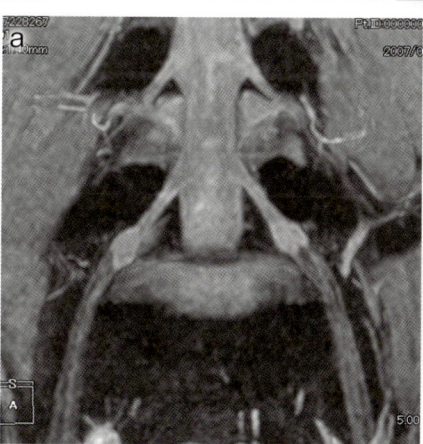

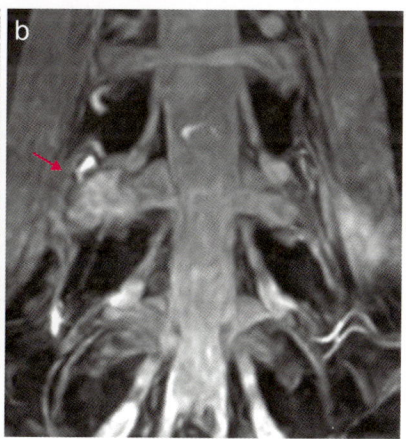

4 3D-MRI（腰椎）

a：正常像．左右対称に硬膜管から腰神経根，後根神経節さらに脊髄神経が鮮明に描出されている．
b：椎間孔外ヘルニア．椎間孔外で神経根が絞扼され，同部位にヘルニア像（←）が鮮明に描出されている．

ライス撮像することで鮮明な3D-MRIを得ている（4）．この方法を頚椎へ応用できないか試みたが，頚椎は周囲空気との接触部分が多く，脂肪抑制がかけにくいことや，頚神経根が小さいのでそのターゲティングに無理があるなどの理由で実用化に至っていない．今後のさらなるMRI機能上の薄スライスや高分解能などの開発が待たれるところであるが，近い将来であると確信している．

■引用文献

1. 藤本吉範，ほか．頚椎椎間板ヘルニアのMRI．脊椎脊髄 2001; 14(6): 549-552.
2. Humphrey SC, et al. Oblique MRI as a useful adjunct in evaluation of cervical foraminal impingement. J Spinal Disord 1988; 11: 295-299.
3. 山田 宏，他．椎間孔内外の狭窄ならびに圧迫病変の診断．脊椎脊髄 2008; 21(4): 364-368.

MRIでつい見落としやすい脊髄脊椎病変

村田英俊, 川原信隆
横浜市立大学大学院医学研究科脳神経外科学

脊髄脊椎病変とMRI

> 頸髄ではcervical flexion myelopathy (CFM)を, 腰椎ではfar-lateral disc herniaを見落としやすい.

　脊髄脊椎領域の診断において, MRIはもはや不可欠の検査である. 非侵襲に脊椎脊髄全体を把握でき, 矢状断と軸断像で容易に脊髄脊椎病変をスクリーニングできる. 骨によるアーチファクトが少なく, 脊髄内の観察ができるのも唯一MRIといってよい.

　上肢, 下肢のしびれや筋力低下などで, 脊髄脊椎MRIにて, 圧迫や変性病変が容易に把握できるようになった一方で, 実地臨床でしばしば遭遇する, 意外と見落とされがちなピットフォールもある. MRIで描出できないわけではないが, それを疑わないと見落としやすい疾患として, 頸椎ではcervical flexion myelopathy (CFM) を, 腰椎ではfar-lateral disc herniaを代表例にして述べたい.

脊髄脊椎におけるMRI読影の注意点

　脊髄脊椎のMRI読影の注意点を以下に列挙する.
①MRIはコントラスト分解能は高いが, CTや単純X線などのX線器機に比べて空間分解能は低い. そのため小器官である脊髄, 神経根などは詳細を捉えるのが難しいことがある. したがって, 脊柱管内など, よく見えるところに着目しやすい.
②機種, プログラムによってはT2 WIで圧迫の輪郭が強調されることがある.
③動態撮影は困難な場合が多い. 撮影姿勢は, (通常, 臥位で) 症状が出現する姿勢とは限らない. 後屈位など同一姿勢で一定時間維持しながら撮影するのは困難である. 動的要素で症状が変化する場合には, 動態MRIが困難なとき, ミエログラフィー, CTミエログラフィーのほうが望ましい.
④髄液の拍動や呼吸によるflow voidの影響を受けやすい.
⑤骨や石灰化の描出に劣る. MRIでも骨は描出されるが, 骨髄や皮質の厚さや密度によって信号強度は異なってくる. また, 骨性成分を始めとして, 脊柱管自体も輪郭が不鮮明に描出される. 靱帯や変性した椎間板との判別が難しいことがある. したがって, 骨性要素と脊髄, 神経の関係を詳しくみるためには, ミエログラフィー, CTミエログラフィなど別のモダリティを考慮する.

見逃しやすい圧迫のない頸髄症

> 頸椎症性脊髄症では後屈位で症状がでやすくなるが, CFMは前屈時に症状が増悪する.

　MRI上, 一見どこも圧迫や髄内変化所見がないのに, 上肢のしびれやこわばり, 歩行障害など,

頚髄症を呈している患者に遭遇することがある（**1**a, b）．深部腱反射の亢進がみられたり，筋萎縮を伴っている場合もある．また圧迫が明確でないのに，頚椎症でみられる脊髄灰白質の虚血変性（snake eye phenomenon，**1**f）をみることもある．もし，次のような点に気づけば，CFM（平山病を含む）を念頭において検査を進める．

①前屈時に症状が増悪するとき．
②MRI上，圧迫はないのに脊髄の扁平化が目立つ（**1**b），または頚椎症性脊髄症によくみられる脊髄灰白質のT2WI高信号をみる場合がある（**1**f）．
③若年発症である（10〜30歳代）．

頚椎症性脊髄症では，後屈位にて動的な狭窄が強まり症状が出現しやすい．これは後屈位で，椎間板が突出したり，"ligamentum flavum backling"（黄色靱帯のたわみ）を生じたり，上位椎の後方すべりが生じるために脊髄が前後で挟み込まれるからである．

一方，CFMとは，1960年代にReid[1]やBreig[2,3]らによって提唱された概念で，その名のとおり，前屈位の負荷が脊髄症を引き起こすものである．これは前屈位において脊髄の圧迫や牽引ストレスが加わり，脊髄症を引き起こした病態と解される[4,5]．10代後半から30歳代の若年者に多い．

CFMは通常の圧迫性脊髄症と同様，灰白質，白質ともに障害されうる．このうち灰白質前角細胞がおもに障害され，原則的に，錐体路徴候や感覚障害を伴わない一病型は「平山病」（若年性一側性上肢筋萎縮症）と理解されている[4,5]．肘の近くから前腕尺側に斜めに走る特異な前腕筋萎縮をみる．

> 動態撮影が必須であり，MRIが困難なときは，ミエログラフィ，CTミエログラフィを行う．

CFMの病態としては，次のようないくつかの原因が提起されている．
①contact pressure[2,3]：前屈時に椎体後縁または椎間板が直接脊髄を前面から圧迫する（**1**d）．
②overstretch[6]：脊椎の成長に比べ脊髄の成長が相応せず，頚椎前屈時に脊髄が頭尾方向にストレッチされる．
③tight dural canal in flexion[7,8]：頚椎屈曲時に硬膜後壁が前方へと移動し，脊髄を圧迫する（**1**c）．

これらを引き起こす原因としては，つぎのような指摘がある．
①硬膜管の非弾性化：コラーゲン線維消失，ヒアリン変性．
②関節や軟部組織の弛緩・伸長性：コラーゲン異常．
③硬膜外静脈叢の異常な発達とうっ血（硬膜外腔が拡大した結果をみている可能性あり）．
④posterior epidural ligament（硬膜後面を黄色靱帯に固定させる小靱帯）の消失．
⑤アトピー素因：平山病とアトピー素因（高IgE血症）の関連を指摘するものもいる．ヒスタミン遊離による脊髄前角の微小循環障害の関与．

いずれにしても動態撮影が必須である．MRI動態撮影が可能であればよいが，困難なときは，ミエログラフィ，CTミエログラフィを行い，前屈時，後屈時の脊髄圧迫の変化を詳細にみることで明らかとなる．前屈時に脊髄圧迫や脊髄拘扼の所見が得られれば，強く疑うことになる（⇒**Point!**）．

Point! MRIの限界

動的因子が関与する病態では，MRIのみの診断では不的確になりうる．

鑑別診断

> 画像上，圧迫病変がはっきりしなくても手術の適応になる．

CFMを疑うと同時に，常に以下の疾患との鑑別に注意しなければならない．
①脊髄症があるとき：筋萎縮性側索硬化症（amy-

5. 脊髄・脊椎疾患

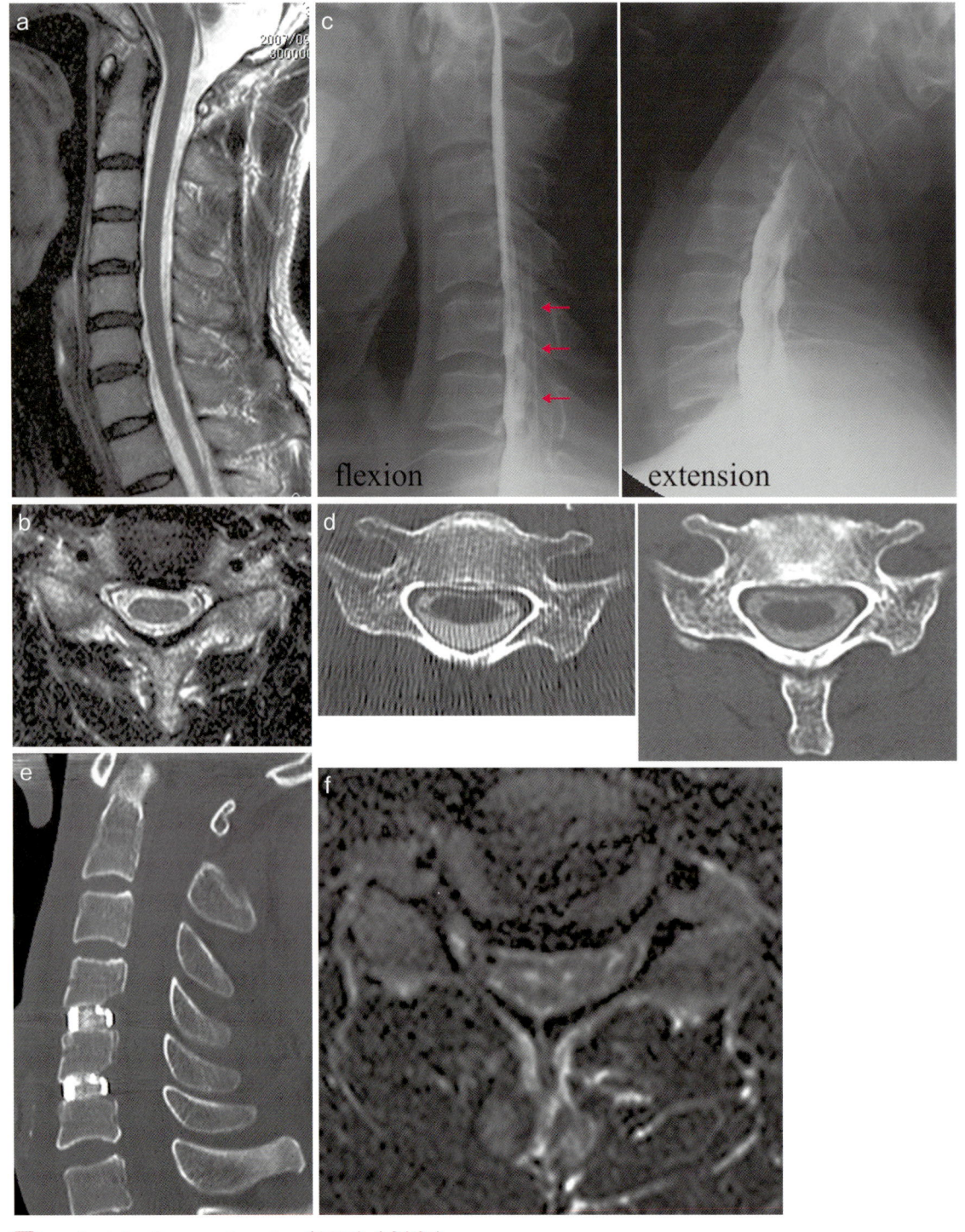

1 cervical flexion myelopathy（CFM）（症例1）

a：頚椎 MRI, T2 WI, sagittal.
b：頚椎 MRI, T2 WI, axial. やや脊髄が扁平化している.
c：頚椎ミエログラム, 前屈位と後屈位. 後屈位に比べ前屈位にて硬膜管が狭小化している.
d：CTミエログラム, 前屈位と後屈位. 前屈位で椎体後面での脊髄圧迫と脊髄の扁平化を認める.
e：頚椎 CT. 前方除圧固定術（C4/5, C5/6）後.
f：頚椎症でみられる脊髄灰白質の虚血性変化（snake-eye phenomenon）.

otrophic lateral sclerosis；ALS）のような運動ニューロン変性疾患.

②脊髄症がはっきりしないとき：末梢神経障害を考慮することになる．肘部管症候群，胸郭出口症候群，慢性炎症性脱髄性多発神経炎（chronic inflammatory demyelinating polyneuropathy: CIDP）．

CFMは，数年（2〜3年が最多）で進行が停止するとされ，まずは前屈位を避ける指導または頸椎カラーの装着を勧める保存的治療が推奨される．しかし，若年の比較的活動性の高い年代に，数年にわたり，日常生活やスポーツの制限を強いることは困難な場合も多い．

症状が進行するとき，頸椎可動制限の維持が困難であるときは，外科的治療として前方固定術（**1e**），または後方固定術，硬膜の非弾性化に伴う拘扼では，硬膜形成術が考慮される．すなわち，CFMは一見，画像上圧迫病変がはっきりしなくても，手術適応になりうる病態として重要である．

症例1

39歳，男性．左手指尺側のしびれを生じ，その後，右側の手指にしびれを生じた．2年の経過で手指巧緻性低下を生じ，最近では，階段を下りるさいの脱力を自覚し，当院を紹介受診した．すでに複数を受診していたが，原因がはっきりしなかった．新聞を読んだり，字を書いたりしているとしびれが増悪するという．

神経学的所見：明らかな筋力低下はないが，両手指巧緻性低下，尺側C8領域のdysesthesia，上腕3頭筋以下の腱反射亢進を認めた．前屈位で痺れ感増強．

頸椎MRI：C5/6，C6/7レベルでごく軽度の椎間板の突出を認めるが，明らかな脊髄圧迫所見なし（**1a**）．しかし，C5/6レベルでやや脊髄の扁平化を認める（**1b**）．

頸椎ミエログラム（1c）：前屈位で硬膜管の狭小化と硬膜後壁の前方移動を認めた．

CTミエログラム（1d）：前屈位で脊髄前面の圧迫が生じ，扁平化が進む．

頸椎カラーで日常生活を送るが，症状の改善なし．また，前屈位の制限を指導していたが，職業上の支障をきたし，6か月後に手術（C4/5, C5/6頸椎前方除圧固定術）（**1e**）を行った．術後，上肢しびれは軽快し，巧緻性は改善した．3か月後，前屈位でも症状の出現はなかった．

脊柱管内に明らかな異常がみられない下肢のしびれ，痛み

椎間孔から脊柱管外の病変を見落としやすい．

しびれ，痛みの患者は多く，脊柱管狭窄症や椎間板ヘルニアの患者も非常に多い．腰椎では60歳以上の無症候性人口の21％に脊柱管狭窄があり，36％に椎間板ヘルニアを認めるという[9]．

MRIは，そのスクリーニングに大きな役割を担うが，しばしば脊柱管内に明らかな病変が判明しない場合がある．もちろん，MRIを詳細にみてもそれだけでは原因がわからないことはあるが，意外と見落としがちなのが，椎間孔から脊柱管外の病変である．脊椎脊髄外科医はこのような外側病変にも目をくばるが，一般の神経外科医でのスクリーニングのレベルで，この病変を指摘することは意外と少ない．

このうちの代表的なものとしてfar-lateral type disc hernia（最外側型腰椎椎間板ヘルニア）がある．通常の脊柱管内のヘルニアでは，たとえばL4/5であればL5神経が圧迫を受ける（**2**）．しかし，far-lateral typeでは1つ高位（L4/5ならL4）の神経根が障害されるのがポイントである（**2**）．

MRIの読影のポイントは，脊柱管内だけをみてもその原因がはっきりしないことがある（**3a**，**4a**）．脊柱管外，すなわち椎間孔から外側にかけてよく観察する．そのとき矢状断をみて神経根を追っていく．正常では神経根周囲には豊富な硬膜外脂肪があるため，T1 WIで脂肪層とともに神

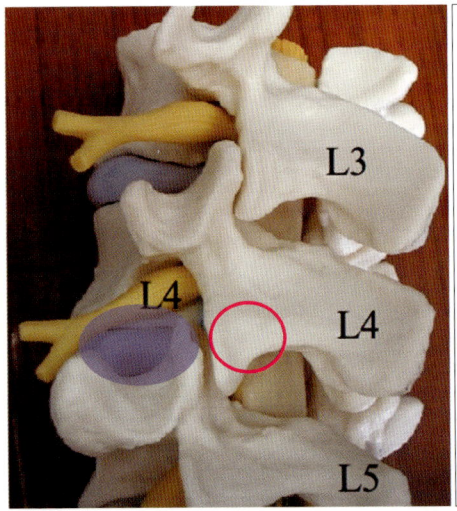

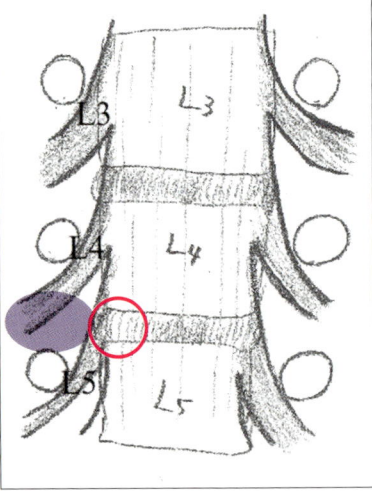

2 腰椎椎弓の配列と椎間板と神経根の位置関係

L4/5 椎間板ヘルニアでは，椎間板ヘルニアが脊柱管内で突出すればL5神経根基部が圧迫され（○），椎間孔を含め，より外側に突出すれば，L4神経根が圧迫されうる（●）．

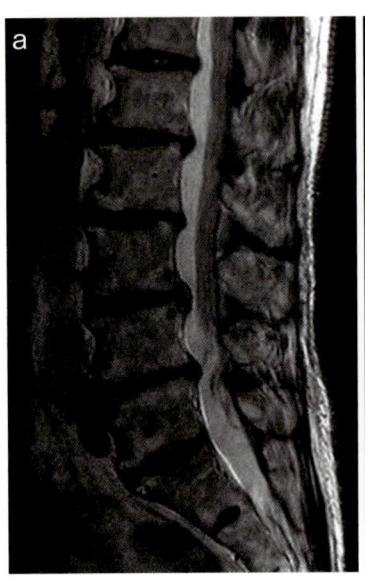

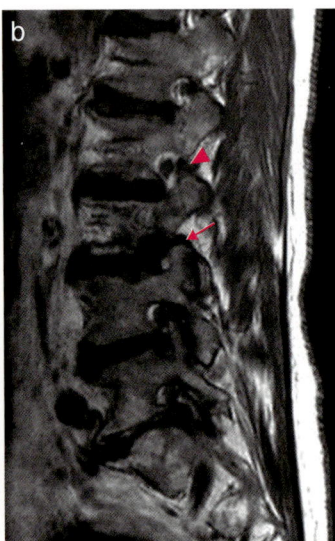

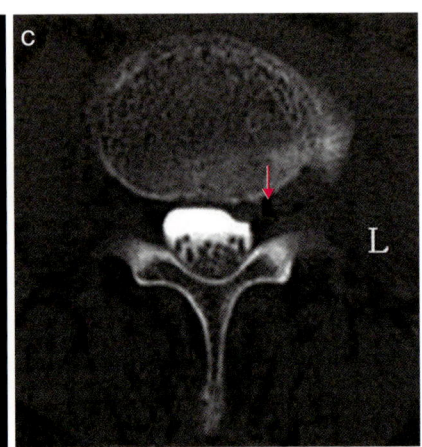

3 far-lateral disc hernia（症例2）

a：腰椎MRI，T2 WI, sagittal．各椎間に椎間板と骨棘の軽度突出を認めるが，明らかな脊柱管の狭小化はない．
b：腰椎MRI，T1 WI, sagittal，左椎間孔部．椎間孔部の神経根周囲には豊富な脂肪組織が存在する．そのため，T1 WIでは椎間孔部での高信号の中に低信号の神経根が通る形になる（◀）．L3/4 椎間孔部では椎間板ヘルニアの陥入を認め，神経根が圧排されている（←）．
c：CTミエログラム，L3/4部．脊柱管内は開存しているが，椎間孔部でヘルニアの突出があるようにみえる．椎間孔内のairは神経根ブロックによるものと思われる．

経根がよくわかる（3 b）．far-lateral typeでは，椎間孔から外側にかけてヘルニア塊が陥入しているのがわかる（3 b, c, 4 c）．椎間孔に陥入する所見が得られ，そこを通過する神経が圧迫されている場合，診断は確定する（⇒Point!）．

治療はparamedian transmuscular approachまたはintermuscular approach（Wilse's approach）で同部を減圧，ヘルニア摘出を行う[10]（4 d, 5）．

症例2

74歳，女性．左臀部〜大腿〜膝にかけての痛みで発症．近医を受診し，MRIを施行した．各椎間にヘルニアの突出を認めるが，脊柱管自体に明らかな狭窄がないため（3 a），非ステロイド性抗炎症剤（NSAID）で経過をみるが，効果が少なく，ペインクリニックで硬膜外ブロックおよび左L3またはL4神経根ブロックを施行した．効

5. 脊髄・脊椎疾患

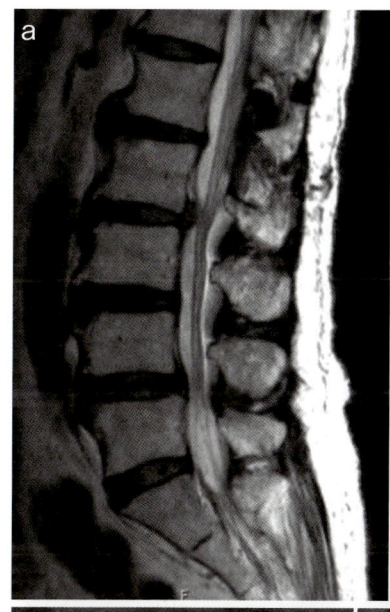

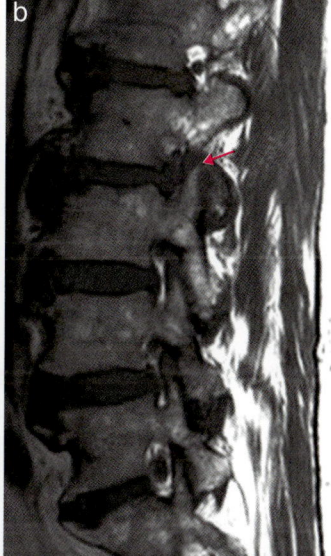

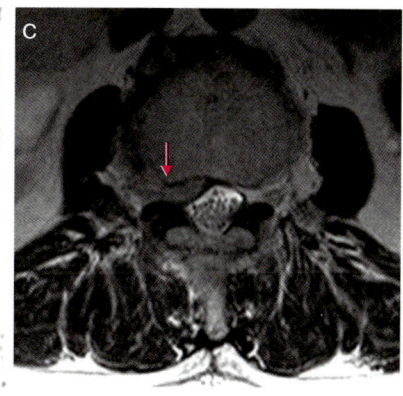

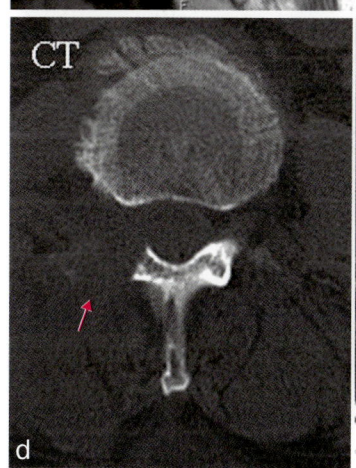

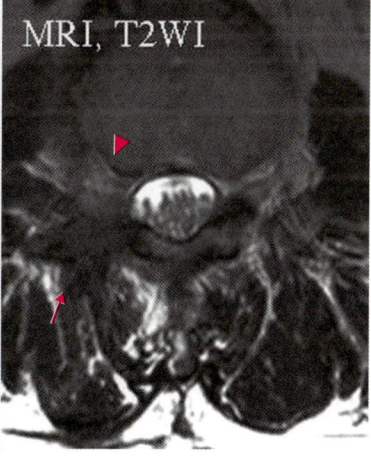

4 ヘルニア摘出前後の MRI, CT画像（症例3）

a：腰椎 MRI, T2 WI, sagittal. L2/3 椎間板ヘルニアの軽度突出を認める
b：腰椎 MRI, T1 WI, sagittal, 右椎間孔部. L3/4 椎間孔部では椎間板ヘルニアの陥入を認め, L2 神経根に接触している（←）.
c：腰椎 MRI, T2 WI, axial, L2/3. 脊柱管内から椎間孔部へのヘルニアを認める（↓）.
d：ヘルニア摘出後の CT と MRI T2 WI, axial. transmuscular approach（↑）と椎間板ヘルニアの消失（▼）.

果があるときもあるが，翌日には下肢痛が出現．複数回の神経ブロック後，左膝内側（L4領域）にしびれを伴うようになった．

当院を紹介受診しMRIを行うと，左L3/4椎間孔内に椎間板ヘルニアの陥入を認め，L3ルートが圧排を受けていることが判明した（**3 b**）．ミエログラフィーでは脊柱管内は開存しているが，椎間孔内にヘルニアの突出と思われる隆起を認め，その内部に，おそらく神経根ブロックで生じたと思われるairの混入を認めた（**3 c**）．L3/4椎間板ヘルニア far-lateral type と診断し，左多裂筋と最長筋間からの intermuscular approach（Wilse法，**5**）にてヘルニアを摘出し，L3神経根を開放した．左大腿の痛みは消失した．

症例3

76歳，女性．右大腿部痛で発症．近医を受診し，MRIを受けた．若干の腰椎椎間板ヘルニアを認めるが，脊柱管内に明らかな圧迫症状が確認できないとのことで，NSAIDで経過観察．

疼痛が改善せず，当院を紹介受診．神経所見では右大腿L2領域の強い疼痛としびれ（paresthe-

> **Point!** 撮像範囲を外側まで広げる
>
> 下肢しびれ，痛みの患者で，腰椎 MRI を撮影するときは，脊柱管内のみだけでなく，十分外側まで撮像範囲をとり，神経根を追っていくことが大切である．

5. 脊髄・脊椎疾患

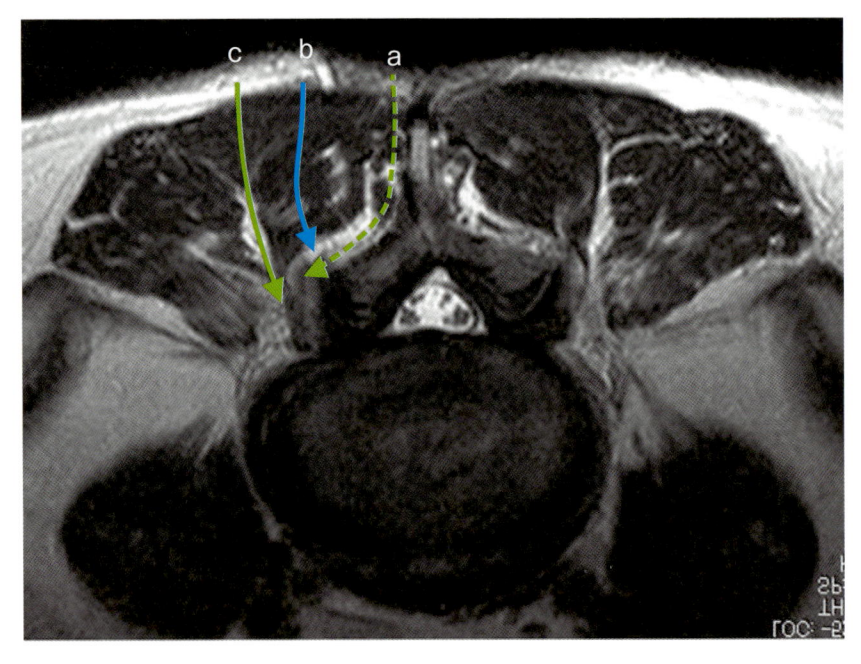

5 脊柱管外側部，椎間孔部，椎間孔外への種々のアプローチ

a：椎弓に沿って進入する通常の medial approach.
b：多裂筋筋束に沿って進入する transmuscular approach.
c：多裂筋と最長筋の間から進入する intermuscular approach.

sia）を認めた．MRIでは，脊柱管内において L1/2, L2/3, L4/5で若干のヘルニア突出を認める（**4**a）が，とくにL2/3において，脊柱管外側から椎間孔・椎間孔外へと及ぶヘルニアを認め，右L2神経根圧迫を認めた（lateral and far-lateral type disc hernia, **4**b, c）．多裂筋束に沿った transmuscular approachにてヘルニアを摘出した（**4**d, **5**）．術直後から大腿の痛みは消失した．

なぜ見落としやすのか

MRIで見逃しやすい，脊椎脊髄病変（頚椎，腰椎）の代表的疾患2つを紹介した．いずれもMRIでまったく検知できないわけではない．神経症状とともに，このような病態の理解と想起が，これらの疾患を捉えるポイントである．

■引用文献

1. Reid JD. Effects of flexion-extension movements of the head and spine upon the spinal cord and nerve roots. J Neurol Neurosurg Psychiatry 1960; 23: 214-221.
2. Breig A, et al. Biomechanics of the cervical spinal cord. Relief of contact pressure on and overstretching of the spinal cord. Acta Radiol Diagn (Stockh) 1966; 4: 602-624.
3. Breig A, et al. Effects of mechanical stresses on the spinal cord in cervical spondylosis. A study on fresh cadaver material. J Neurosurg 1966; 25: 45-56.
4. 清水暁, ほか. 頚椎flexion myelopathyのインフォームド・コンセント. 脊髄脊椎 2006; 19: 725-733.
5. 藤本吉範, ほか. 頚椎部flexion myelopathyの病態と治療. 脊髄脊椎 2002; 15: 679-685.
6. 三井公彦, et al. Overstretch症例の治療. 脊髄外科 1989; 3: 137-141.
7. Iwasaki Y, et al. Cervical flexion myelopathy: a "tight dural canal mechanism". Case report. J Neurosurg 1987; 66: 935-937.
8. 菊池誠志, ほか. 若年性限局性手前腕筋萎縮症（平山病）の発生機序に関する一考察ー tight dural canal in flexion を伴う flexion myelopathy. 臨床神経 1987; 27: 412-419.
9. 金 彪. Nomade - 脊髄脊椎外科医の適正供給. 脊髄脊椎 2000; 13: 327-329.
10. 水野順一, ほか. 顕微鏡下手術による腰椎椎間板ヘルニア摘出術. 脊髄脊椎 2006; 19: 760-765.

5. 脊髄・脊椎疾患

腰椎MRIでは腰椎高位を誤ることがある

高野浩一[1]，井上 亨[2]
福岡大学医学部 [1]放射線科，[2]脳神経外科

腰椎MRIにおける脊椎高位の同定

腰椎の高位決定には種々の補助手段があるが，腰椎MRI単独で高位を決定することが困難な場合もある．

　腰椎のMRI読影において，腰椎の高位の決定は，その後の診断および治療すべてに影響するきわめて重要なプロセスである．

　MRIの矢状断では通常，第5腰椎（L5）は四角形，第1仙椎（S1）は台形を示す．またL5前縁とS1前縁のなす角，すなわち岬角の位置により，L5とS1は多くの場合，容易に同定される（**1**）．また脊柱近傍にみられる血管などと椎体の位置関係が高位決定の参考になる場合がある．なかでも右腎動脈は矢状断での1/2の確認に有用とされている（**1**）[1]．横断像では腸腰靱帯の位置がL5の同定に有用なことが多い[2]．しかし，椎体の形状の差異や岬角が不明瞭で，高位を決定し難いことも少なくない．この場合，多くは腰仙部移行椎が存在する．

腰仙部移行椎の概念

腰仙部移行椎は，S1腰椎化やL5仙椎化に代表される正常変異であり，腰椎と仙椎の識別を困難にする要因として重要である．

　腰仙部移行椎は，最下位腰椎の横突起が仙骨翼と癒合した状態と定義される[3]が，腰椎と仙椎の

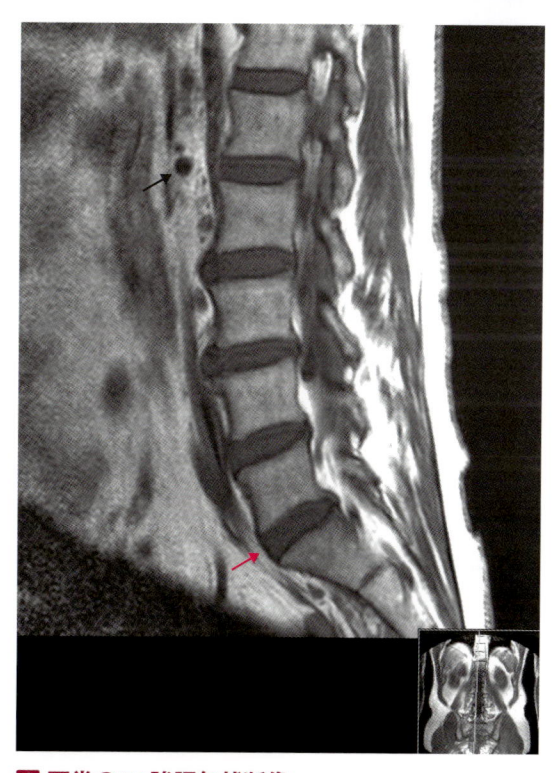

1 正常のT1強調矢状断像
右傍正中の断面．岬角（赤矢印）はL5とS1の境界を示す．右腎動脈（黒矢印）はL1-2の高さに相当する．

特徴を併せ持ち，区別しにくいものと理解してよいと考えられる．

　移行椎は，腰椎化（S1が下位仙椎から分離したもの，いわゆるL6）（**2**）と，仙椎化（L5の仙椎への癒合）に大別される．さらに癒合部分の形状から，完全（骨性）癒合と，関節様構造が介在する不完全癒合に分類され，それぞれ片側性と両側性のものがある．Castellviらは，横突起過形成も腰仙部移行椎に含めて分類している（**3**）[3]．

163

5. 脊髄・脊椎疾患

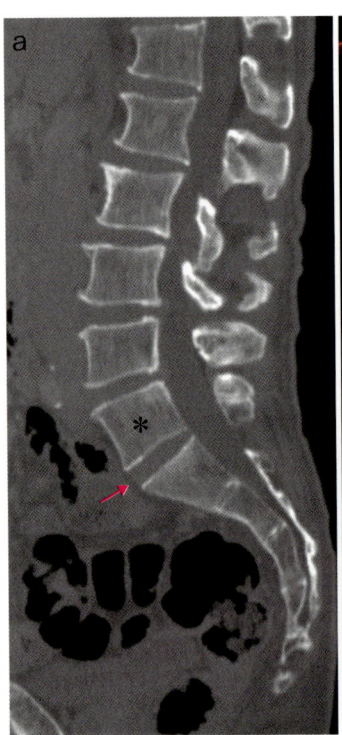

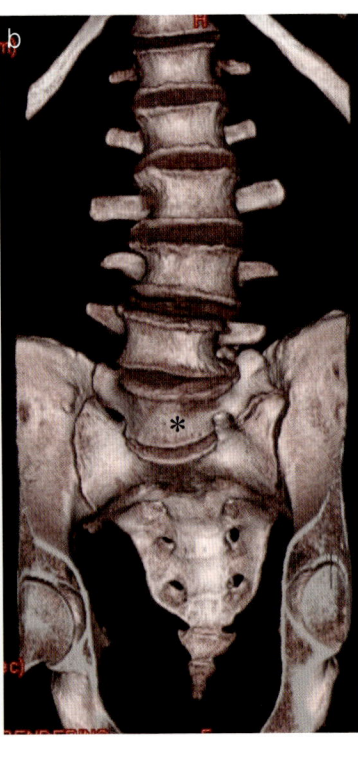

2 S1の不完全腰椎化

50歳代，男性．CTの矢状断面再構成像において，S1椎体（＊）は四角形を呈し，岬角（→）はS1-S2に認められる（a）．S1の右側部は下位仙骨翼から分離している．S1左側部と仙骨翼とのあいだには関節様の構造が形成されている（b）．
a：CT矢状断面再構成像．
b：骨のvolume rendering像．

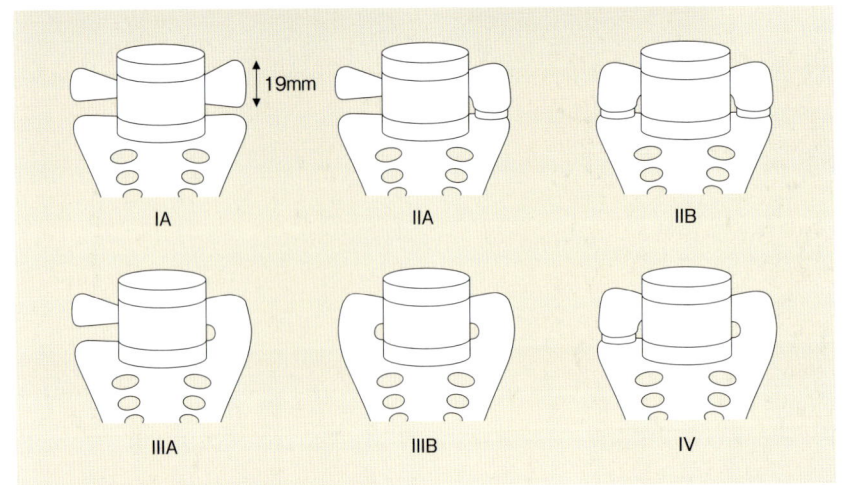

3 腰仙部移行椎の分類

横突起過形成はI型に分類される．
（Castellvi AE, et al, 1984[3]より改変）

腰仙部移行椎の画像的特徴と高位決定

> squaringや下位椎間板の大きさなどから，MRI矢状断で同定できることが多いが，高位の決定は腰椎矢状断像のみでは困難であり，全脊椎の位置決め画像が有用である．

　MRI矢状断において正常のL5椎体は長方形，S1椎体は台形を示すが，腰仙部移行椎は長方形を示すことが多く，椎体上縁の前後径と下縁前後径の比が1に近いと報告されている（squaring sign）（4）[4]．さらに，腰仙部移行椎の下方に存在する椎間板は，通常のL5-S1椎間板より小さいことが多い．したがって，S1にしては四角く，L5にしては下方の椎間板が小さいときは，移行椎である可能性が高い（4）[5,6]．時に移行椎の下位の椎間板が比較的大きい例もあるが，これらの椎間板の変性は上位椎間板と比較して概して軽度であ

164

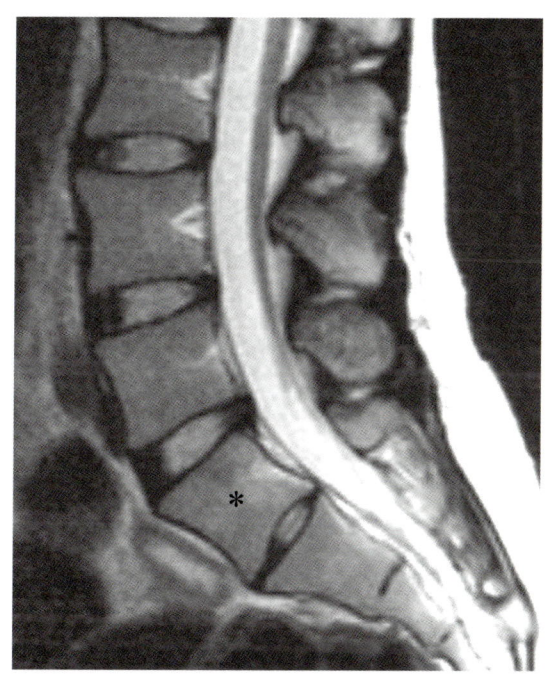

5. 脊髄・脊椎疾患

4 移行椎のT2強調像矢状断像

20歳代，女性．移行椎（＊）は四角く，その下方の椎間板は小さく痕跡的である．

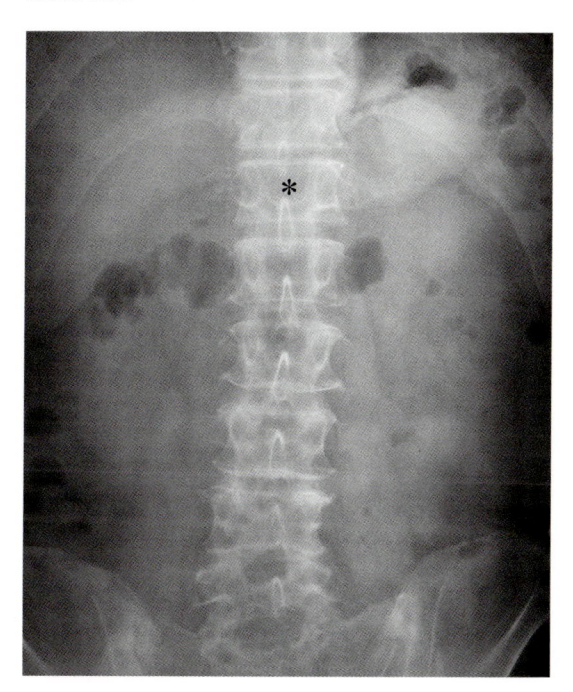

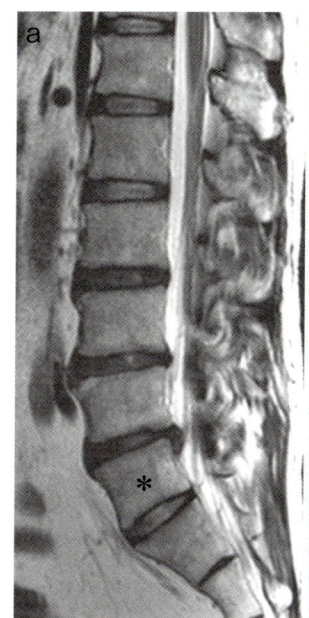

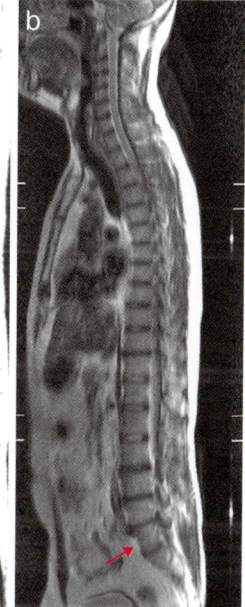

5 移行椎の直上に見られたヘルニア

40歳代，男性．T2強調像矢状断像でヘルニアがみられる（a）．下位の椎体（＊）は移行椎で，下位の椎間板は小さく，また信号が高く変性が軽度である．頚椎から数えるとS1であった（→）(b)．
a：腰椎のT2強調矢状断像．
b：位置決め用の全脊椎T2強調矢状断像．

り，T2強調画像で信号が高いことが多い（**5**）．

これらの所見から移行椎を指摘することは可能であるが，移行椎がL5であるかS1であるかは決定できない．移行椎が存在する場合，前述の右腎動脈や大動脈分岐部などと椎体との位置関係には，ずれが生じることが多く，周囲構造との関係は参考にならない．したがって，腰椎高位を決定するためには，なんらかの方法で上位頚椎から数える必要がある．従来は全脊椎の単純X線写真と対比して脊椎高位を同定していたが，腰椎MRIのさいに全脊椎を含む位置決め用矢状断画像を撮像し，これと対比することにより，移行椎の高位が決定できる（**5**）[1,7]．

腰仙部移行椎の頻度

> およそ10％以上と考えられ，決してまれではなく，時に胸腰部移行椎もみられる．

腰仙部移行椎の頻度はおよそ10〜20％と考え

6 胸腰部移行椎

50歳代，男性．単純X線写真正面像．第12胸椎の下方に，rudimentary ribsを有する胸腰部移行椎（第13胸椎）を認める（＊）．rudimentary ribsは腰椎の横突起より大きく，根部において椎体とのあいだに関節を有する．

165

5. 脊髄・脊椎疾患

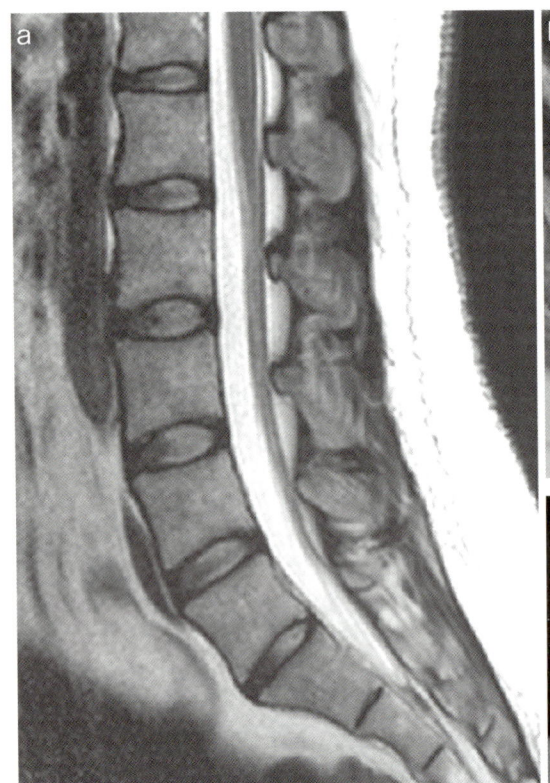

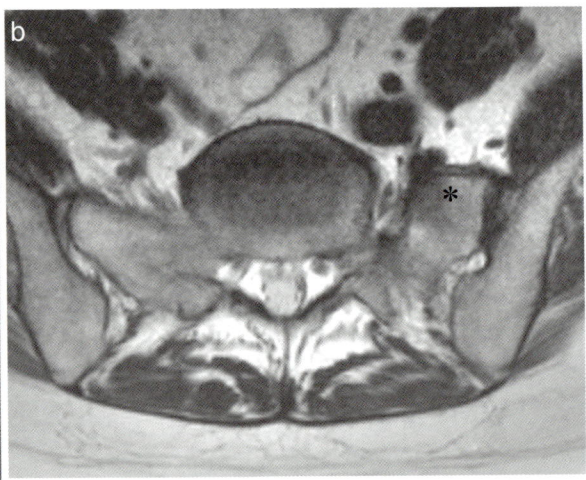

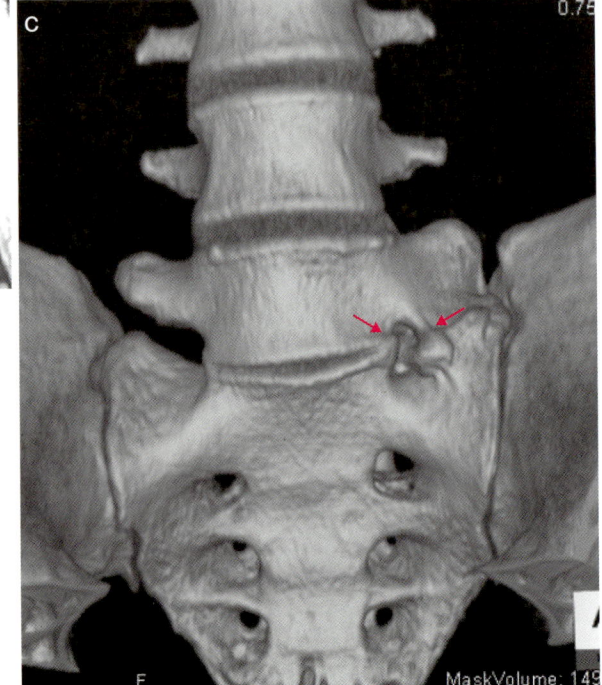

7 腰仙部移行椎に伴う far-out syndrome

30歳代，女性．腰痛と左下肢痛で近医を受診したが，腰椎MRIで異常を指摘されなかった．当院を受診し腰椎MRIを再検した．T2強調像矢状断（a）ではL5/S1と思われる椎間板が小さく，移行椎の存在が考えられる．横断像（b）において，L5の左横突起と仙骨翼部を連結すると思われる骨構造（＊）がみられ，L5-S1椎間孔外側部でのL5神経根絞扼が示唆された．3D-CT（c）においてL5左側の横突起部−仙骨翼部癒合と，L5-S1間神経孔出口部の骨棘様構造が確認された（→）．

a：MRI T2強調矢状断像．
b：MRI T2強調横断像．
c：3D-CT, 骨のvolume rendering像．

られ，健常人の17.6％[8]，腰痛患者の10％[9]などの報告がある．Castellviらは脊髄造影陽性所見例の30％に腰仙部移行椎がみられたと報告している[3]．

自験例では，腰椎MRIと全脊椎矢状断像を撮像した410例中，44例（10.7％）で移行椎が存在すると考えられた．前述したように，矢状断で長方形を示し，かつ下方の椎間板が小さいものを移行椎型とすると，胸椎と腰椎の単純X線写真を確認できた31例のうち，26例が移行椎型を示した．

そのうち12例（46％）はL5，14例（54％）はS1であった．移行椎型を示さなかった5例のうち4例は，胸部単純X線写真またはCTにおいて，低形成を示す第13肋骨（rudimentary ribs）がみられ，胸腰部移行椎と考えられた（6）．これらのことから，腰仙部移行椎の大多数は，矢状断での形状から推定可能と考えられた．一方，胸腰部移行椎，すなわちrudimentary ribsの確認は矢状断のみでは困難で，単純X線写真またはCTを要した．

腰仙部移行椎の臨床的意義

> 移行椎に伴い神経根機能の高位や髄節の高位にしばしば変異がみられる．また移行椎の下位の神経孔狭小化に伴うfar-out syndromeをきたすことがあるが，MRIでは見逃しやすいため注意を要する．

腰仙部移行椎と腰背部痛の関連については，古くから議論がある．1910年代に移行椎と腰痛に関連があると報告され，以来，報告者の名をとってBertolotti症候群[10]やRichard病[11]として知られてきたが，1920年代以降，腰痛例と無症候例において移行椎の頻度には差がないとする複数の報告があり[8,12]，現在では後者が一般に支持されている．その後，不完全移行椎の直上にヘルニアが多いとする複数の報告がある[3,13]．

移行椎が存在すると，手術や神経根ブロックなどの高位を誤る危険があることはいうまでもない．また近年，移行椎に伴い神経根機能の高位や髄節の高位に変異がみられることが報告されている[14,15]．したがって，神経根症の診断・治療のさいには移行椎の有無に十分に留意する必要がある．

移行椎に伴う神経症候として，下位の神経孔狭小化による神経根障害（いわゆるfar-out syndrome）がある．これまで10例ほどの報告しかないが，2000年以降，報告が増加している[16,17]．移行椎の存在を認識していないと見逃す可能性があり，注意を要する（**7**）．

腰椎MRIで高位を誤らないために

> 腰椎MRIでは腰椎高位を誤ることがあり，腰椎移行椎について認識しておく必要がある．脊椎高位の把握には，全脊椎を含む矢状断面が有用であるが，単純X線写真も併せて観察することが望ましい．

腰仙部移行椎は，その形態的特徴を認識してければ腰椎MRIの矢状断でも指摘が可能と考えられるが，単純X線写真を併せて読影することで形状の把握はより容易となる．3D-CTも移行椎の形態観察にはきわめて有用である．しかし，これらの方法をもってしても，移行椎の正確な高位決定は困難である．高位決定のための比較的簡便な方法として，全脊椎を含む矢状断MRI位置決め画像が有用である．ただし，胸腰部移行椎を考慮すると，単純X線写真で下位胸椎のrudimentary ribsの有無を併せてチェックすることが望ましい．

■引用文献

1. Lee CH, et al. Using MRI to evaluate anatomic significance of aortic bifurcation, right renal artery, and conus medullaris when locating lumbar vertebral segments. Am J Roentogenol 2004; 182: 1295-1300.
2. Hartford JM, et al. The iliolumbar ligament: three-dimensional volume imaging and computer reformatting by magnetic resonance: a technical note. Spine 2000; 25:1098-1103.
3. Castellvi AE, et al. Lumbosacral transitional vertebrae and their relationship with lumbar extradural defects. Spine 1984; 9: 493-495.
4. Wigh RE. The thoracolumbar and lumbosacral transitional junctions. Spine 1980; 5: 215-222.
5. Nicholson AA, et al. The measured height of the lumbosacral disc in patients with and without transitional vertebrae. Br J Radiol 1988; 61: 454-455.
6. O'Driscoll CM, et al. Variations in morphology of the lumbosacral junction on sagittal MRI: correlation with plain radiography. Skeletal Radiol 1996; 25: 225-230.
7. Peh WC, et al. Determining the lumbar vertebral segments on magnetic resonance imaging Spine 1999; 1: 24:1852-5.
8. 神中正一．脊椎奇形．日整会誌 1929; 4: 1-41.
9. McCulloch JA, et al. Variation of the lumbosacral myotomes with bony segmental anomalies. J Bone Joint Surg Br 1980; 62-B: 475-480.
10. Bertolotti, M. Contributo alla conoscenza dei vizzi differenzasione regionale del rachid con speciale riguardo alla assimilazione sacrale ella lombare. Radiol Med 1917; 4: 113-114.
11. Richard AJ. Pain in the lumbosacral region associated with congenital malformation of the transverse processes of the fifth lumbar vertebra. Am J Roentgenol 1919; 6: 434-439.
12. Tini PG, et al. The transitional vertebra of the lumbosacral spine: its radiological classification, incidence, prevalence, and clinical significance. Rheumatol Rehabil 1977; 16: 180-185.
13. Elster AD. Bertolotti's syndrome revisited. Transitional vertebrae of the lumbar spine. Spine 1989; 14: 1373-1377.
14. 佐藤勝彦．腰仙部移行椎における髄節支配の多様性．整・災害 1992; 35: 299-306.
15. Chang HS, et al. Altered function of lumbar nerve roots in patients with transitional lumbosacral vertebrae. Spine 2004; 29: 1632-1635.
16. Abe E, et al. Anterior decompression of foraminal stenosis below a lumbosacral transitional vertebra. A case report. Spine 1997; 22: 823-826.
17. Ichihara K, et al. The treatment of far-out foraminal stenosis below a lumbosacral transitional vertebra: a report of two cases. J Spinal Disord Tech 2004; 17: 154-157.

Chiari奇形に合併した脊髄空洞症と診断し，それが矛盾のないMRI所見であってもChiari奇形だけが原因とは限らない

阿部俊昭
東京慈恵会医科大学脳神経外科

疾患概念と発生機序

> MRI上でChiari奇形を認めても，その裏に潜む脳底部くも膜炎が空洞発生の責任病変である場合がある．

　Chiari奇形とは小脳扁桃が下垂し，脊髄腔内に突出した先天奇形である．脊髄空洞症は髄内に細長い液体を満たした空洞が数髄節にわたって形成された状態をさす．脊髄空洞症は単独で存在することはまれであり，通常はChiari奇形，脳底部くも膜炎，脊髄外傷，脊髄くも膜炎など，他の疾患を誘因として発生する．

　発生機序に関してはいまだ解明されていない点が多いが，大孔部を含めた脊髄腔内の髄液循環障害が空洞の形成に深くかかわっていると考えられている．このうちChiari奇形を誘因として発生する例が最も多く，50〜70％を占める．次いで脳底部くも膜炎，脊髄くも膜炎がそれぞれ約10％を占める．Chiari奇形と脳底部くも膜炎はいずれも後頭蓋窩病変を原因として，空洞が形成されている点で共通し，さらに両者を合併している例が脳底部くも膜炎の半数に認められる[1]．

　すなわち，Chiari奇形と診断し，矛盾のないMRI所見であっても，その裏に潜む脳底部くも膜炎が脊髄空洞症の主原因である場合が存在するのである．それでは両者合併例において，いずれが空洞発生の責任病変であるかをどのように判断するのか？　われわれは，肥厚したくも膜がMagendie孔を完全に閉塞している術中所見をもって，脳底部くも膜炎により発生した脊髄空洞症と診断している．

　さて，術前のMRI所見から脳底部くも膜炎の存在を診断できるのか．画像所見を論ずる前にこの両者の髄液循環障害の発生機序を明確にする必要がある．Chiari奇形例は下垂した小脳扁桃が単純に大孔部を閉塞していることが原因であるのに対し，脳底部くも膜炎例では大孔部周囲のくも膜の癒着が原因である．この事実を念頭に置き，MRI所見を検討した結果，Chiari奇形単独合併例と脳底部くも膜炎にChiari奇形を合併した例とのあいだには，下垂した小脳扁桃と脳幹，第四脳室，上部頸髄との関係ならびに下垂した小脳扁桃自体の形に若干の差が認められ，画像上で鑑別が可能であった[2]．

画像所見上の特徴

> 脳底部くも膜炎の存在を直接MRIで診断することは困難だが，2次的な所見によりその存在を類推できる．

　典型的なChiari奇形単独合併例では，下垂した小脳扁桃に先端は辺縁が滑らかで楔状に辺縁がとがり，本来は大槽であるべき部分を埋め尽くしている．さらに第四脳室下部はつぶれて腔として確認できない（**1**）．一方，脳底部くも膜炎合併例では，小脳扁桃は下垂しているが，先端は不規則となり，本来は大槽であった部分には不均一な信

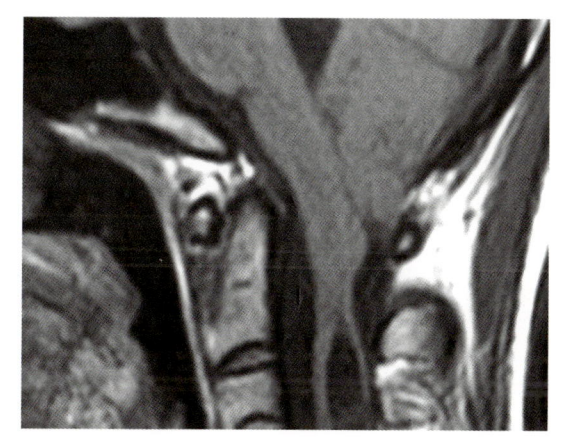

1 Chiari奇形単独合併例のMRI所見

小脳扁桃は大孔内へ陥頓し、尖端が楔状となり大槽を占拠している。第四脳室と大槽間の交通は完全に遮断され、延髄頚髄移行部が小脳扁桃の下垂によりたわんでいる。

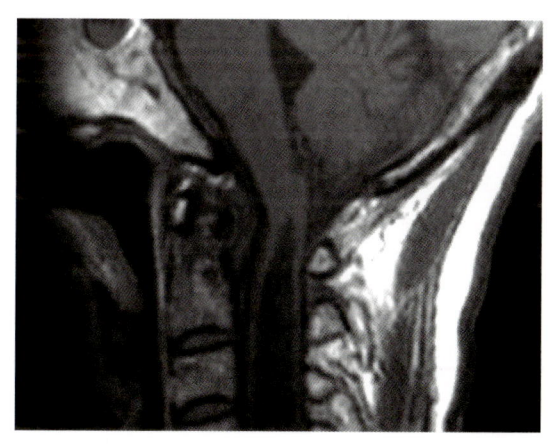

2 Chiari奇形と脳底部くも膜炎合併例のMRI所見

小脳扁桃は下垂しているが脳幹への圧迫がなく、第四脳室と大槽とのあいだには腔が認められる。大槽は腔として存在しているが、内部は信号強度が混在して不均一にみえる。

号強度が混在した腔を認める。さらに第四脳室下部は腔として確認できる（**2**）。

このようなMRI所見の違いは、後頭蓋窩病変に合併した脊髄空洞症の発生病態に不可欠な大孔部での髄液流通障害の主原因が、この両者で違っているために生じている。すなわち、Chiari奇形単独合併例では、主原因が物理的に嵌頓した小脳扁桃であるため、脳幹に対する圧迫も強く、小脳扁桃は周辺の髄液腔を埋め尽くす結果となる。

一方、脳底部くも膜炎例では、主原因が大孔部周辺に発生した癒着性くも膜炎であるため、下垂した小脳扁桃による脳幹への圧迫も軽度であり、小脳扁桃と上部頚髄のあいだには、肥厚したくも膜に満たされた三角形の腔を認める。さらに**2**の例のように、この腔内の不均一な信号強度は肥厚したくも膜の存在を示唆している。

次に空洞の形態に注目すると、Chiari奇形単独例では同様なメカニズムにより小脳扁桃が上部頚髄を圧迫しているため、第一頚椎レベルまで空洞が広がることは稀である。**1**の例では空洞上端は第三頚椎レベルにある。一方、脳底部くも膜炎合併例では小脳扁桃による脊髄への圧迫も弱いため、空洞の先端は大孔レベルまで伸展している（**2**）。

臨床的特徴

> 骨盤位分娩による難産で出生した脊髄空洞症例では、脳底部くも膜炎の存在を疑う。

脊髄空洞症は、難産で生まれた既往歴を有する例がChiari奇形単独例の約40％と、高率に認められる。脳底部くも膜炎合併例ではこの傾向はさらに顕著となる。髄膜炎やくも膜下出血といったくも膜炎の原因が特定できない、いわゆる特発例においては、その全例が難産で出生しており、その半数は骨盤位分娩であった[3]。手術法においては脳底部くも膜炎合併例は大孔部減圧に加え、第四脳室-くも膜下腔シャントを設置することが必須である[1,2]。このことは術前に手術の承諾を取得するにあたり説明する必要がある。

■引用文献

1. Abe T, et al: Diagnosis and treatment of syringomyelia: our experience with 164 cases. Tamaki N, et al (eds): Syrngomyelia, current concepts in pathogenesis and management. Springer-Verlag, Tokyo, 2001; p.154-158.
2. 阿部俊昭、ほか．脳底部くも膜炎を合併した脊髄空洞症の診断と治療．Spinal Surgery 1993; 7: 147-152.
3. Abe T, et al: Role of birth injury in syringomyelia. Nakamura N, et al (eds): Recent advances neurotraumatology. Springer-Verlag, Tokyo, 1993; p.436-439.

脊髄髄内病変の診断における造影MRIの有用性は限定的である

寶子丸 稔
大津市民病院脳神経外科

髄内病変の診断におけるMRIの役割

> MRIは髄内病変を診断するためのほとんど唯一の手段であり，T2強調画像が最も有用である．

　脊髄髄内病変を診断するためには，脊髄の外見上の形態と内部構造の変化を調べる必要がある．脊髄の外見上の形態の変化をみるためにはCTミエログラフィによる脊髄外縁の描出能力が優れているが，髄内の構造の変化に対しては無力である．MRIではT1強調画像よりT2強調画像のほうが脊髄と脳脊髄液のコントラストがはっきりしており，脊髄外縁がくっきりと描出される．さらにT2強調画像のほうが脊髄の内部構造の変化も鋭敏に描出される．T1強調画像で髄内に信号強度の異常が明らかでない場合でもT2強調画像で明瞭に病変が描出される場合は多いが（**1**），T2強調画像で髄内に信号強度の異常が認められない場合には髄内に異常が疑われることは例外的である．

　MRIではGd-DTPA（ガドリニウム-ジエチレントリアミン五酢酸）が経静脈性の造影剤として用いられる．これは周囲のプロトンの縦緩和時間（T1），横緩和時間（T2）ともに短縮させるが，通常の用量ではT1に対する効果が大きく，造影剤が分布している部位はT1強調画像で高信号域となる（⇒**Point!**）．

造影MRIのピットフォール **Point!**

　脊髄実質はblood-spinal cord barrierのために造影剤が分布せず，造影効果がみられないが，腫瘍，梗塞，炎症などによりblood-spinal cord barrierが破壊された場所では造影効果がみられるようになる．しかし，髄内の変化に関してはT2強調画像のほうが鋭敏であり，造影効果の有無や造影形態により鑑別診断が行える症例は限られている．また，造影MRIでは，T1強調画像やT2強調画像で見えないものが見えてくるために造影される部分にとらわれやすく，その結果，治療方針に誤りを生じることになりかねないので注意を要する．

上衣腫

> 造影される部分だけにとらわれると誤診したり，腫瘍の全体像を見失ったりすることになりやすい．

　上衣腫は全髄内腫瘍の約30％を占め最も多い腫瘍であるが，境界が明瞭であり全摘出が可能な腫瘍である．基本的にT1強調画像で等信号強度からやや低信号強度を，T2強調画像で高信号強度を示す．ほとんどの病変が中心性に存在し，そのことが上衣腫の診断における最大のポイントである[1]．

　上衣腫は境界が明瞭な腫瘍であるにもかかわらず，MRI画像では境界が明瞭でない場合が多い．腫瘍全体が一様に造影されて腫瘍の全体像が明瞭に描出される場合もあるが比較的まれで，部分的にあるいは不規則に造影されることが多い（**2**）．したがって，造影されない部分にも腫瘍が存在する可能性を考慮しないと腫瘍の全体像を見失うことになる．

　摘出術を計画するときに，腫瘍の頭側端と尾側

5. 脊髄・脊椎疾患

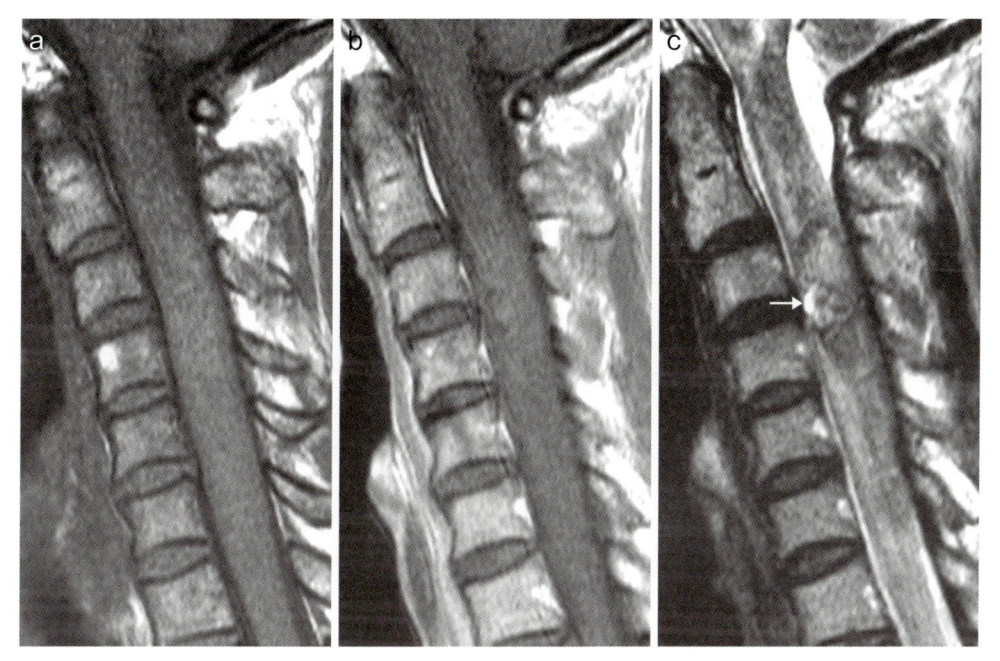

1 脊髄内の出血で発症した海綿状血管腫の初発時 MRI 像

a：T1 強調画像，b：造影 MRI，c：T2 強調画像．
後頸部痛に始まり，3 日間の経過で四肢麻痺が完成し，呼吸障害もきたした症例．T1 強調画像では脊髄の腫大を認めるものの，髄内の異常信号域は明らかでなく，造影 MRI でも造影効果を示す領域は明らかでない．T2 強調画像ではさまざまな信号強度を示す部位がモザイク型に混在する円形の領域が髄内に認められ（白矢印），手術で同部位に血腫に囲まれた海綿状血管腫を認めた．

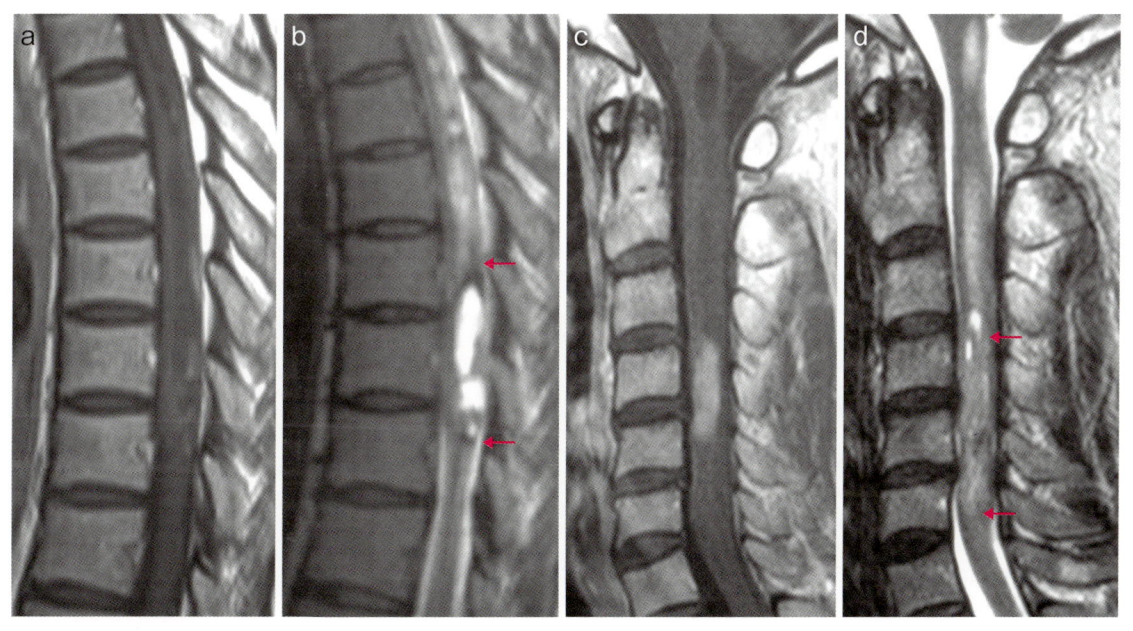

2 上衣腫 2 症例の MRI 像

a, c：造影 MRI，b, d：T2 強調画像．
左の症例（a, b）では，造影される部分が非常に不規則で腫瘍の全体像が非常に不明確であるが，T2 強調画像で腫瘍の頭側端と尾側端にヘモジデリンのキャップ状の陰影（赤矢印）が認められ，全体像が把握できる．
右の症例（c, d）では，一様に境界明瞭に造影される部分があり腫瘍の全体像と考えやすいが，手術では赤矢印で示す部分が腫瘍の頭側端と尾側端であると確認された．T2 強調画像を詳細に観察すると，腫瘍部分ではさまざまな信号強度が不規則に混在しているのに対し，腫瘍より頭側に存在する空洞部分では，高信号域が比較的一様に認められる．

5. 脊髄・脊椎疾患

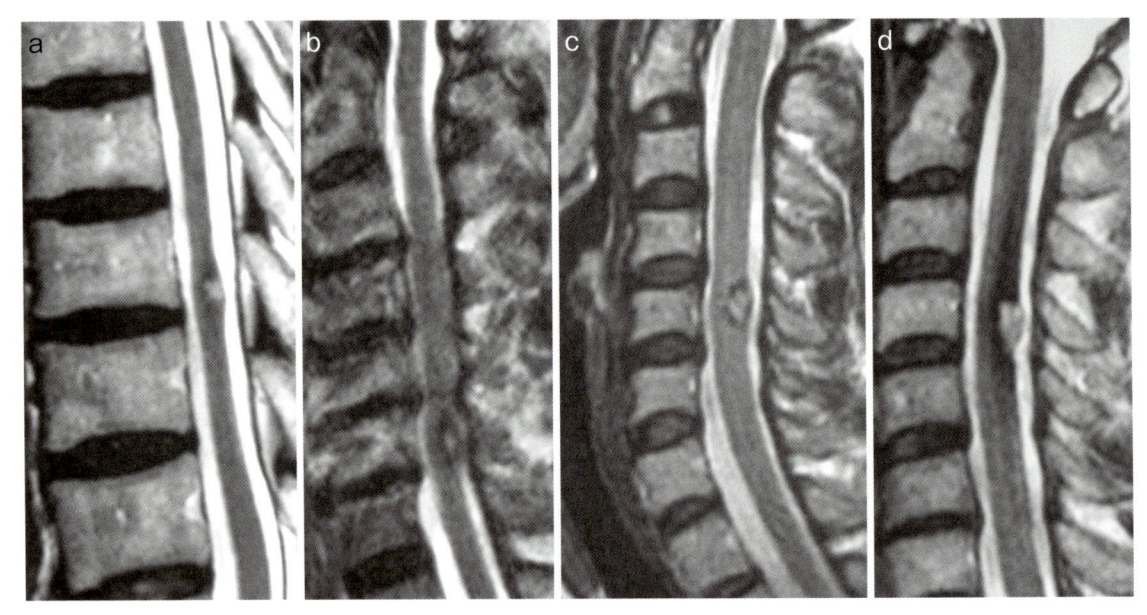

③ 脊髄髄内海綿状血管腫4症例のT2強調画像
高信号強度を示す楕円形の領域の周囲にヘモジデリンを示すリング状の高信号域が認められるのが特徴的である. 造影MRIでは造影効果を示さない.

端を同定することが必要になるが, syrinxを伴っている場合には脊髄が腫大している部分と腫大していない部分の移行部が必ずしも腫瘍の境界を示していないことは明白である. その場合には, 脊髄の内部構造の検討が必要不可欠であり, 造影される部分よりもT2強調画像で高信号強度を示す部分を詳細に検討するほうが有用な情報が得られる. たとえば, 上衣腫では腫瘍周囲に出血によるヘモジデリン沈着に伴う低信号域を認めることが比較的多いとされているが[2], この低信号域により腫瘍の境界が同定できることがある (②a, b).

血管芽細胞腫と海綿状血管腫

> 造影MRIでは, 血管芽細胞腫は境界明瞭で一様に強く造影されるので診断に非常に有用であるが, 脊髄髄内海綿状血管腫はほとんど造影されず診断の役に立たない.

血管芽細胞腫はT2強調画像で脊髄実質より高信号域を示し, 脊髄空洞を伴うことが多いのが特徴であるが, Gd-DTPAにより境界明瞭な強い一様な造影効果を受けるため診断は容易であり, 造影MRIが診断の決め手となる数少ない疾患の一つである. 基本的に軟膜下の腫瘍であり, 小さな腫瘍でも脊髄表面に異常血管を示すflow voidあるいは造影効果を観察することが多い.

海綿状血管腫は腫瘍内出血や脊髄髄内への出血により発症することが多く, 比較的新しい出血ではメトヘモグロビンのため, T1およびT2強調画像で高信号域を示し, 古いものではヘモジデリンのためT2強調画像で強い低信号域を認めるが, ほとんど造影効果を示さないのが特徴である (①). したがって, 脊髄髄内の出血を示す急性期のMRIでは海綿状血管腫が存在するかどうか, あるいはその存在部位を同定するのが困難であるが, T2強調画像でさまざまな信号強度が混在した円形の構造物を認めれば, 海綿状血管腫である可能性が高い (①).

海綿状血管腫の陰影がはっきりしない髄内出血の場合には, 血管奇形からの出血の可能性があるので血管撮影を施行する必要がある[3]. また, 髄内出血を示さないものでも, 造影剤による増強効果を示すものはほとんどなく, T2強調画像で腫瘍内部は高信号域を示し, 周囲にヘモジデリンの低信号域を示すものがほとんどである (③).

5. 脊髄・脊椎疾患

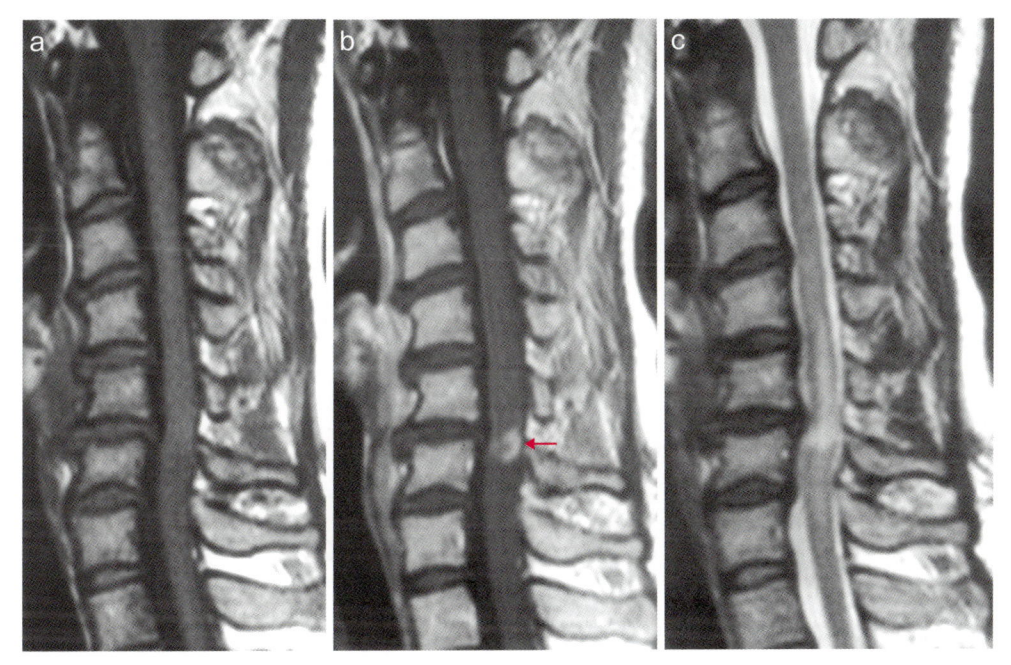

4 両手の痺れを示した圧迫性脊髄症のMRI像

a：T1強調画像，b：造影MRI，c：T2強調画像．
T1強調画像では髄内の異常信号域は明らかでないが，造影MRIで強い造影効果（赤矢印）を示す．T2強調画像では造影効果を示す部位を中心に髄内の高信号域を認める．造影効果を示す部位は脊柱管が狭窄している部位と一致している．この症例はサルコイドーシスの疑いのもと長期間ステロイドの投与が行われていたが，頚椎椎弓形成術後に造影効果は消失し，髄内の高信号域は著明に減少した．

非腫瘍性髄内病変

> 造影像はさまざまで，サルコイドーシスを除いて特徴的な造影パターンを示すものは少ない．

　MRIで髄内病変に遭遇した場合に非腫瘍性髄内病変である場合も多く，髄内腫瘍と非腫瘍性髄内病変を鑑別することが求められている．その鑑別点として脊髄に腫大が認められるか否かが最も重要であるとする報告があるが[4]，脊髄の腫大を認める非腫瘍性髄内病変や腫大を認めない小さな髄内腫瘍に遭遇することもあり，画像所見の経時的変化や全身所見などを合わせて総合的に判断する必要がある．

　鑑別診断を必要とする非腫瘍性髄内病変には多発性硬化症や急性散在性脊髄炎などの脱髄性疾患，アトピー性脊髄炎や寄生虫症，サルコイドーシスなどの炎症性疾患など，さまざまなものがある．

　髄内腫瘍と鑑別を要する疾患の中で遭遇することが多いものの一つは多発性硬化症である．T2強調画像で高信号領域を示すために病変が発見される．不均一な造影を示す場合もあるが特徴的な所見ではない．白質主体の病変であること，脊髄の腫大は軽度であること，空間的に多発性を示すのみならず時間的にも短期間のうちに変化を示すということに着目すると鑑別診断が可能となる[5]．

　肉芽腫性病変の中ではサルコイドーシスが脊髄の腫大を示し腫瘍性病変と誤診されることが多い．サルコイドーシスでは造影MRIの所見が重要で，軟膜下からVirchow-Robin腔に沿って髄内に伸展する造影所見が認められれば，サルコイドーシスの疑いが濃厚である．しかしながら病態が進行して脊髄実質内に結節性造影が認められるようになると，髄内腫瘍との診断が困難になってくる[6]．

> 圧迫性脊髄症で造影効果を示すことがあり，これが誤診の原因となることがある．

　注意を要する病態に圧迫性脊髄症に伴う髄内の

173

5 痙性歩行障害を示した脊髄神経鞘腫のMRI像

a：T2強調画像，b：造影MRI．
T2強調画像では髄内に囊胞性病変が存在するようにもみえるが，造影MRIでは明瞭に造影され，囊胞性変化を伴った神経鞘腫であることが明らかである．

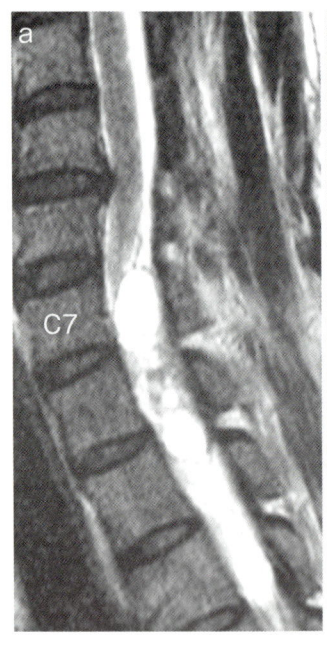

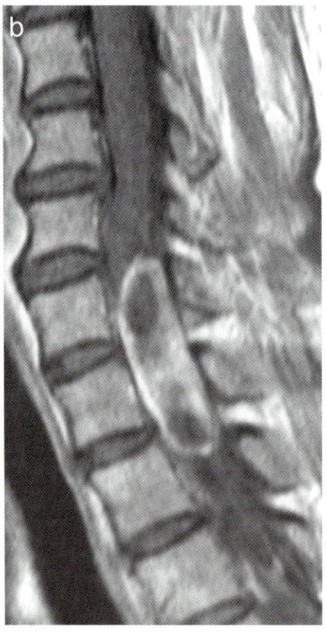

変化がある．変形性頚椎症などに伴う脊髄の圧迫により，髄内中心部にT2強調画像で高信号域を認めることがある．その場合，造影MRIが施行されると，髄内の不規則な造影効果を認めることが多い（**4**）．そのために，サルコイドーシスや脊髄炎などの診断が下され長期にわたってステロイド治療が施行されることがある．

しかし，本疾患は頚椎の減圧術により症状が改善する可能性が高いので，的確な診断が求められる．本疾患では，造影される領域が灰白質に存在しかつ狭窄部位に一致することを確認すれば圧迫性脊髄症に伴う髄内変化であるとの診断が可能になるものと思われる．一見して狭窄が軽度のようにみえることもあるが，後屈位で検査を行うと黄色靱帯のたわみが描出されて狭窄が明瞭となることが多く，動態的なMRIの検査を必要とする場合もあることに留意する必要がある．

硬膜内髄外腫瘍

髄内病変とは異なり硬膜内髄外腫瘍の診断において造影MRIは非常に有用である．

T2強調画像だけでは硬膜内髄外腫瘍と髄内病変の鑑別が困難な場合があるが，造影MRIにより硬膜内髄外腫瘍であることがはっきりする場合がある（**5**）．硬膜内髄外腫瘍のほとんどは神経鞘腫と髄膜腫のいずれかであるが，両者ともにT1強調画像で低信号域，T2強調画像で高信号域を示し両者の鑑別診断は必ずしも容易ではない．造影MRIにより両者ともに明瞭に造影されて形態が明瞭となり，鑑別診断が可能となる．神経鞘腫は神経根から発生するために，神経根に沿った発育を示す．したがって，椎間孔を通じて脊柱管内外に発育するダンベル型の腫瘍はまず神経鞘腫である．神経鞘腫のほとんどは後根から発生するために硬膜囊内で脊髄の腹側に発育することは少ない．一方，髄膜腫は硬膜との付着領域が広く硬膜と腫瘍がなす角度が鈍であり，造影MRIでdural tail signを示すことがある．一般的に神経鞘腫のほうが強く造影されるが，造影のパターンが不均一なことが多く，髄膜腫は均一に造影されることが多い．囊胞形成があれば神経鞘腫の可能性が高い（**5**）．

■引用文献

1. 井上佑一, et al. MRIのすべて Up To Date. 各疾患の画像診断. 脊髄髄内腫瘍. 脊椎脊髄ジャーナル 2001; 14: 481-486.
2. Koyanagi I et al. Diagnosis of spinal cord ependymoma and astrocytic tumours with magnetic resonance imaging. J Clin Neurosci 1999; 6: 128-132.
3. Turjman F, et al. MRI of intramedullary cavernous haemangiomas. Neuroradiology 1995; 37: 297-302.
4. Lee M, et al. Nonneoplastic intramedullary spinal cord lesions mimicking tumors. Neurosurgery 1998; 43: 788-794.
5. Tartaglino LM, et al. Multiple sclerosis in the spinal cord: MR appearance and correlation with clinical parameters. Radiology 1995; 195: 725-732.
6. Junger SS, et al. Intramedullary spinal sarcoidosis: clinical and magnetic resonance imaging characteristics. Neurology 1993; 43: 333-337.

6.
外傷，機能性疾患，その他

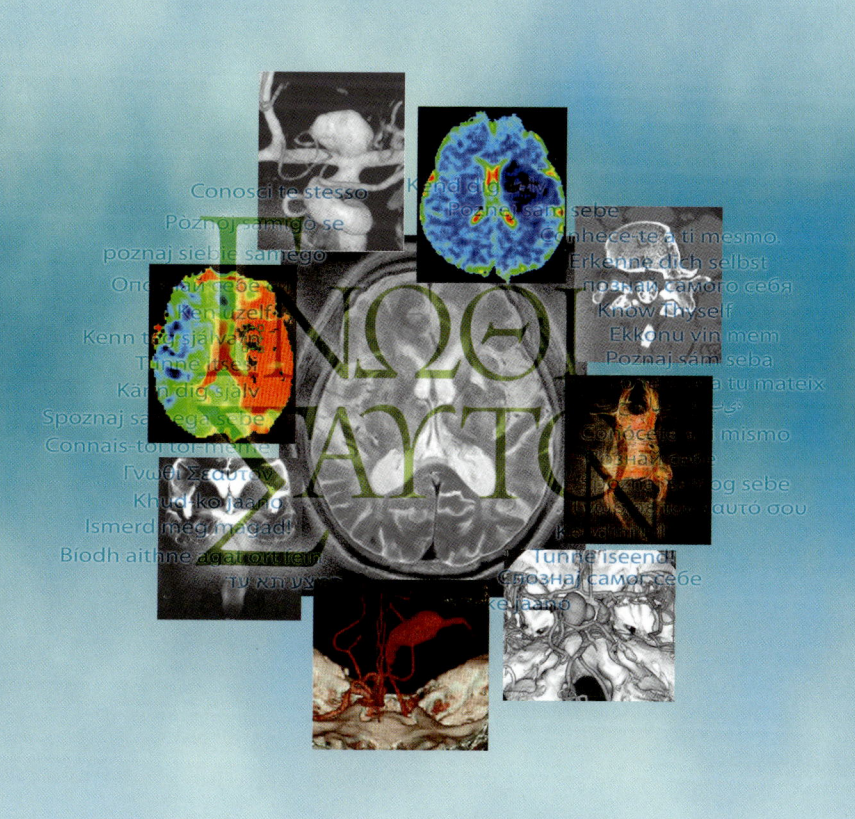

神経血管減圧術：MRIでは責任血管の同定が時に困難である

松前光紀, 井上　剛, 厚見秀樹
東海大学医学部外科学系脳神経外科領域

血管圧迫性脳神経障害

> 診断には，脳槽内を走行する脳神経と血管の位置関係を詳細に描出するMR cisternographyが有用である．

　血管圧迫性脳神経障害をきたす疾患としては，三叉神経痛，片側顔面痙攣，舌咽神経痛が有名である．その他まれな疾患であるが，①内頚動脈の蛇行や拡張によって引き起こされる慢性進行性視神経症，②滑車神経が脳幹から出る部分で上小脳動脈の圧迫を受け発症する上斜筋ミオキミー，③脳幹からDorello管に至る経路で外転神経がAICA（前下小脳動脈）の圧迫を受け発症する血管圧迫性外転神経麻痺などが知られている[1]．これらの疾患において，その責任血管を同定するさい重要なことは，脳血管と脳神経を同時に描出して評価することである．その診断で主役を演ずるのは，MR cisternography（MR脳槽撮影）とよばれる各種撮像法である．

脳槽を走行する脳神経と脳血管の画像化

> MR cisternographyの撮像法はさまざまであり，おのおのの特徴を理解したうえでの画像診断が求められる．

　MR cisternographyには，heavily T2-weighted 3D FSE，constructive interference in steady-state（CISS），fast imaging employing steady-state acquisition（FIESTA），true fast inflow with steady-state acquisition（true FISP）などの撮像法がある．これらの画像をaxial（**1**），coronal，sagittal，また神経の走行に沿ったoblique coronal（**2**）やoblique sagittal（**3**）などの撮像断面を駆使して，脳神経と血管との解剖学的関係を明らかにすることが可能である．また画像を3次元表示することにより，これらの解剖学的位置関係を立体表示する試みもある[2]．またMR cisternographyでは，術後評価として移動された脳血管と神経との関係を描出することも可能である．

　その他，T1-weighted gradient-echo imageを用い，脳神経や脳実質と脳血管との関係を異なる信号強度で描出する事も可能である．

脳神経障害におけるMRI撮像法選択の注意点

> 脳神経障害をきたす疾患は，血管圧迫性病変のほかにも多数あるため，最も頻度の高い血管圧迫性病変にターゲットを絞ったMR cisternographyだけでは，他の原因による脳神経障害を見逃すことがある．

　MR cisternographyは，脳神経障害をきたす疾患の診断法として，広く一般に応用されている[3,4]．しかし，脳神経障害をきたす疾患は，血管性病変だけとは限らない．その他，腫瘍性疾患，変性疾患，先天奇形などさまざまな疾患の存在を念頭に置き，MR cisternography以外の撮像法を同時に

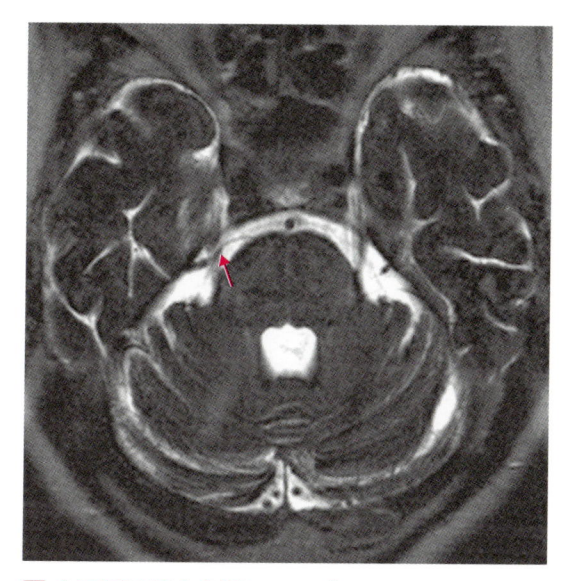

6. 外傷，機能性疾患，その他

1 右三叉神経痛症例のaxial像
脳槽中央よりやや Meckel cave 側の部分で，三叉神経を横断する血管が観察される．

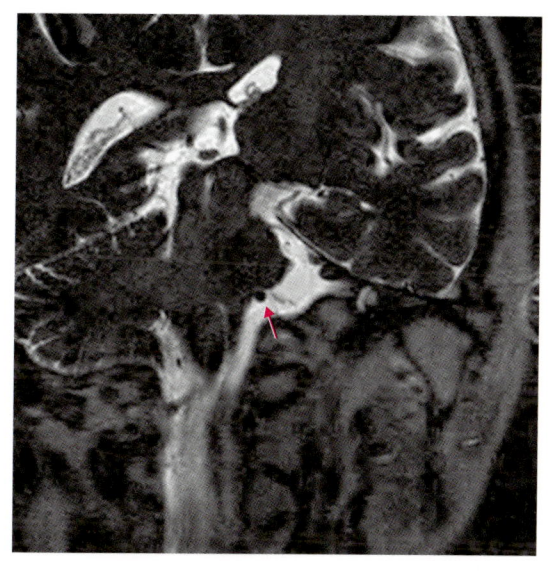

2 左片側顔面痙攣症例のoblique coronal像
脳幹部の root exit zone を，外側から圧迫する責任血管が観察される．

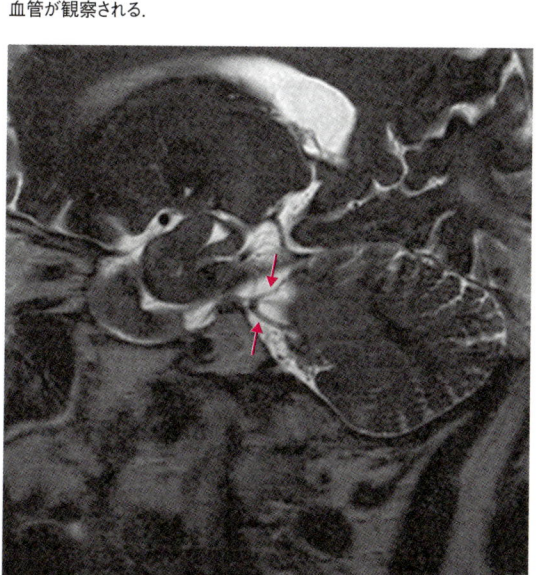

3 三叉神経痛症例の三叉神経と平行に撮像したoblique sagittal像
caudal から1本，cephalic から1本，三叉神経を上下から挟み込むような血管が観察される．

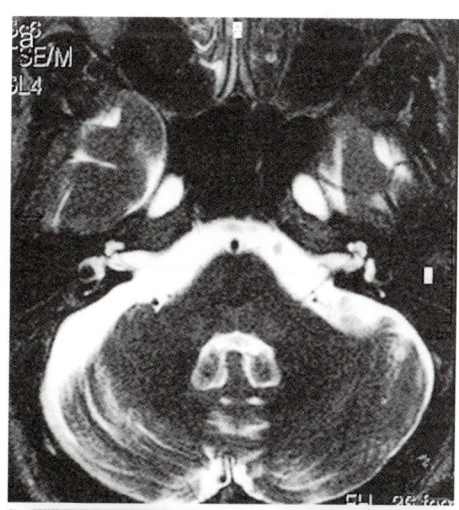

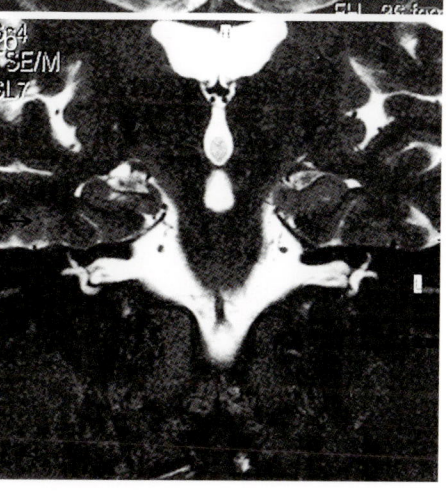

4 類上皮腫のaxial像（a）とcoronal像（b）
MR cisternography．脳幹や脳神経に大きな偏位を生じない程度の類上皮腫では，腫瘍の存在を見逃すことがある．神経圧迫だけを念頭に置いた撮像ではなく，そのほかのシーケンスを組み合わせた MRI 撮像が必要である．

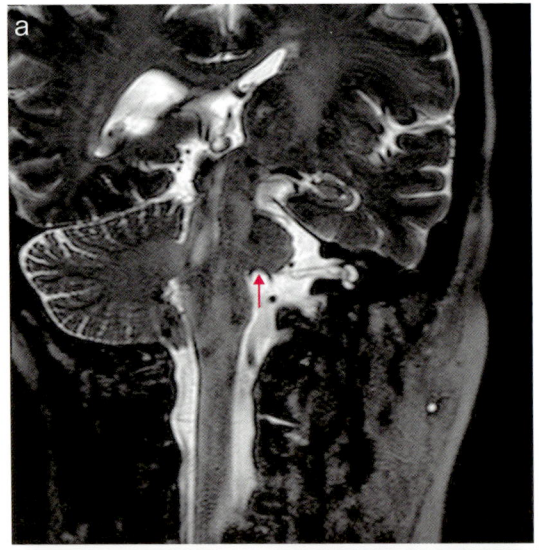

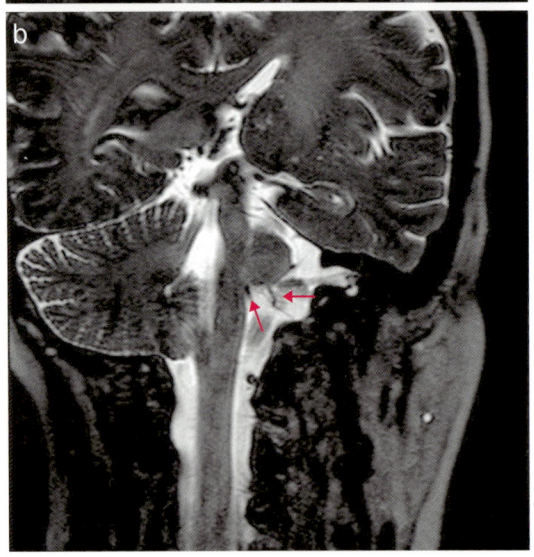

6. 外傷，機能性疾患，その他

⑤ 左片側顔面痙攣症例の連続oblique coronal像

左顔面神経のroot exit zoneを，カーブを描いて外側から圧迫する血管が，連続した画像で観察される．

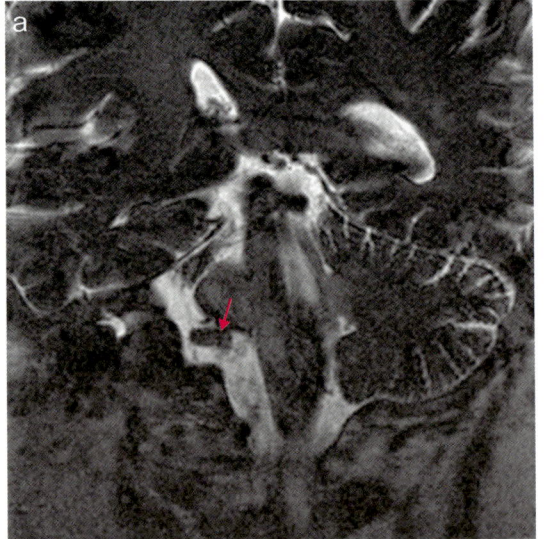

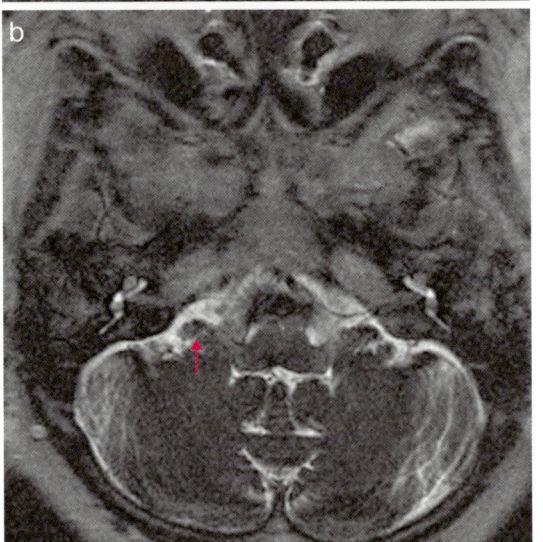

⑥ 右片側顔面痙攣症例の oblique coronal像（a）とaxial（b）像

さまざまな撮像断面を選択したが，脳槽内の大きく突出したflocculusが，顔面神経のroot exit zoneを被い，責任血管の同定が困難であった．

行うべきである．とくに，脳幹の変形や脳神経の偏位を伴わない程度の類上皮腫では，MR cisternographyでその存在を見逃すことがあり注意を要する（**4**）．一般的に類上皮腫の診断は，拡散強調画像で容易に診断が可能であり，ルーチンの撮像法にこの拡散強調画像を加えるべきである．

血管圧迫性脳神経障害におけるMRI画像読影の注意点

> 一部のシーケンスでは，描出される血管径が実際の血管径と異なったり，また脳実質や脳神経と血管の信号がほぼ同じ場合がある．

T1-weighted gradient-echo imageで描出される血管の信号は，peak inflow velocityに基づいたも

6. 外傷，機能性疾患，その他

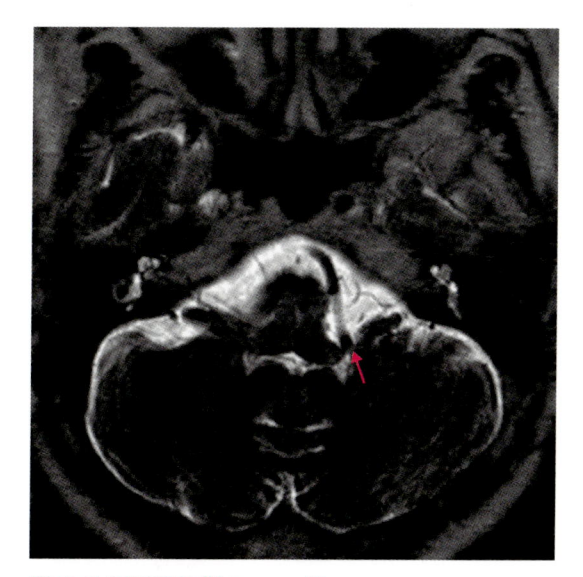

7 左片側顔面痙攣のaxial像
強く蛇行した椎骨動脈が，脳幹を圧迫している画像所見が得られる．この症例の術中所見では，蛇行した椎骨動脈の脳幹側にもう1本動脈が走行し，この2本を移動させることによって，症状の消失を確認した．

のであり，真の血管径を示すものではないことに留意する．また，一般的なMR cisternographyで描出される脳神経や脳実質と血管の信号は，ほとんど同じ程度の信号強度であり，その区別は対象とする構造物の走行により判断する必要がある．したがって2次元表示される画像をもとに診断を下す場合，前後の画像から慎重に対象物の走行を確認する必要がある（5）．

術前画像診断の信頼性

> MR cisternographyで描出できなかった責任血管が手術中に発見されることはよく経験されるが，術前画像を過信することなく，基本に立ち返り脳神経周囲の詳細な観察が必要である．

　MR cisternographyでは，かなり詳細な脳槽における脳神経と血管との解剖学的関係を把握することが可能である．しかし，root exit zoneが脳槽内に大きく突出したflocculusに埋もれることもある（6）．また，椎骨動脈などに押されて脳幹側に偏位した細い血管が，責任血管である場合もある（7）．手術の基本であるが，脳槽内のくも膜を十分に剥離し，脳槽内を走行する血管に可動性を持たせ，対象となる神経のroot exit zone周囲を観察する必要がある．

　代表的な三叉神経痛や片側顔面痙攣の手術では，側臥位で，mastoidを高位とし，静脈灌流を障害しないポジションとする．retrosigmoidの開頭は，三叉神経に対してはやや高位で，顔面神経に対してはdigastric grooveを中心とした低位で行う．あまり小さな開頭を行うと，顕微鏡の光軸に制限が加わるとともに，手術操作に障害をきたすことがあり，その大きさにこだわる必要はない．三叉神経に対しては，root exit zoneからMeckel caveに至る，脳槽内を走行する神経の周囲をすべて観察する．顔面神経に対しては，減圧対象とすべき部位が脳幹に近いため，いきなり第Ⅷと内耳道を確認するのではなく，むしろ舌咽・迷走神経を確認してから，上方を見上げるように脳幹を観察する顕微鏡の視野とする．

　責任血管と思われる上小脳動脈，前下小脳動脈，椎骨動脈が術野に出現しても，これらの血管に十分な可動性を持たせ，背後にもう1本root exit zoneを圧迫する血管がないか観察したあと，各種方法を用いた血管の移動を行うことが大切である．

■引用文献

1. Hashimoto M. Vascular compressive cranial neuropathy disclosed by MRI. Neuro-Ophthalmology Japan 2007; 24: 309-315
2. Onoda K, et al. Preoperative assessment of microvascular decompression for hemifacial spasm with fusion imaging of 3D MR cisternogram/angiogram. Neurol Surg 2006; 34: 765-791.
3. Mamata Y, et al. Magnetic resonance cisternography for visualization of intracranial fine structures. J Neurosurg 1998; 88: 670-678.
4. Nakagawa S, et al. MR cisternography of the cerebellopontine angle. Comparison of three-dimensional fast asymmetrical spin-echo and three-dimentional constructive interference in the steady-state sequences. Am J Neuroradiol 2001; 22: 1179-1185.

MRAの元画像は，三叉神経痛，顔面痙攣の診断のための最もよい画像ではない

藤巻高光
埼玉医科大学病院脳神経外科

特発性三叉神経痛の診断

> 根治治療は神経減圧術だが，術前に画像診断による圧迫所見を確認することが必須で，病歴聴取，神経学的検査で三叉神経痛を疑っても，ただちに手術適応があるとは限らない．

特発性三叉神経痛（以下，三叉神経痛）は，頭蓋内で三叉神経に血管が接触することにより生ずる疾患である．手術的に圧迫血管を減圧することにより，痛みが消失する．しかし，三叉神経痛は多くの顔面痛を生ずる疾患の1つにすぎない．

1のように顔面痛を生ずる疾患は多くあり，診断にあたってはこれらを鑑別しなくてはならない．鑑別の最も重要なポイントは，病歴聴取である．痛みの性状，起こり方，経過を詳細に聴取することで，かなりの程度で鑑別が可能である．神経学的検査も重要で，とくに，三叉神経痛では顔面の知覚障害を通常は合併しない．

三叉神経痛の治療は，通常は内服治療を試み，そのうえで手術治療を検討していくことが多い．

根治治療は，前述したように開頭手術である神経減圧術であるが，病歴聴取，神経学的検査で三叉神経痛が強く疑われたからといって，ただちに手術適応があるとは限らない．開頭した結果，神経を圧迫している血管がなければ，「減圧」の行いようがないからである．その意味で，神経に対する圧迫所見を術前に確認することが重要で，詳細な画像診断が必須である．また，特発性と思われた三叉神経痛の数％〜10％弱に脳腫瘍などの

1 顔面痛を生ずる疾患

- 特発性三叉神経痛
- ヘルペス後三叉神経痛
- 群発頭痛
- 副鼻腔疾患（炎症，腫瘍）
- 頭蓋底腫瘍
- 顎関節症
- 異型顔面痛
- 抜歯後神経痛

器質的疾患を伴っていたとの報告もあり，これらの鑑別のためにも画像診断が重要である．

一方，同様の機序で生ずる疾患に片側顔面痙攣（以下，顔面痙攣）がある．顔面痙攣は，神経学的所見により診断は明らかで，鑑別に迷う例は少ないが，神経への圧迫血管の方向，角度はさまざまで複雑であり，これらの状態を術前に把握しておくことは重要である．

MRIによる三叉神経痛，顔面痙攣の画像診断

> MRAの元画像は，血管の走行自体を追うことはできるが，脳実質や脳神経の情報は不十分である．

近年の画像検査，とくにMRIの進歩は，三叉神経痛，顔面痙攣の診断にも著しい改善をもたらし，神経への圧迫血管の様子が直接判断できる例が増加している．また前述したように，三叉神経痛には脳腫瘍が三叉神経に接触して起こる例もあり，これらの鑑別も重要である．

三叉神経痛を生ずる最も多い腫瘍が類上皮腫であるが，これはMRIのdiffusion weighted image（拡散強調画像）で容易に診断できる．

6. 外傷，機能性疾患，その他

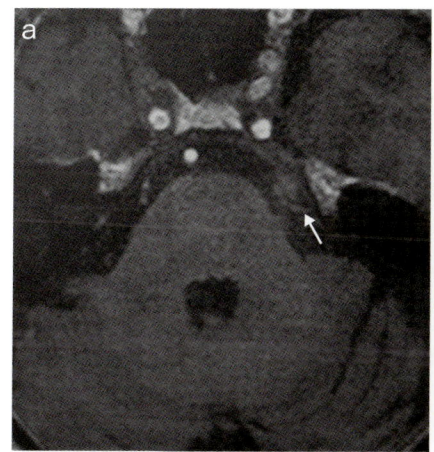

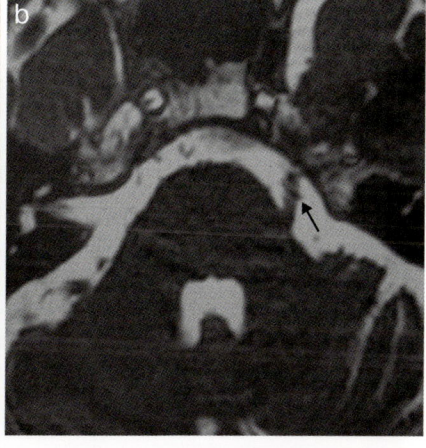

2 左三叉神経痛症例のMRI像

MRAの元画像（a）では，圧迫血管（白矢印）は判別できるが三叉神経の描出が悪い．heavy T2画像（b）では，圧迫血管（黒矢印）と三叉神経の関係がよくわかる．

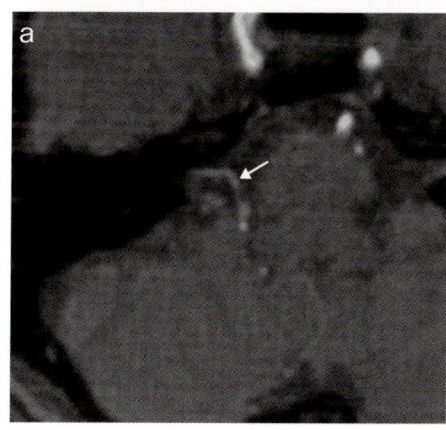

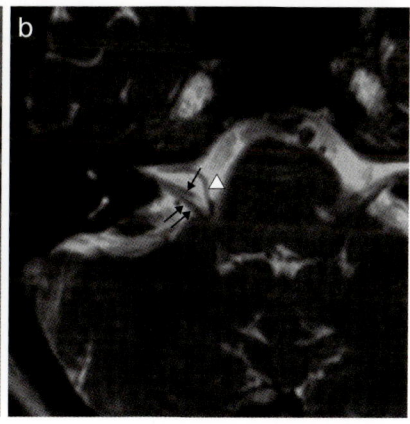

3 右顔面痙攣症例のMRI像

MRAの元画像（a）では，圧迫血管（白矢印）の走行はわかるが顔面神経の描出は不良である．heavy T2画像（b）では，圧迫血管（白矢頭）のみならず，顔面神経（黒矢印），聴神経（二重黒矢印）ともに詳細に判読できる．

　三叉神経痛を疑った症例が他院から紹介される場合，MRI画像を併せ持参する場合が少なくない．この画像としては，T1，T2，MRA，そしてMRAの元画像が添付されてくることが多い．しかし，残念なことに，このような症例を診察するとき，筆者の施設ではMRIを再撮影する場合が多い．

　通常の頭蓋内スクリーニングのT1，T2，あるいはFLAIRといった画像では，三叉神経自体が描出されることはあっても，三叉神経への圧迫血管を確認できないことが多い．MRAの元画像は，それをもとにMRAを作成するので，スライスの間隔も細かく0.数ミリ程度であり，血管の走行自体を追うことはできるが，血管画像を作成するための信号収集を目的とした条件のため，脳実質や脳神経の情報は不十分である．顔面痙攣も同様で，神経と血管の相互関係が把握できる画像を，上記検査の範囲内で持参してくる症例は非常に少な

Point! 圧迫血管を確認するには

三叉神経痛，顔面痙攣では，そのMRIの機種の最も空間解像度が高い撮影であるthin sliceのheavy T2画像をかならず撮影する．また，diffusion weighted imageも撮影しておく．

い．またdiffusion weighted imageを追加する必要がある．

　heavy T2画像であるFIESTAあるいはCISS画像は，画像の信号強度として神経と血管とを区別することはほとんど不可能であるが，画像自体の空間分解能が高く，通常の1.5TのMRIでも，0.4 mmのスライスが可能である．2に三叉神経痛症例の，3に顔面痙攣症例でのheavy T2画像とMRIの元画像を示す．双方を併せて撮影することにより，より血管の走行が明らかとなる場合もある．しかし，最低限heavy T2 imageが欠かせない（⇒ Point!）．

6. 外傷，機能性疾患，その他

三叉神経痛の診断は，MRI, MRAだけでできるか？

松島俊夫、増岡 淳
佐賀大学医学部脳神経外科

特発性三叉神経痛は血管圧迫所見の有無のみで診断可能か？

　三叉神経痛は人間が経験する3大激痛の一つに数えられ，"火箸でえぐられるような""稲妻が走るような"と形容される耐え難い疼痛を特徴とする．突然襲ってくる痛みへの恐怖と不安から患者の日常生活は著しく制限される一方で，その苦痛が周囲からは理解されづらく，ついには精神をも蝕まれる．

　従来，その原因が不詳のため"特発性"とされてきた三叉神経痛だが，1970年代にJannettaが顕微鏡下手術による神経血管減圧術を確立したことから[1]，特発性三叉神経痛の多くが血管の圧迫によるものと広く認識されるようになった．さらに，近年，画像診断技術の進歩により，特発性三叉神経痛患者のMRI検査で三叉神経と血管の関係が可視化できるようになったが，特発性三叉神経痛の診断は血管圧迫所見の有無のみで可能であろうか．この点についてわれわれの経験をもとに解説する．

特発性三叉神経痛の画像所見

> MRIによる血管圧迫所見の有無のみでは，手術の対象となる三叉神経痛例を診断することはできない．

血管圧迫による症例　MRI, MRAは三叉神経が責任血管により圧迫を受けている像を描出するが，とくに高速スピンエコー法によるT2リバース画像が威力を発揮する[2,3]．典型例では上小脳動脈や前下小脳動脈により，三叉神経が圧迫され屈曲している．このような例では，神経血管減圧術にて圧迫を解除することにより80〜90％の症例で長期の疼痛緩和が期待できる[4]（**1 2**）．

血管圧迫のない症例　三叉神経痛のなかには術前の画像所見で血管の圧迫がないにもかかわらず，手術が有効な例が少数ではあるが存在する．このような症例の術中所見では，くも膜の肥厚や癒着による三叉神経軸の歪みが認められ，三叉神経からくも膜の癒着をていねいに剥離して神経軸を正すことにより疼痛緩和が得られる．現段階では，このくも膜の癒着と神経軸の歪みを術前画像検査で捉えることは困難である（**3 4**）．

血管圧迫がみられる三叉神経痛以外の症例　通常の剖検脳でも約半数で三叉神経と血管が接触していたと報告されているように[5]，三叉神経痛症状のない患者のMRI検査で，血管圧迫所見が認められることもある（**5**）．

　したがって，MRI所見の血管圧迫の有無のみでは，手術の対象となる三叉神経痛例を診断することはできない．

特発性三叉神経痛の診断

> まず問診を十分に行い痛みの性質を把握し，次にカルバマゼピンの有効性を確認，他の疾患との鑑別のためにテストブロックを行うことも有用である．

臨床症状の特徴

①三叉神経の支配領域に一致して生じる片側性の痛みである．

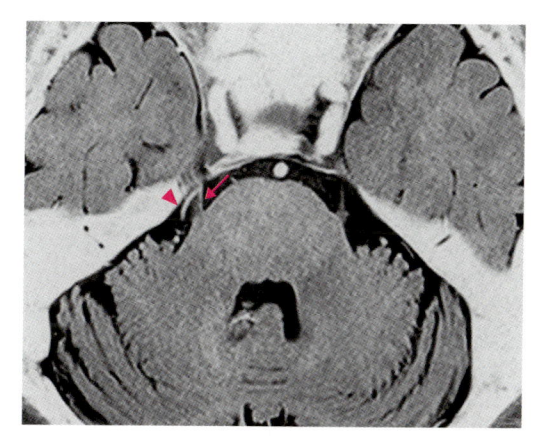

6. 外傷，機能性疾患，その他

1 右三叉神経痛患者のMRI T2リバース画像
右三叉神経（矢印）が上小脳動脈（矢頭）に頭側から圧迫されている．

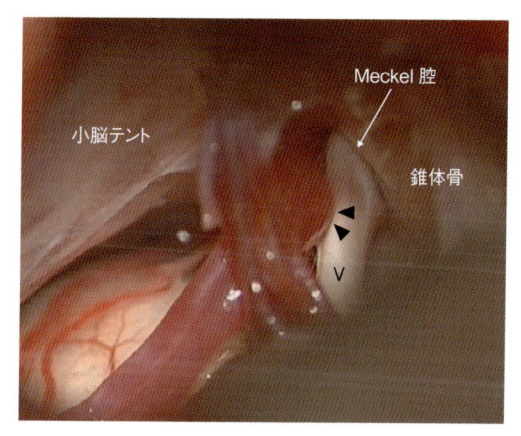

2 1と同一症例の術中所見
三叉神経（V）が頭側から上小脳動脈に圧迫されている（矢頭）．上小脳動脈を移動させて圧迫を解除することで，痛みは消失した．

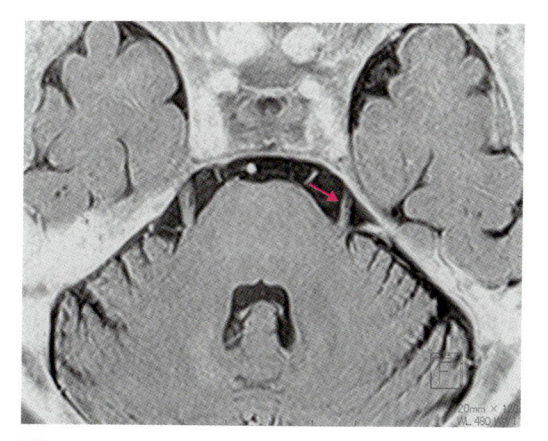

3 左三叉神経痛患者のMRI T2リバース画像
三叉神経（矢印）の周囲には血管は認められない．

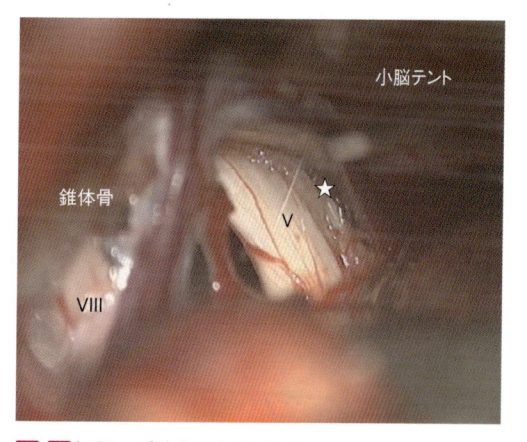

4 3と同一症例の術中所見
三叉神経（V）に血管は接触しておらず，くも膜（☆）が癒着していた．このくも膜を三叉神経から剥離することで痛みは消失した．

②発作性の激しい痛みで持続時間は数秒，長くてもせいぜい数十秒である．発作の間欠期には痛みやしびれはまったくない．

③洗顔，歯磨き，咀嚼などで誘発され，口唇周囲や鼻翼にトリガーポイントがある．

疼痛発作が頻回に起こると，患者は"ずっと痛い"と表現することがある．しかし，患者の訴えをよく聞いて，正確な痛みの性状を聞き出すことが診断に至る最初のステップである．

カルバマゼピンの有効性

特発性三叉神経痛には，カルバマゼピンが程度の差はあれ必ず有効である．しかし，初期には奏効するものの徐々に無効となり，増量しても最終的にはまったく効かないようになってしまうことも少なくない．とくに長期連用している患者では，痛みの性状が変化してカルバマゼピンが無効と表現することもある．われわれは，このような症例でカルバマゼピンの有効性を判定するために，服薬をいったん中止することにしている．これにより本来の痛みの性状が明らかとなり，患者もその有効性を自覚するようになる．

テストブロック

局所麻酔薬を用いた神経ブロックも他疾患との鑑別に有用である．罹患枝に応じて，上顎神経ブロックや下顎神経ブロックなどを適宜使い分ける[6]．われわれは，三叉神経痛の診断で治療を受けていたが改善せず，当院紹介後にじつは舌咽神

6. 外傷, 機能性疾患, その他

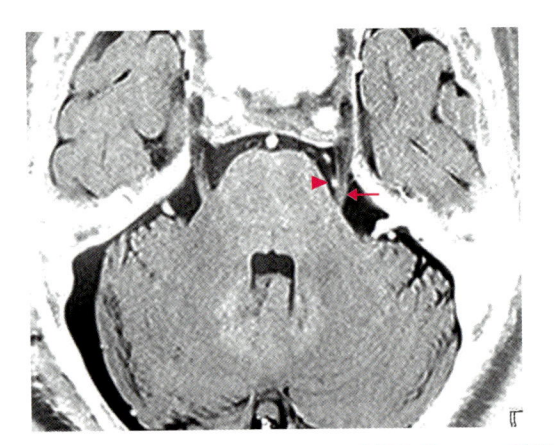

図5 三叉神経痛のない右片側顔面痙攣患者のMRI所見

右片側顔面痙攣のためMRIを施行したところ, 左三叉神経（矢印）に上小脳動脈（矢頭）が接触しているのが認められた. この患者には三叉神経痛の症状はない.

経痛であることが判明した症例や, その逆で, 舌咽神経痛として長年治療を受けていたが, 実は三叉神経痛であった症例を経験している. いずれの症例もテストブロックで正確な診断に至り, 神経血管減圧術を施行して痛みは消失した.

除外診断

口腔外科や耳鼻科も受診して, 虫歯や顎関節症, 上顎洞炎などの痛みを生じる器質的異常がないか検査しておく.

鑑別疾患

多発性硬化症, 帯状疱疹, 脳腫瘍などが原因で起こる症候性三叉神経痛のほか, 非定型顔面痛や舌咽神経痛との鑑別が必要である.

多発性硬化症

痛みは特発性三叉神経痛と鑑別が困難であるが, 多発性硬化症に特有の視力障害, しびれ感などの症状を伴う. MRIでroot entry zone付近の橋外側部にT2強調画像で高信号を示す脱髄斑がないかどうか注意しておく.

帯状疱疹後三叉神経痛

過去に顔面の帯状疱疹の既往があると, のちに三叉神経痛と同じような痛みが出てくることがある. 顔面の帯状疱疹の既往を問診することが診断

Point! 画像所見のみで診断することなかれ

画像診断技術が飛躍的に進歩しても, 三叉神経痛における問診と臨床所見の意義はいまだ大きい. 画像所見を妄信してはならない. われわれが, 神経血管減圧術の適応を決めるうえで最も信頼しているのは臨床症状である. 単一の科では診断・治療が困難な例があることも事実であり, 脳神経外科, ペインクリニック, 口腔外科, 耳鼻科, 神経内科が連携して診療にあたることが重要である. もちろん, それぞれの患者の年齢や背景に応じて最良の治療法が異なることも心すべきである.

の手がかりとなる.

脳腫瘍

三叉神経痛の原因となることが多い類上皮腫は, 通常のT1, T2強調像では脳槽との見分けがつかないので拡散強調像が必須である. Meckel腔近傍に小さな髄膜腫が存在しないかにも注意する.

非定型顔面痛

三叉神経痛に特徴的な痛みを訴えることもあるが, ときに痛みが両側だったり, 部位, 性状がときどき変わったりもする. また一般的にカルバマゼピンは無効で向精神薬が有効なことが多い.

舌咽神経痛

三叉神経第3枝痛と間違われやすい. これは, おもに食事や嚥下運動など咽頭の動きで誘発されるのが特徴的である. 舌咽神経ブロックが診断に有用である.

■引用文献

1. Jannetta PJ. Observations on the etiology of trigeminal neuralgia, hemifacial spasm, acoustic nerve dysfunction and glossopharyngeal neuralgia: Definitive microsurgical treatment and results in 117 patients. Neurochirurgia (Stuttg) 1977; 20: 145-154.
2. 永関慶重：神経減圧術のためのNeuroimaging. 近藤明悳（編）：悩める人々のための脳神経減圧術 よりよい治療をめざして, サイメッド・パブリケーションズ, 2002; p.15-30.
3. 松島俊夫, ほか：神経血管減圧術のための後頭蓋血管ならびにMRI解剖. 水野順一（編）：顕微鏡下手術のための脳神経外科解剖XVI, サイメッド・パブリケーションズ, 2004; p.143-150.
4. Kondo A. Follow-up results of microvascular decompression in trigeminal neuralgia and hemifacial spasm. Neurosurgery 1997; 40: 46-51.
5. Hardy DG, et al. Microsurgical relationship of the superior cerebellar artery and the trigeminal nerve. J Neurosurg 1978; 49: 669-678.
6. 平川奈緒美：三叉神経痛の治療. 宮崎東洋（編）：痛み診療のコツと落とし穴, 中山書店, 2007; p.284-287.

出血を伴うびまん性軸索損傷は，一般的なMRI撮像法では診断できない

島　克司[1]，柳川洋一[2]
防衛医科大学校 [1] 脳神経外科，[2] 救急部

びまん性脳損傷とびまん性軸索損傷

びまん性軸索損傷（diffuse axonal injury：DAI）は，びまん性脳損傷の重症型であるが，本来は病理組織学的な疾患概念である．臨床的には，意識障害の持続時間による分類とCT所見による分類があるが，いずれも軸索損傷を直接評価した分類ではない．

概念と分類

> びまん性軸索損傷は，重症頭部外傷の約半数にみられ，全頭部外傷死の35%を占める．

びまん性脳損傷とは，局所性脳損傷に対比して，頭蓋内に占拠性病変がなく，大脳白質を中心に広範囲に認められる損傷に対する病名である．一方，びまん性軸索損傷は，1982年にAdamsらによって確立された病理学的な疾患概念で，肉眼的所見として脳梁および上位脳幹背外側の局所損傷（点状出血として認められる），組織学的所見として軸索の広範な損傷（生存期間により異なり，日単位ではaxonal retraction ball（軸索退縮球），週単位ではミクログリアの小塊，月単位の生存例ではWaller変性）が認められる．

Adamsらは，剖検例からびまん性軸索損傷の程度を3型に分類した．

Grade 1：組織学的所見でのみびまん性軸索損傷を認める．

Grade 2：Grade 1に加えて脳梁に肉眼的にびまん性軸索損傷を認める．

Grade 3：Grade 2に加えて，上位脳幹背外側に肉眼的にびまん性軸索損傷を認める．

Gennarelliは，びまん性脳損傷を神経症状と意識障害の程度による臨床的分類を行い，意識消失時間が6時間以内であれば脳震盪，6時間以上続く場合をびまん性軸索損傷と定義し，さらに意識消失時間が6～24時間を軽症びまん性軸索損傷，24時間以上で脳幹損傷を伴わないのを中等症びまん性軸索損傷，脳幹損傷を伴うのを重症びまん性軸索損傷と分類した．米国National Institute of Neurological Disorders and Strokeにより，重症頭部外傷患者データの標準化を目的とした大規模臨床試験（Traumatic Coma Data Bank：TCDB）が1977年に立案され，集積されたGlasgow Coma Scale（GCS）8以下の重症頭部外傷746例の初回CT所見の分析から，びまん性脳損傷をⅠ型からⅣ型に分類するCT分類が1991年に報告された[1]．Ⅰ型からⅢ型までのおもな病態はびまん性軸索損傷で，Ⅲ型は重症DAIで脳腫脹が加わり，Ⅳ型は脳腫脹に急性硬膜下血腫が加わったものである．一般にDAIは，重症頭部外傷の約半数にみられ，全頭部外傷死の35%を占めている．

びまん性軸索損傷分類の問題点

> びまん性軸索損傷に対する検出感度は，CTで20%，MRIは97%である．

前述したように，病理組織学的所見から定義されたびまん性軸索損傷に対して，臨床的には，神

経症状による分類とCT所見による分類が併用されている．しかし，両臨床分類とも軸索損傷の程度を直接評価した分類ではなく，神経症状による分類は頭蓋内占拠性病変や虚血負荷もなく意識障害が6時間以上持続する症例を，CT所見による分類はGCS 8以下の重症頭部外傷例で，CT上で頭蓋内に25 mL以上の病変を認めず，正中偏位が5 mm未満のものをびまん性軸索損傷に分類したにすぎない．したがって両臨床分類は，急性期における診療上の便宜的なものであり，びまん性軸索損傷を推定診断するための分類である．

外傷のメカニズムや病態は複雑でGennarelli自身，神経症状で典型的脳震盪と分類した199例の検討で，脳震盪以外に合併損傷を認めなかったものは36％にすぎず，脳挫傷を10％，頭蓋骨骨折を20％に認めている．また，出血を伴っているようなびまん性軸索損傷でなければCT検査で異常所見を認めることは難しく，全びまん性軸索損傷症例に対してCTで軸索損傷を認める感度は，MRIの97％に対して20％ときわめて低い．TCDBのCT分類では，びまん性軸索損傷相当のびまん性脳損傷Ⅰ型とⅡ型229例中23％はCTで異常所見を認めていない[1]．重症のびまん性脳損傷の約1/4のCT所見は，入院後7日以上，正常像を示したとの報告もある．

びまん性軸索損傷の画像所見

> 頭部外傷急性期の第一選択検査はCTである．

頭部外傷急性期の画像診断は，検査時間が短く，緊急手術を要する頭蓋内血腫の診断などの緊急対応がしやすいCTがゴールドスタンダードである．とくに意識障害がある重症患者では，ペースメーカーや整形外科的なデバイスの確認が難しく，MRIは第一選択検査にはならない．

びまん性軸索損傷のCT所見

> 遷延する意識障害がありながらCTで病巣が検出されない症例では，MRI検査を施行する必要がある．

大脳の皮髄境界，脳梁（とくに後半部），中脳背外側，基底核などに小出血を示唆する高吸収域を認める．ほとんどの病巣は多発性で，点状から15 mmぐらいまで，大きさもさまざまである．

慢性期では，びまん性脳萎縮と脳室拡大を認める．しかし，前述したように，とくに非出血性のびまん性軸索損傷の場合，初回CTで50～80％は正常像を示し，CTで陽性所見を認めないびまん性軸索損傷の30％にMRIでびまん性軸索損傷の所見が認められる．とくに遷延する意識障害を認めるにもかかわらずCTで病巣が検出されないような症例では，びまん性軸索損傷や脳幹損傷を疑ってMRI検査を施行する必要がある．

びまん性軸索損傷のMRI所見

> 非出血性のびまん性軸索損傷病変の描出は拡散強調像が最も優れるが，微小出血を伴うびまん性軸索損傷の検出にはT2*強調GRE像が有用である．

びまん性軸索損傷のMRI所見はMRIのシーケンスにより異なる．Huismanらは，標準的な撮像法であるT2強調FSE（fast spin echo）像（外傷急性期では撮像時間短縮のためにFSE法がルーチンに使用される）およびFLAIR（fluid-attenuation inversion recovery）像（水〈脳脊髄液〉の信号が0になるようにT1を設定した撮像法で，脳槽や脳溝，脳室周囲の病変検出に優れている）と拡散強調像（diffusion weighted imaging）（脳組織内の水分子の熱運動による動きを信号強度に反映させた画像で，びまん性軸索損傷急性期は拡散の低下により高信号となる），T2*強調GRE（gradient echo）像（磁化率の不均一性に敏感な撮像法で，小出血巣のヘモグロビンの微小な磁場

6．外傷，機能性疾患，その他

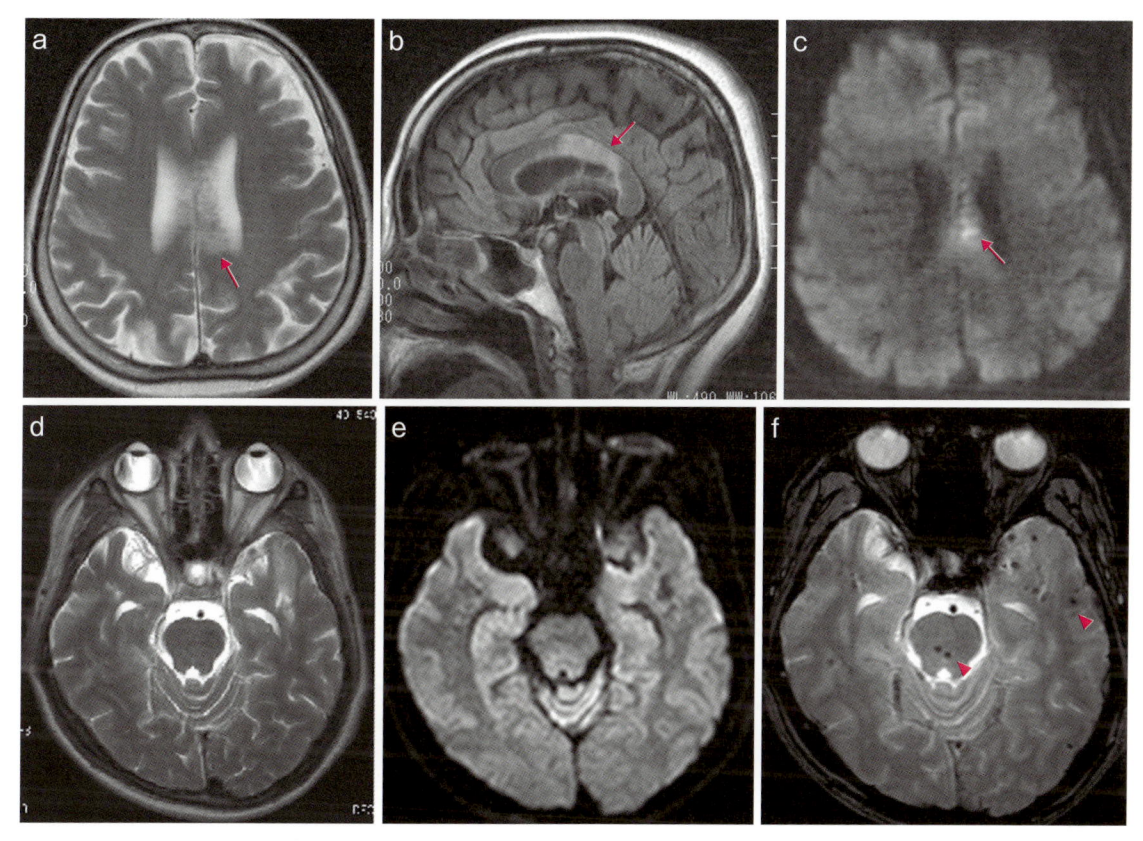

1 びまん性軸索損傷（びまん性軸索損傷）のMRI

交通事故後CTで異常がないにも関わらず意識障害が遷延した症例で，非出血性の脳梁病変は，T2強調FSE像，FLAIR像，拡散強調像で高信号（→）に捉えられ，拡散強調像が最も明瞭であった（a, b, c）．しかし，T2*強調GRE像で低信号（▲）に橋背側と側頭葉皮質下白質に捉えられた多数の微小出血は，T2強調FSE像と拡散強調像では捉えられなかった（d, e, f）．
a：T2強調FSE像，b：FLAIR像，c：拡散強調像，d：T2強調FSE像，e：拡散強調像，f：T2*強調GRE像．

の検出に優れている）を用いて，外傷急性期（48時間以内）のびまん性軸索損傷病巣の描出度を比較した[2]．びまん性軸索損傷病変全体の描出率は，拡散強調像が75％，FLAIR像60％，T2強調FSE像とT2*強調gradient echo（GRE）像はともに50％程度で，拡散強調像の描出能が最も高い．とくに拡散強調像で高信号に描出される非出血性のびまん性軸索損傷では，病巣の約2/3は標準的撮像法のT2強調FSE像，FLAIR像のいずれでも描出されない．逆にT2*強調GRE像で低信号に描出される出血性のびまん性軸索損傷では，病巣の約半数はT2*強調GRE像以外の撮像法では検出することはできない（1 2）．

筆者らの1.5T MRIを用いたT2強調FSE像とT2*強調GRE像による34例（びまん性軸索損傷

2 軸索損傷描出のための各種MRI像の比較

	撮像時間	軸索損傷の描出 出血（−）	出血（＋）
T2強調FSE	数分	＋	−〜＋
FLAIR	数分	＋＋	−〜＋
拡散強調	30秒	＋＋＋	−〜＋
T2*強調GRE	数分	−	＋＋＋

19例を含む）の頭部外傷亜急性期（受傷後1週間以後）の患者ごとの脳損傷数は，T2強調FSE像の平均5.6個に対してT2*強調GRE像では平均14.5個で2倍以上の有意差を認めた[3]．

Sheidらは14例の慢性期（受傷後3か月以後）のびまん性軸索損傷患者におけるT2*強調GRE像の患者ごとの脳損傷数を1.5T MRIと3T MRIで比較し，1.5T T2*強調GRE像の平均7.5個に対

6. 外傷，機能性疾患，その他

3 T2*強調GREの弱点

頭蓋底部では空気－組織境界のsusceptibility artifactを生じるため，この影響を受けやすいT2*強調GRE像では，T2強調FSE像で捉えたびまん性軸索損傷病変（→）を捉えられない（a, b）．T2強調FSE像で描出できる微小なびまん性軸索損傷病巣（→）をT2*強調GRE像では捉えられない（c, d）．
a：T2強調FSE像．
b：T2*強調GRE像．
c：T2強調FSE像．
d：T2*強調GRE像．

①エコープラナー法を用いるため撮像時間が短く急性期重症患者にも使用できる，②びまん性軸索損傷による脳損傷をT2強調像よりも早期に描出できる，③T2強調FSE像やFLAIR像よりも検出能が高いこと，があげられる．しかし，出血性のびまん性軸索損傷では，急性期の血液分解産物であるデオキシヘモグロビン（常磁性体）由来のsusceptibility effectにより，T2強調FSE像や拡散強調像ではほとんど信号は出ないため病巣を描出できない．逆に

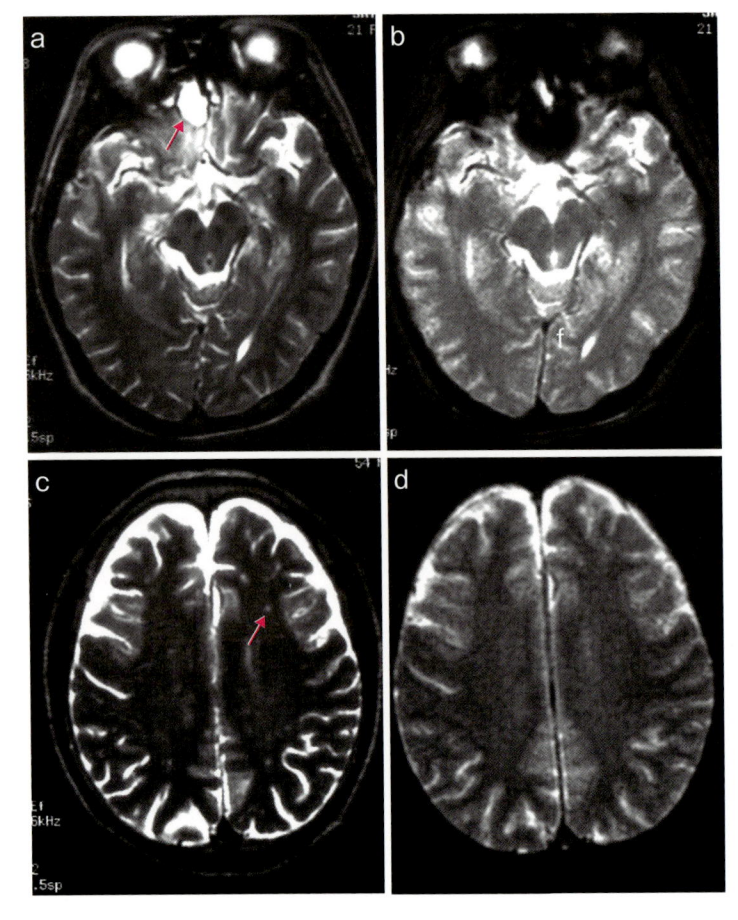

して，3T T2*強調GRE像では平均18.5個と2倍以上の有意差を報告している[4]．すなわち，びまん性軸索損傷が疑われる患者のMRI検査では，標準的撮像法や拡散強調像だけではびまん性軸索損傷病巣の病出が過小評価されることになるので，T2*強調GRE像を省略してはならない．

非出血性のびまん性軸索損傷病巣であれば，拡散強調像が最も描出能が高い．その理由として，

susceptibility effectに敏感なT2*強調GRE像が出血性病変の描出に優れている（⇒**Point!**）．

急性期の非出血性のびまん性軸索損傷の病態は，拡散強調像で高信号に描出されADC（apparent diffusion coefficient：みかけの拡散係数）が低下することから，細胞性浮腫が主体と考えられている[2]．

T2*強調GRE像の弱点

> T2*強調GRE像は出血を伴うびまん性軸索損傷の検出に優れているが，頭蓋底部と直径3mm未満の微小なびまん性軸索損傷の検出には役立たない．

T2*強調GRE像は，微小出血の検出には優れているが，逆に**3**に示すように，頭蓋底骨によるsusceptibility artifactの影響を受けやすい頭蓋底部のびまん性軸索損傷病変と3mm以下の微小びまん性軸索損傷では，T2強調FSE像で描出でき

> **Point!**
> 微小な出血を伴うことの多いびまん性軸索損傷の検出には T2*強調GRE像が有用である
>
> びまん性軸索損傷が非出血性の病変であれば，虚血の早期変化に敏感で微小病変の検出能に優れる拡散強調像が最も有用であるが，出血を伴うびまん性軸索損傷病変では血液分解産物の磁性に伴うsusceptibility effectのためT2*強調GRE像が最も検出能が高い．びまん性軸索損傷の確定診断には，拡散強調像とT2*強調GRE像の両撮像法が必須である．

6. 外傷, 機能性疾患, その他

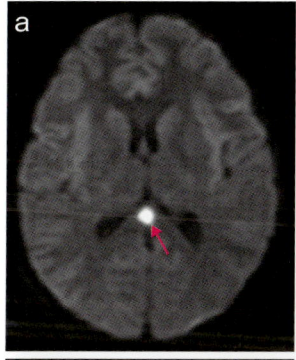

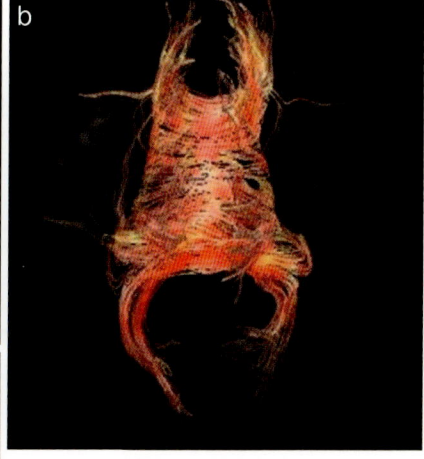

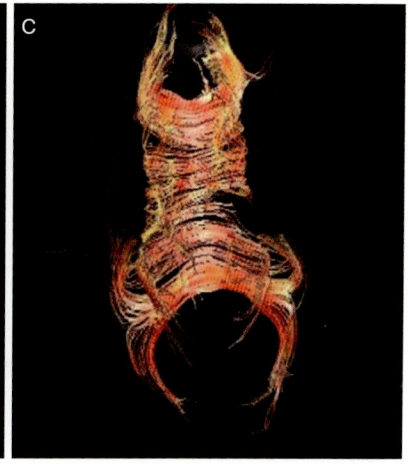

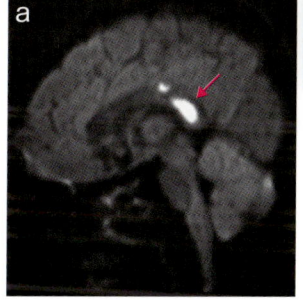

4 びまん性軸索損傷の拡散テンソルtractography

受傷48時間後の拡散強調像で脳梁膨大部に高信号がみられる (a, →). 脳梁からの拡散テンソルtractographyでは, 受傷48時間後では健常者と同様であったが (b), 受傷10日後では, 脳梁体部から膨大部にかけて線維の描出が疎になり線維の傷害が広範囲であることがわかる (c).
a：拡散強調像軸位断と矢状断, b：拡散テンソルtractography (受傷48時間後), c：拡散テンソルtractography (受傷10日後).
(写真提供：大阪府三島救命救急センター)

る病巣をT2*強調GRE像では描出できない弱点がある[3]. しかし, 頭蓋底のsusceptibility artifactの影響は冠状断にすることによって避けることができる. 脳挫傷が前頭葉底面と側頭葉先端部に好発することも考慮し, T2*強調GRE像冠状断を外傷患者の基本撮像法に加えている施設もある.

拡散テンソル像とMRS

> 意識障害があれば, 軽症頭部外傷でもびまん性軸索損傷が認められる可能性がある.

T2*強調GRE像に3Tの拡散テンソル (diffusion tensor imaging〈DTI〉：神経線維内の水分子の異方性拡散を用いて神経線維の走行解析を行う画像法で, 異方性の強さ〈fractional anisotrophy〉を表示した画像と神経路そのものを追跡描出した画像〈tractography〉がある)を加えれば, びまん性軸索損傷の検出率はさらに高くなる (4).

Niogiらは, 34例の軽症頭部外傷患者にまず標準撮像を行い, 11例は正常像, 11例はT2*画像で微小出血を認めた[5]. 次に, 標準撮像で正常だった11例にDTIを行い, 11例中10例に神経線維の傷害, すなわちびまん性軸索損傷の存在を確認している. この結果は, 意識障害があれば軽症頭部外傷でもびまん性軸索損傷が認められることを示している. またMRS (MR spectroscopy) でも, MRIで異常信号を認めない脳梁膨大などにN-acetylaspartate / creatinine比の低下がみられることが報告されている[6].

拡散テンソル像とMRSは, ともに頭部外傷急性期のびまん性軸索損傷病変の描出には向いていないが, 慢性期におけるびまん性軸索損傷患者の高次脳機能障害の予後評価などには重要な検査といえる.

■引用文献

1. Marshall LF, et al. A new classification of head injury based on computerized tomography. J Neurosurg 1991; 75: S14-S20.
2. Huisman TAGM, et al. Diffusion-weighted imaging for the evaluation of diffuse axonal injury in close head injury. J Comput Assist Tomogr 2003; 27: 5-11.
3. Yanagawa Y, et al. A quantitative analysis of head injury using T2*-weighted gradient-echo imaging. J Trauma 2000; 2749: 272-277.
4. Scheid R, et al. Diffuse axonal injury associated with chronic traumatic brain injury: evidence from T2*-weighted gradient-echo imaging at 3T. AJNR Am J Neuroradiol 2003; 24: 1049-1056.
5. Niogi SN, et al. Extent of microstructural white matter injury in postconcussive syndrome correlates with impaired cognitive reaction time: a 3T diffusion tensor imaging study of mild traumatic brain injury. AJNR Am J Neuroradiol 2008; 29: 967-973.
6. Sinson G, et al. Magnetization transfer imaging and proton MR spectroscopy in the evaluation of axonal injury: correlation with clinical outcome after traumatic brain injury. AJNR Am J Neuroradiol 2001; 22: 143-151.

6. 外傷，機能性疾患，その他

仰臥位のMRI検査では，診断がしばしば困難となる疾患

鈴木文夫，野崎和彦
滋賀医科大学医学部医学科脳神経外科学講座

　画像検査は，多くの場合は決められた一定の体位で行われる．MRIでは，通常，仰臥位での撮影となるが，この体位により画像上，偽陽性，偽陰性になることがある．

偽陽性にみえる場合

> 仰臥位では左側頚静脈の灌流が右側から不良となり，S状静脈洞から下錐体静脈洞への逆流が3D-TOFで描出され，硬膜動静脈瘻のようにみえることがある．

　仰臥位では，生理的に胸骨と大動脈弓間で左腕頭静脈が圧迫されやすい．とくに中高年で大動脈弓の蛇行が強い場合や，大動脈瘤のある場合には，仰臥位で狭窄が増強するため，頭蓋へ向かって静脈血が逆行することがある．3D-TOFによる脳血管のMRAでは，尾側から頭蓋内に流入する血液がflow-related enhancementにより高信号として描出されるため，頭蓋底部で静脈洞が逆流する場合にS状静脈洞から下錐体静脈洞などが描出され，硬膜動静脈瘻と類似した所見となることがある（**1a**）．拍動性耳鳴などの症状がある場合には鑑別は困難となる[1]．

　両者の鑑別のポイントは，①動静脈瘻でみられるような脳表の静脈の拡張所見をT2強調画像でみられるか，②動静脈瘻ではシャント周囲の静脈が高信号にみえるが，静脈の逆流では頭側になるほど信号が弱くなる，などによって行う[2]．右頚静脈狭窄を合併する場合以外に右側にみられることはほとんどなく，左側であることも参考となる．全体として3～6％程度の頻度でみられるとされるが，高齢者ではより高頻度に見られ，撮像断面（スラブ）の角度によっても出現のしやすさは異なる[1,2]．

　同様の所見は脳血管撮影時にも認められることがあり，中高年で仰臥位の際に左側S状静脈洞が描出されず，左側横静脈洞の造影剤が右側へのみ流れ，あたかも左S状静脈洞が流れていないよう

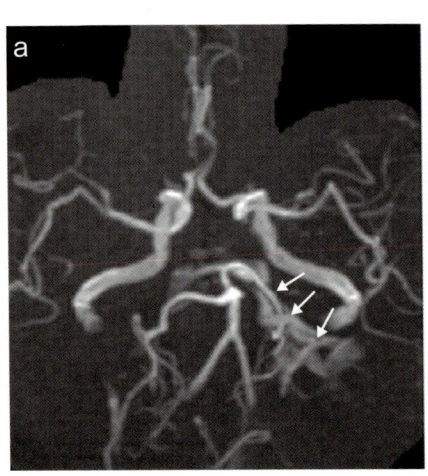

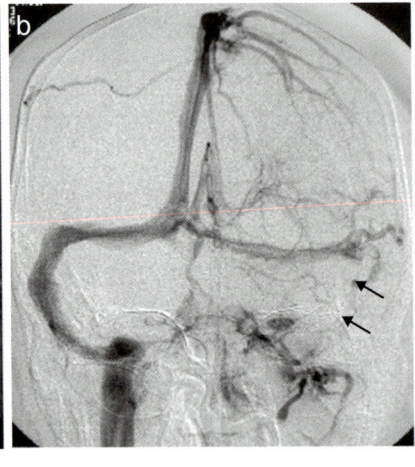

1 3D-TOF MRAとDSAによる偽陽性例

いずれも70歳以上の症例．
a：左側の下錐体静脈洞からS状静脈洞にかけて拡張した静脈様の血管陰影（白矢印）が認められる．
b：左側の横静脈洞の造影は薄く，S状静脈洞への移行部より中枢側は造影されない（黒矢印）．横静脈洞の造影剤は右側の横静脈洞と後頭静脈洞へ灌流している．

6. 外傷, 機能性疾患, その他

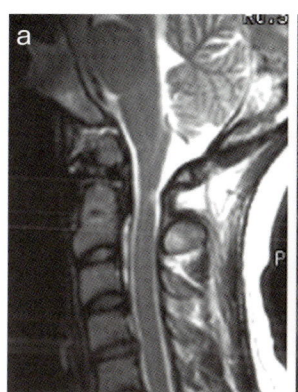

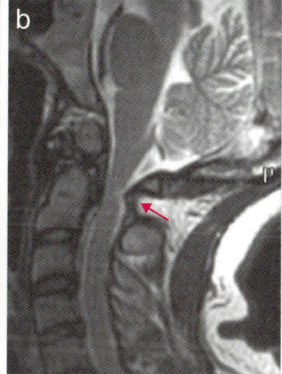

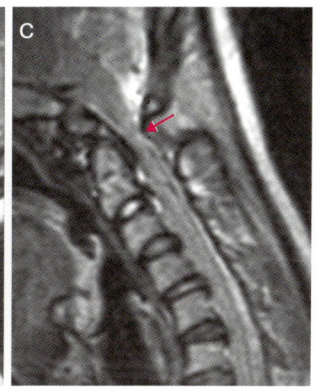

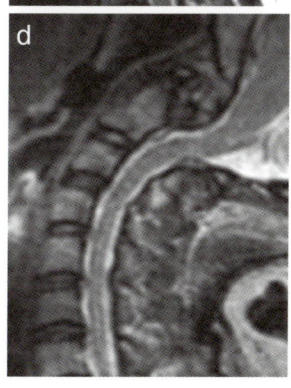

2 歯突起分離症の症例

後頭部痛と上肢のしびれは頚部前屈位で誘発された. 臥位 MRI（a, b）では前屈位（a）では明らかな圧迫が認められず, 後屈位（b）で脊髄の圧迫（矢印）が認められたが, 坐位 MRI では, 症状に一致して前屈位（c）で圧迫が認められ（矢印）, 後屈位（d）では圧迫は認められなかった.

にみえることもある（**1**b）．

中高年の左側頚静脈－S状静脈洞の開存についての評価には注意が必要である．

偽陰性にみえる場合

> 環軸椎病変は仰臥位では整復位となるため, 圧迫病変がしばしば描出されないことがある. 環軸椎疾患を疑う場合には必ず動態の評価をX線撮影にて行うこと.

環軸椎病変の診断に動態撮影が必須であることはよく知られているが, 単純X線の動態撮影を評価されないままMRIを先に撮影してしまうような場合には, 病変を見落とすことがある. 環軸椎の前方滑りは頭部の重量負荷がかかった状態で環軸椎関節面が前方下がりになる坐位（立位）で頚椎前屈をした際に増強する. この前方滑りは仰臥位になるだけで整復位に近づくため, もともと広い脊柱管を持つ環椎ではくも膜下腔がよく認められるようになってしまう. このため中下位頚椎から比べた場合にあたかも圧迫がないように見えてしまい, 脊髄症の原因を中下位頚椎病変と誤ることがある.

また, 通常の診断順序として単純X線動態撮影を行い, 環軸椎病変が疑われたあとに前・後屈MRI, あるいはCT（CTM）を仰臥位で撮ることがある. 病態を示すような所見が得られることも少なくないが, 仰臥位では頚部を前屈しても環軸関節面に対しては前方へ滑る重力がかからないため, 坐位で撮影される単純X線写真のような前方亜脱臼の再現ができないことが多い. 症状を誘発する体位が頚椎前屈－後屈のいずれであるのか, 同様に坐位－臥位のいずれであるのかを知ったうえで画像所見を評価することが重要であり, 臥位での画像所見が症状を説明しえない場合があることを知っておく必要がある（**2**)[3].

特殊なMRI装置以外ではMRIは坐位での動態を評価できない[3]. 単純X線撮影はこの臥位MRIの欠点を補うものであり, その読影は重要である.

■引用文献

1. Uchino A, et al. Retrograde flow in the dural sinuses detected by three-dimensional time-of-flight MR angiography. Neuroradiology 2007; 49: 211-215.
2. Kudo K, et al. Physiologic change in flow velocity and direction of dural venous sinuses with respiration: MR venography and flow analysis. AJNR Am J Neuroradiol 2004; 25: 551-557.
3. Suzuki F, et al. Discrepancies of MRI findings between recumbent and upright positions in atlantoaxial lesion. Report of two cases. Eur Spine J (Suppl) 2008; 2: S304-307.

6. 外傷，機能性疾患，その他

ルーチンMRIでは海馬萎縮を見落としやすい

飯田幸治[1]，片山純子[2]，栗栖 薫[1]
[1] 広島大学大学院医歯薬学総合研究科脳神経外科学，[2] 広島中央健診所MRI部門

内側側頭葉てんかん（MTLE）の外科治療の位置づけ

内側側頭葉てんかんの外科治療は，発作に対してだけでなく，QOLや心理社会的観点からも薬物治療より明らかに優れている．

外科治療可能な成人の難治性てんかんの中で代表的なものが，海馬硬化症を原因とする内側側頭葉てんかん（mesial temporal lobe epilepsy：MTLE）である．薬物治療に抵抗性を示すものが多く，逆に手術により比較的容易に根治しうる疾患とされてきた．手術法にはいろいろなアプローチがあるが，扁桃体海馬切除術や側頭葉前方切除術は比較的確立された手術法として行われており，手術成績も70〜80％の発作消失率と，きわめて良好である．

近年，Wiebeら[1]によって行われたランダム化比較試験の結果は，クラスⅠのエビデンスをもって，外科治療のほうが発作消失率もQOLについても薬物治療より優ることを示した．すなわち，難治性のMTLEに対しては，確実な診断のもと，早期の外科治療を考慮すべきとされている．

MRIにおける海馬萎縮の臨床的意義

MTLEの診断の決め手は，発作症候学とMRIにおける海馬硬化症の診断である．

難治性のMTLE患者に対して，外科治療をその福音とするためには，典型的なMTLE患者を見逃してはならない．診断に最も重要なのは，特徴的な複雑部分発作症状，脳波所見，MRIによる海馬硬化症の診断である．難治性の場合では，すでに薬物治療がなされている影響もあり，短時間の脳波検査では，発作はもちろんのこと発作間欠期のてんかん性異常波を検出しないことも多い．日常診療においては，患者あるいは家族からの詳細な発作症状の聞き取りと確実なMRI診断が必要となる．

MRI上の海馬萎縮は病理学的には神経細胞脱落とグリオーシスからなる海馬硬化として特徴づけられる[2]．MRIによる海馬萎縮の確認がいかに

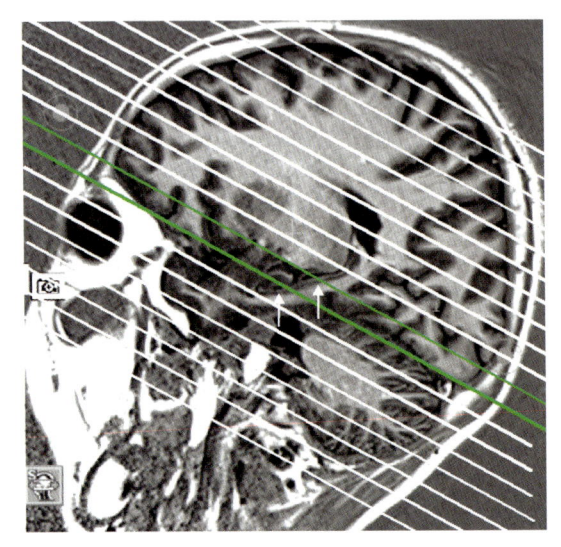

1 ルーチンMRIの軸位のスライス面と海馬との位置関係

ルーチンMRIのスライス面（6mm幅）は海馬の一部がせいぜい2スライス（緑線および矢印）で認められるのみである．

6. 外傷，機能性疾患，その他

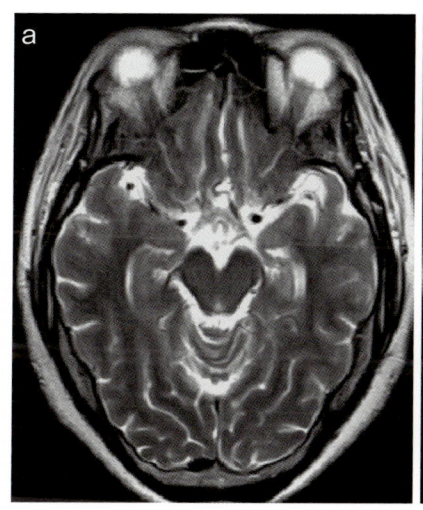

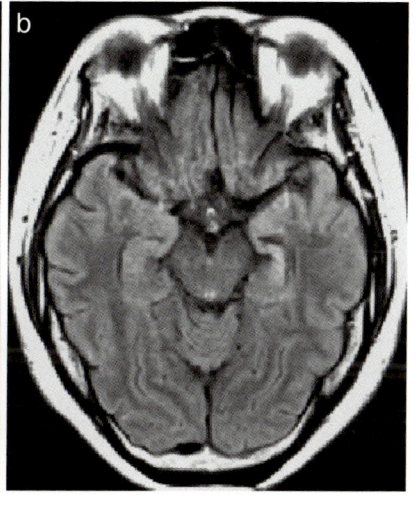

2 左MTLE症例

46歳，女性．左海馬の著明な萎縮がルーチンMRI（T2強調像，FLAIR像）でも認められる．海馬の高信号はFLAIRでより明瞭である．
a：T2強調像．
b：FLAIR像．

Point! なぜ見落としやすいか？

ルーチンMRのみで海馬萎縮を否定してはならない．ルーチンMRIではスライス幅は通常6 mmである．この軸位像では海馬頭・体部の一部がせいぜい1か2スライスで認められるのみである．このため，萎縮やT2強調像あるいはFLAIR像における高信号の異常が海馬全体に及んでいない場合には海馬硬化の評価は困難となる．

3 てんかんプロトコール

T1強調像	軸位	6 mmスライス幅
T2強調像	軸位	6 mmスライス幅
FLAIR像	軸位	6 mmスライス幅
T2強調像	冠状断*	3 mmスライス幅
FLAIR像	冠状断*	3 mmスライス幅
T1強調像 （3D REAL IR法）	海馬長軸に平行な軸位 海馬長軸に平行な斜位の矢状断 海馬長軸に垂直な斜位の冠状断 各1 mmスライス幅	

* 海馬長軸に垂直な斜位の冠状断
（1.5T MRI，東芝，Excelart Vantage）

重要であるかは，MTLEの診断にさいして，典型的な発作症状とMR上の一側海馬萎縮が存在していれば，必須検査とされる発作時脳波モニタリングによる側方性の確認は省略しうるとするCendesら[3]の報告からもうかがえる．

ルーチンMRIでは海馬萎縮を見落としやすい

海馬の一部分しか見ないルーチンMRIでは，海馬萎縮の診断には不十分である．

ルーチンMRIの軸位は海馬の長軸には平行でなく，またそのスライス幅も通常6 mmと大きい．そのため，ルーチンMRIで認められる海馬は部分的で，せいぜい1か2スライスでしかみられない（1）．もし，一側海馬萎縮が著明で，T2強調像あるいはFLAIR像における高信号領域が海馬に広範囲に及んでいれば，いわゆるルーチンMRIであるT1強調，T2強調，FLAIRの各軸位像によっても海馬萎縮を診断することは可能である（2）．しかし，海馬萎縮が海馬の部分的にしかない場合[4]や，T2強調像あるいはFLAIR像における高信号の異常が，一部の断面からでも十分把握できるほど強く一様でない場合には，ルーチンMRIでは海馬萎縮を見落とす危険がある（5 a，6 a）．（⇒Point!）

てんかんプロトコールによる海馬萎縮の検出

MTLEが疑われる患者では，海馬長軸に垂直となるような冠状断像を少なくともT2強調像およびFLAIR像で撮影する必要がある．

てんかんプロトコールとして，種々の撮像法が取り入れられている[2]．少なくともMTLEを診断

193

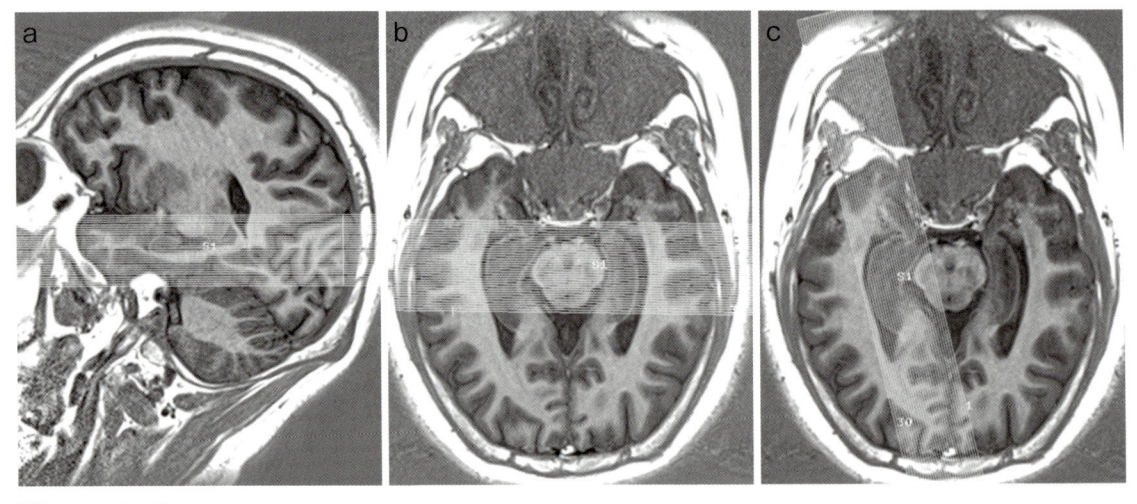

4 てんかんプロトコール

3D Real IR 法による T1 強調像の各スライス面．a：海馬長軸に平行な軸位の撮像スライス．b：海馬長軸に垂直な斜位の冠状断の撮像スライス．c：海馬長軸に平行な斜位の矢状断の撮像スライス．a から得られた軸位では海馬の全体像がよく把握できる．この症例では，左海馬の萎縮が明瞭である（b, c）．てんかんプロトコールでは，b による T2 強調，FLAIR も撮像する．

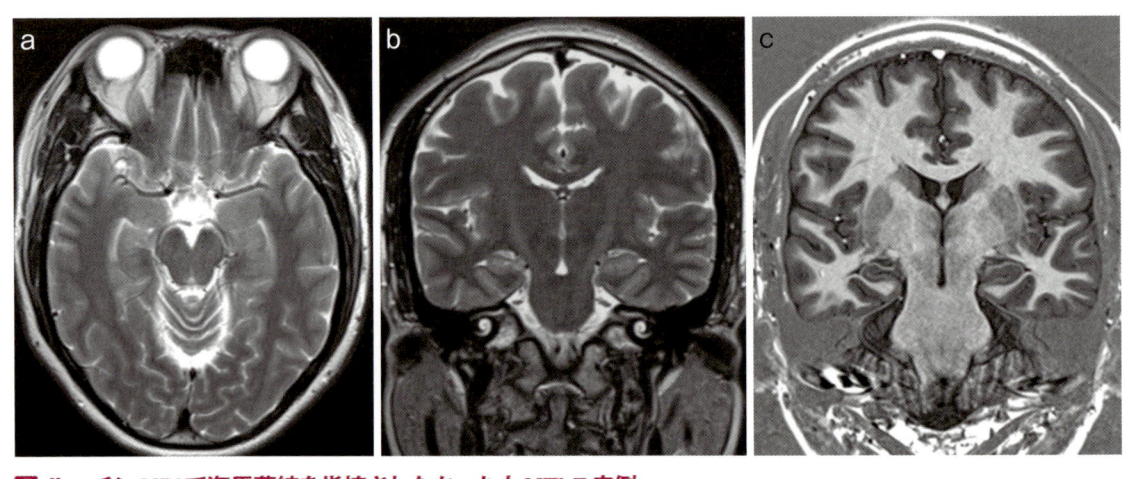

5 ルーチン MRI で海馬萎縮を指摘されなかった右 MTLE 症例

手術時 28 歳，女性．ルーチン MRI（a）では，海馬萎縮は不明瞭である．（b）は通常の T2 強調冠状断．この撮像でも右海馬に萎縮と高信号が認められるが，海馬長軸に垂直な T1 強調（3D real IR 法）冠状断（c）にて右海馬萎縮はさらに明瞭となる．

するさいには，海馬長軸に垂直となるようなやや斜位の冠状断像を T2 強調像および FLAIR 像で撮影する必要がある．通常の冠状断でも診断しうるが，左右差をよりはっきりさせるためには上記の斜位の冠状断がよい．

われわれが用いている撮像法を 3 に示した．後述する海馬体積測定（volumetry）にも適していることから，灰白質と白質のコントラストに優れ，海馬の内部構造が明瞭な 3D real IR 法による T1 強調像も併せて撮像している（4）．

ルーチン MRI においてこれまで異常を指摘されなかった MTLE 患者で，これらの撮像により海馬萎縮が診断された症例を提示した（5 6）．これらの 2 例とも右側頭葉前方切除により発作は消失し，病理学的に海馬硬化が確認された．

海馬硬化の診断には，萎縮所見のほかに，T2 強調像あるいは FLAIR 像での高信号所見があるが，信号強度の異常を見るには FLAIR 像が有効とされている[5]（2 b）．解像力のよい（high-resolution）T2 強調像でも同様に海馬の信号変化はよ

6. 外傷，機能性疾患，その他

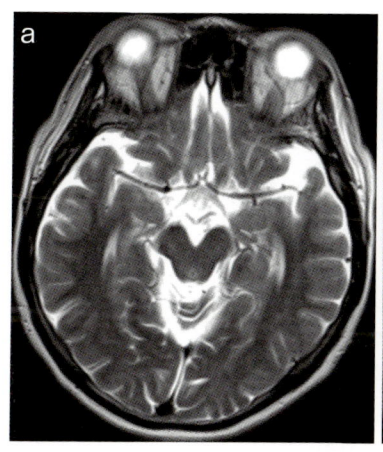

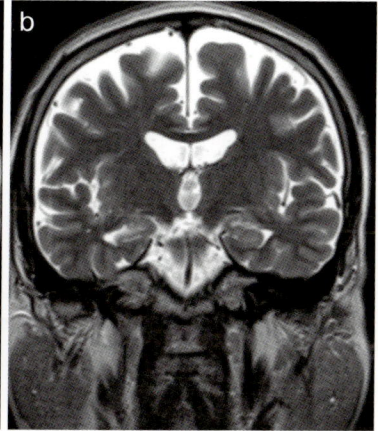

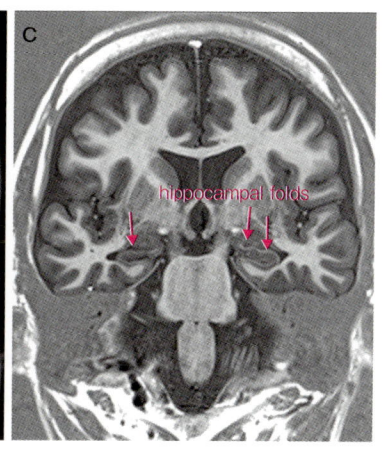

6 ルーチンMRIで海馬萎縮を指摘されなかった右MTLE症例

手術時46歳，男性．年齢に不相応な脳全体の萎縮があり，ルーチンMRI（a）で海馬の左右差を指摘しにくくなっている．この症例では通常のT2強調冠状断（b）でも，右海馬萎縮は明瞭である．海馬長軸に垂直なT1強調（3D Real IR法）冠状断（c）では，右海馬の萎縮と，左海馬頭に認められる海馬指の凹凸（hippocampal folds）が消失しているのが観察される．

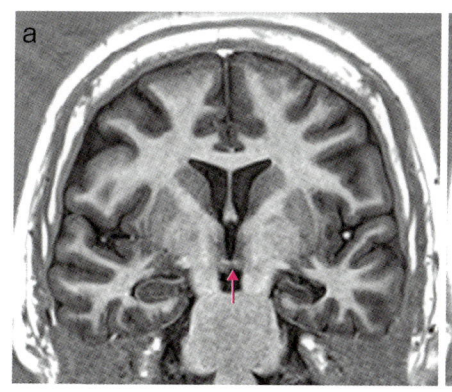

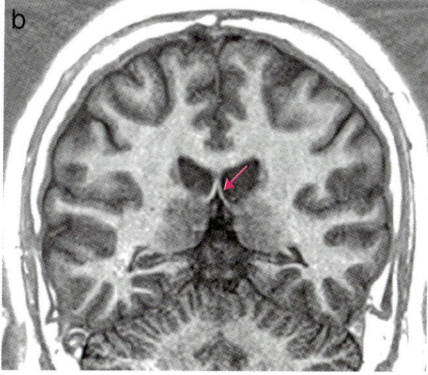

7 海馬硬化を示唆する付随所見

2と同一症例のT1強調（3D real IR法）冠状断．
a：左海馬体の著明な萎縮と同側の乳頭体の萎縮（矢印）．
b：左海馬尾の萎縮と同側の脳弓の萎縮（矢印）．左脳弓は右側に比べて細くなっている．

く捉えられる．この撮像法では海馬頭部の海馬指による凹凸が脳室面に認められるが，海馬硬化ではその所見が消失するという報告もある[6]．3D real IR法でもこの形態がよく観察される（**6** c）．このほか，冠状断を用いる利点は，海馬萎縮やT2強調像あるいはFLAIR像における高信号などの主たる所見のみならず，海馬硬化診断の補助となる同側の脳弓や乳頭体の萎縮などの付随所見[2]も確認できる（**7**）．

一側あるいは両側海馬萎縮のvolumetry診断

てんかんプロトコールによっても，視認のみでは海馬萎縮を診断できない場合がある．海馬volumetryによってさらに詳細な診断が可能となる．

　MRIにより診断される一側海馬萎縮の程度とてんかん焦点の側方性および海馬硬化の強さとは，きわめて高い相関を有している[7]．多くのMTLE症例において，視認による一側海馬萎縮の診断が可能であるが，なかには視認のみでは困難な場合がある．MRIによる海馬volumetryにより，さらに診断の精度を高めることができる．
　われわれは3D real IR法によるT1強調像によ

6. 外傷，機能性疾患，その他

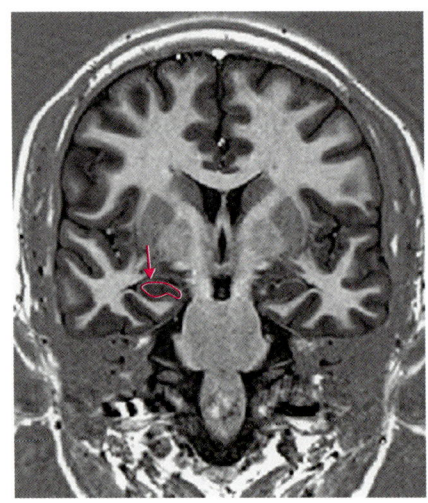

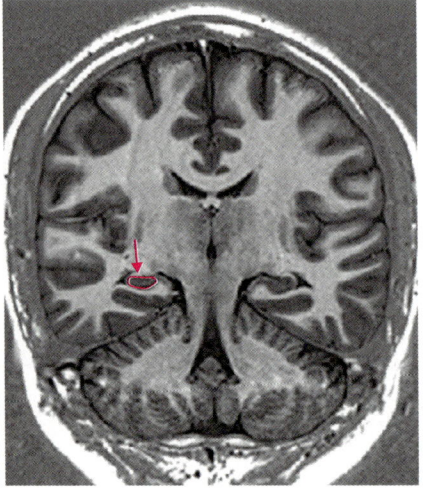

8 海馬 volumetry

5と同一症例の3D real IR法によるT1強調像冠状断．海馬頭から海馬尾までをプロット（矢印）し，体積計算を行う[11]．海馬体積は左側1.52 cm³に対し右側1.07 cm³と右海馬萎縮が明らかであった．

り海馬volumetryを行っている（8）．この撮像法は，高いS/N比を有し，スライス間のギャップのないマルチスライス像が得られるため，海馬の形態計測や体積計算に適している．同様に3Dグラディエントエコー法によるT1強調像もこうした解析に有用とされている[2]．海馬volumetryでは，左右の海馬体積比や差を利用して一側海馬萎縮を診断する方法[4,8]や，絶対値を正常対照値と比較する方法[9,10]がある．後者では，age-matched control値が必要となるが，両側萎縮の診断が可能となる[10]．

まとめ

薬物治療に抵抗する難治性てんかんを有し，発作症状からMTLEが疑われた場合には，ルーチンMRIのみで安易に結論づけず，海馬を中心としたてんかんプロトコールによって海馬萎縮を確実に診断あるいは鑑別することが重要である．その際には，両側海馬萎縮を示す症例も存在するので，左右差のみにとらわれず，海馬volumetryによる定量的な診断も考慮すべきである．

引用文献

1. Wiebe S, et al. A randomized, controlled trial of surgery for temporal-lobe epilepsy. New Eng J Med 2001; 345: 311-318.
2. Palacios Bote R, et al. Hippocampal sclerosis: Histopathology substrate and magnetic resonance imaging. Semin Ultrasound CT MR 2008; 29: 2-14.
3. Cendes F, et al. Is ictal recording mandatory in temporal lobe epilepsy? Arch Neurol 2000; 57: 497-500.
4. Cook MJ, et al. Hippocampal volumetric and morphometric studies in frontal and temporal lobe epilepsy. Brain 1992; 115: 1001-1015.
5. Jack Jr CR, et al. Mesial temporal sclerosis: diagnosis with fluid-attenuated inversion-recovery versus spin-echo MR imaging. Radiology 1996; 199: 367-373.
6. Oppenheim C, et al. Loss of digitations of the hippocampal head on high-resolution fast spin-echo MR: a sign of mesial temporal sclerosis. AJNR Am J Neuroradiol 1998; 19: 457-463.
7. Cascino GD, et al. MRI-based volume studies in temporal lobe epilepsy: pathological correlations. Ann Neurol 1991; 30: 31-36.
8. Jack Jr CR, et al. Bilaterally symmetric hippocampi and surgical outcome. Neurology 1995; 45: 1353-1358.
9. Bernasconi N, et al. Mesial temporal damage in temporal lobe epilepsy: a volumetric MRI study of the hippocampus, amygdale and parahippocampal region. Brain 2003; 126: 462-469.
10. King D, et al. Bilateral hippocampal atrophy in medial temporal lobe epilepsy. Epilepsia 1995; 36: 905-910.
11. Wu WC, et al. Hippocampal alterations in children with temporal lobe epilepsy with or without a history of febrile convulsions: Evaluations with MR volumetry and proton MR spectroscopy. AJNR Am J Neuroradiol 2005; 26: 1270-1275.

6. 外傷，機能性疾患，その他

一次言語野は，通常のfMRIでは同定できない

井上　敬[1]，冨永悌二[2]
[1] 広南病院脳神経外科，[2] 東北大学大学院医学系研究科神経外科学分野

fMRIの臨床応用

> 言語野同定にあたっては，安静時にも刺激が加わっていることに留意しなければならない．

　脳神経外科領域において術前に脳機能をモニターし把握することは，安全確実な手術およびQOL向上のために重要である．functional magnetic resonance imaging（fMRI）は，1991年Belliveauらにより報告されて以来[1]，非侵襲的な脳皮質機能モニタリング法として臨床応用が進んでいる．さらに近年，fMRIを用いた高次脳機能評価も報告されており，その応用範囲は広がっているが，術前評価としては中心溝同定や言語優位半球同定が重要と思われる．

　しかし，fMRIは空間的広がりを持った脳賦活領域を画像化できることが利点の1つであるが，このことは客観的に中心溝を同定するためには時に欠点ともなりうる．具体的には，**1**に示すように手掌握運動においても賦活領域が2つ以上の脳溝に及ぶ症例や，同側の賦活がみられる症例では，客観的中心溝同定に苦慮する．

　また，fMRIの欠点としては，アーチファクトに弱いことがあげられる．これは脳賦活に伴う信号変化が数％にすぎず，数百枚の画像を統計処理することも原因の一つである．一般的に応用されているfMRIでは，安静時および賦活時の画像を統計学的に処理し，有意な信号変化のある部位を表示している．言語野同定にあたっては，安静時にも刺激

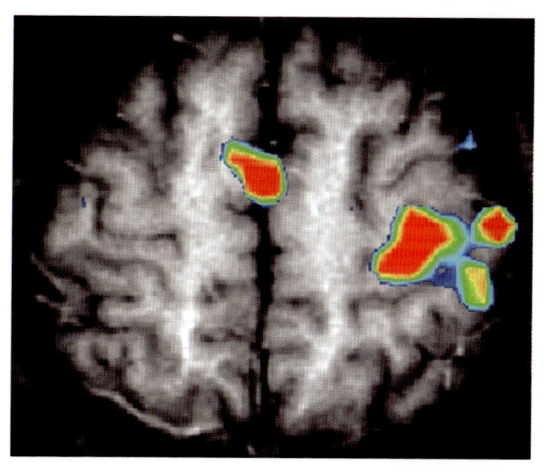

1 正常ボランティアにおける代表的なfMRI画像

相関係数0.6以上の領域をT1強調EPI画像に重畳した．補足運動野，一次体性感覚運動野を含んだ広い領域が賦活されており，fMRIのみから客観的に中心溝を同定することは困難である．

が加わっていることを留意する必要がある．

fMRI撮像の実際

> 言語賦活は動詞想起，語想起，しりとりの3種を，安静時には数唱を行っている．

　当施設ではfMRIはGE製SIGNA 3.0 Tesla装置を用い，gradient echo type echo planar imaging（EPI）法にて撮像している．撮像パラメータは，繰り返し時間3000 msec，エコー時間30（60）msec，フリップアングル60（90）度，撮像範囲24×24 cm，マトリックス64×64，スライス厚7（10）mm，スライス間隔3（1.5）mmとしている．

　安静と運動賦活を30秒ずつ交互に3回施行し，それぞれスライスあたり10枚，合計420枚撮像し

6. 外傷，機能性疾患，その他

ている．運動賦活には手掌握運動（2秒1回）を用い，左右別個に施行している．言語賦活は動詞想起，語想起，しりとりの3種を行っている．fMRI 1回あたりの撮像時間は3分30秒である．言語賦活時に行う刺激そのものは，一般的なものである．ただし，安静時の対応は各施設・各研究者で相違があると思われる．ホワイトノイズを聴覚から与えるもの，意味のない文字刺激を視覚から提示するもの，一切の思考を禁止するものなどがあるが，いずれも言語賦活に対する理想的な安静時とはなりえないと考える．当施設では，安静時には数唱を行っている．

客観的中心溝同定

> fMRI はあくまでも計算画像・統計画像であることを理解し，その解釈には注意を要することを理解する必要がある．

運動賦活においては安静時の問題はない．しかし，得られた統計画像から，運動野を同定するのは必ずしも容易ではない．われわれは，中心溝の同定を客観的に行うため，最大賦活領域を用いた中心溝同定法を導入している．すなわち，各fMRI 検査ごとに，相関係数をできるだけ高く設

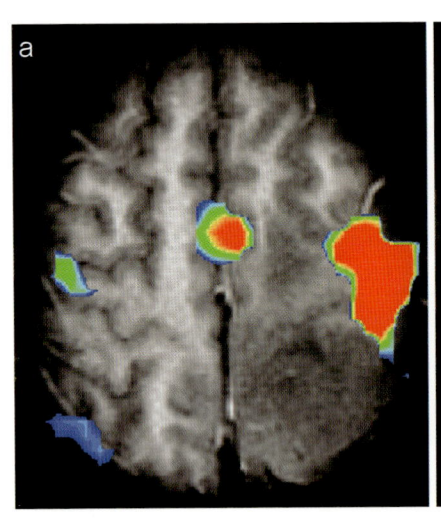

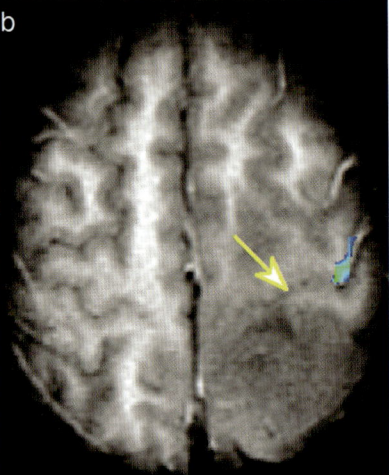

2 左頭頂葉グリオーマ例における右手掌握運動のfMRI画像

a：相関係数 0.6 以上の領域を T1 強調 EPI 画像に重畳した．左体性感覚運動野，補足運動野，同側反応を認める．
b：同一 fMRI データにおいて，最大賦活領域を相関係数 0.8 以上の部位として示す．矢印は最大賦活領域に最も近い脳溝として同定された中心溝を示す．

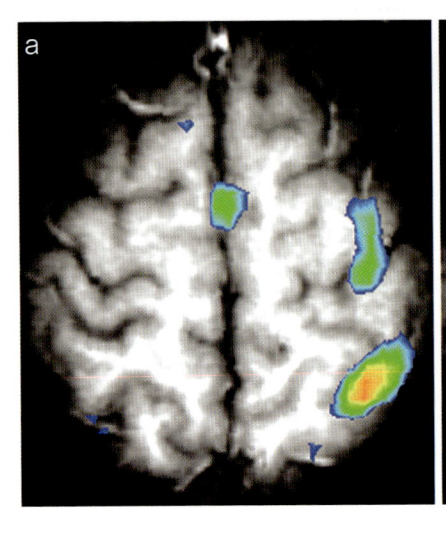

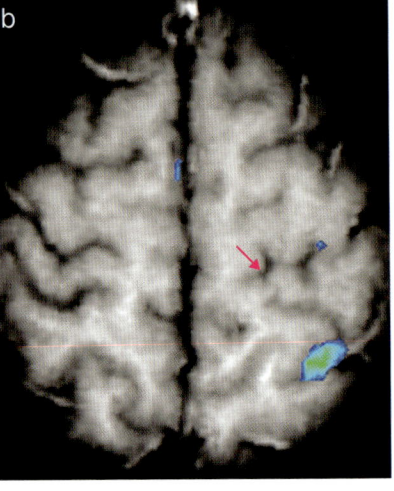

3 左前頭葉グリオーマ例における右手掌握運動のfMRI画像

a：相関係数 0.6 以上の領域を T1 強調 EPI 画像に重畳した．左体性感覚運動野，補足運動野，左中心後溝領域に賦活を認める．
b：最大賦活領域は術中刺激で確認された中心溝（矢印）の1つ後ろの脳溝に認める．

6. 外傷，機能性疾患，その他

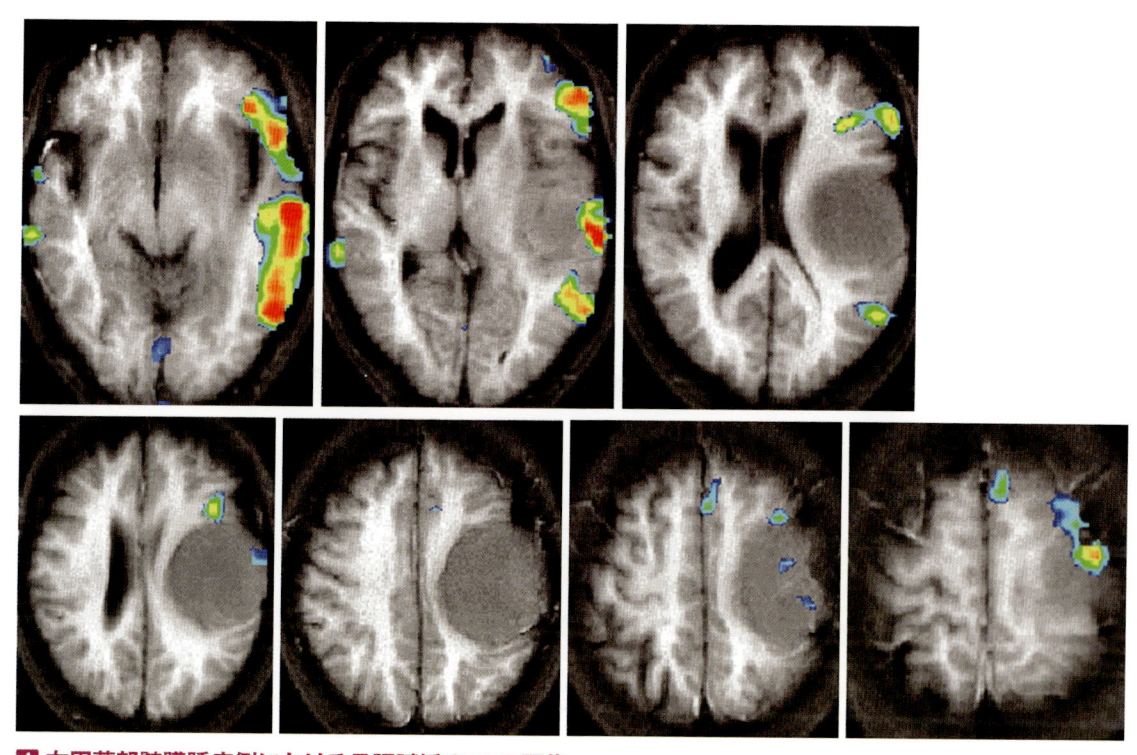

4 左円蓋部髄膜腫症例における言語賦活のfMRI画像

左前頭葉・側頭葉を中心に賦活を認め，言語優位半球は左と同定される．しかし，一次言語中枢の範囲を客観的に同定することは困難である．

定し，最も賦活の強い数ピクセルのみを描出することによって，最大賦活領域に最も近い脳溝を客観的に同定し，これをfMRIによる中心溝と判定する．

たとえば，相関係数0.6以上の領域を賦活領域として描出すると，賦活領域が広範で2つ以上の脳溝にまたがる場合があり（**2**a），客観的に中心溝を同定することは困難である．このような場合，当施設では相関係数を高く設定し（0.8程度まで），最も賦活の強い数ピクセルのみが描出されるようにする（**2**b）．これにより客観的中心溝同定が全例で可能となり，脳神経外科術前診断としてのfMRIの有用性が向上した．本法による中心溝同定精度を，脳磁図・術中電気刺激と比較した精度は正常ボランティアで100％，脳腫瘍例で82％であった[4]．

3は中心溝同定がずれた例であるが，対側一次体性感覚運動野自体の賦活は認めている．誤差の原因としては腫瘍の存在により静脈灌流障害，一次体性感覚運動野以外の代償的賦活などが考えられる．

臨床例では，とくにfMRIはあくまでも統計画像であり，その解釈には一定の限界があることを常に認識しておく必要があると考える．

言語優位半球同定

> fMRIの言語賦活では，言語優位半球を同定することは可能だが，一次言語中枢をfMRIの賦活範囲から同定することは困難である．

最近，fMRIによる言語優位半球同定はてんかん外科の術前診断などに応用されており[2,3]，成績も良好である．当施設では，言語賦活fMRIにおいて賦活範囲のより広い半球を言語賦活領域と同定している．症例により左右差を認めないものもあり，同定率は約90％である．明らかな左右差を認めた症例ではアミタールテスト，術中刺激との相関も良好で全例で一致した．代表例を**4**に示す．

199

6. 外傷，機能性疾患，その他

　また少数ではあるが，アミタールテストで左右差が著明でない症例において，言語賦活 fMRI で左右差を認める症例も存在する．言語賦活では言語中枢以外の賦活がみられることが多く，手術提出範囲決定には注意を要する[5]．すなわち言語賦活 fMRI で認められた賦活領域のすべてを温存すれば，すべての症例で術後言語障害をきたさないが，賦活領域の一部を摘出しても神経脱落症状を呈さない症例があるという点である．このことは，とくに悪性グリオーマ摘出術において，fMRI のみで摘出範囲を決定することの限界を示唆していると考える．現時点では，硬膜下電極による電気刺激術が最も確実と考えられる[6]．

　言語 fMRI の代表症例を **4** に示す．本症例では左前頭葉・側頭葉を中心に賦活領域がみられ，左半球を言語優位半球と診断することは容易である．また，言語性運動野や感覚性運動野が賦活されていることは，解剖学的に明らかである．しかし，賦活範囲のどこからどこまでが一次言語中枢であるかを同定することは困難である．運動野で試みた最大賦活法も言語野マッピングにおいては，採用することはできない．

　さらに，本症例では一次言語中枢以外の部位にも賦活が見られる．これらの賦活とアーチファクトとの客観的鑑別も困難である．その理由として，言語賦活 fMRI 時における安静時状態があげられる．当施設では安静時に数唱を行っているので，

Point! fMRI による言語野同定の限界

fMRI は一次体性感覚運動野，補足運動野，言語優位半球などの空間的広がりを持った大脳機能を評価可能であるが，fMRI はあくまでも統計画像であり，その解釈には一定の制限があることをよく認識する必要がある．現時点で臨床的に一次言語中枢のみを賦活する賦活法は困難である．

この fMRI で信号変化がみられた部位は，数唱時に対して，動詞想起を行った場合に血流が増加した部位である．その部位は言語に強く関連のある領域であることに疑問の余地はないが，一次言語中枢とは必ずしも断定できない．安静時にまったく言語機能がない状態を臨床的に作製可能であれば，それに対する血流増加領域を一次言語中枢と判定することは可能かもしれない．

■引用文献

1. Belliveau JW, et al. Functional mapping of the human visual cortex by magnetic resonance imaging. Science 1991; 254: 716-719.
2. Yoo SS, et al. Real-time adaptive functional MRI. Neuroimage 1999; 10: 596-606.
3. Cohen MS. Real-time functional magnetic resonance imaging. Methods 2001; 25: 201-220.
4. Inoue T, et al. Accuracy and limitation of functional magnetic resonance imaging for identification of the central sulcus: comparison with magnetoencephalography in patients with brain tumors. Neuroimage 1999; 10: 738-748.
5. FitzGerald DB, et al. Location of language in the cortex: a comparison between functional MR imaging and electrocortical stimulation. AJNR Am J Neuroradiol 1997; 18: 1529-1539.
6. Berger MS, et al. Brain mapping techniques to maximize resection, safety, and seizure control in children with brain tumors. Neurosurgery 1989; 25: 786-792.

Keyword Index

ア行

悪性脳腫瘍
　　鑑別，MRS，コンベンショナル MRI，炎症性疾患　　98
圧迫性脊髄疾患
　　頚椎変性疾患，ミエログラフィー，CT ミエログラフィー　　150
一過性脳虚血発作
　　ペナンブラ，DWI，ADC，T2*強調画像，拡散強調画像，DPM，脳幹梗塞　　4
運動賦活
　　言語賦活，中心溝同定，fMRI，言語野　　197
炎症性疾患
　　悪性脳腫瘍，鑑別，MRS，コンベンショナル MRI　　98

カ行

海馬 volumetry
　　内側側頭葉てんかん，海馬萎縮，スライス幅，てんかんプロトコール　　192
海馬萎縮
　　スライス幅，てんかんプロトコール，海馬 volumetry，内側側頭葉てんかん　　192
海綿静脈洞サンプリング
　　3T ダイナミック MRI，下垂体偶発腫，微小腺腫，Cushing 病　　122
解離性動脈瘤
　　MRA，椎骨動脈　　56
拡散強調画像
　　tPA，DPM，血栓溶解療法，微小血管障害　　2
　　DPM，脳幹梗塞，一過性脳虚血発作，ペナンブラ，DWI，ADC，T2*強調画像　　4
　　DWI，T2 shine-through，ADC，motionprobing gradient，虚血性ペナンブラ　　8
　　超急性期脳梗塞，T2 shine-through，DWI，ADC　　12
　　新鮮脳梗塞，脊髄性片麻痺，片麻痺，DWI　　15
　　MRA の元画像，微小血管減圧術，三叉神経痛，顔面痙攣　　180
拡散テンソル tractography
　　susceptjoliky effekt，T2強調 FSE 像，びまん性軸索損傷，T2*強調 GRE 像　　185
拡散テンソル画像
　　機能予後予測，錐体路損傷，脳卒中，MR tractography　　38
下垂体偶発腫
　　微小腺腫，Cushing 病，海綿静脈洞サンプリング，3T ダイナミック MRI　　122

Keyword Index

下垂体腺腫
　下垂体卒中，SWI，microbleeds，PSI　142
下垂体卒中
　SWI，microbleeds，PSI，下垂体腺腫　142
ガドリニウム
　転移性脳腫瘍，dural tail sign，良性腫瘍との鑑別，多発性脳腫瘍の鑑別　112
鑑別
　MRS，コンベンショナルMRI，炎症性疾患，悪性脳腫瘍　98
鑑別疾患
　root entry zone，三叉神経痛，T2リバース画像　182
ガンマナイフ
　フローアーチファクト，転移性脳腫瘍，3D fast SPGR　107
顔面痙攣
　拡散強調画像，MRAの元画像，微小血管減圧術，三叉神経痛　180
偽陰性
　偽陽性，動態撮影，3D-TOF MRA，DSA，体位　190
機能的神経疾患
　脊髄動静脈奇形，脊椎形成不全，脊椎管狭窄症，頚椎後縦靱帯骨化症　146
機能予後予測
　錐体路損傷，脳卒中，MR tractography，拡散テンソル画像　38
偽陽性
　動態撮影，3D-TOF MRA，DSA，体位，偽陰性　190
胸腰部移行椎
　腰仙部移行椎，T1強調像，T2強調像，far-out syndrome，腰椎高位　163
虚血性ペナンブラ
　拡散強調画像，DWI，T2 shine-through，ADC，motionprobing gradient　8
巨大脳動脈瘤
　DSA，3D-CTA，MRI-CISS，脳動脈瘤　58
グリオブラストーマ
　MRS，星細胞腫，放射線治療，治療効果　116
頚椎後縦靱帯骨化症
　機能的神経疾患，脊髄動静脈奇形，脊椎形成不全，脊椎管狭窄症　146
頚椎椎間板ヘルニア
　T2強調画像，CTミエログラフィー，3D-MRI，髄核ヘルニア　153
頚椎変性疾患
　ミエログラフィー，CTミエログラフィー，圧迫性脊髄疾患　150
頚動脈プラーク
　MRプラークイメージング，TOF画像，CTプラークイメージング，脳血管造影　34
血管圧迫性脳神経障害
　神経血管減圧術，root exit zone，脳神経障害，MR cisternography　176
血管狭窄
　DSA，3D-CTA，MRA　32
血管情報
　脳神経，MRI FIESTA画像，DSA，脳動脈瘤，穿通枝　68
血栓化
　TOF-MRA，3D-CTA，DSA，脳動脈瘤　63
血栓溶解療法
　微小血管障害，拡散強調画像，tPA，DPM　2
言語賦活
　中心溝同定，fMRI，言語野，運動賦活　197
言語野
　運動賦活，言語賦活，中心溝同定，fMRI　197
コイル塞栓術
　フォローアップ，MRA，脳動脈瘤，DSA　52

膠芽腫
　MGMT, pseudoprogression, 放射線治療, テモゾロミド　128
硬膜動静脈瘻
　high intensity area, TOF MRA, MR-DSA　92
硬膜内髄外腫瘍
　髄内腫瘍, T2強調画像, T1強調画像, 非腫瘍性髄内病変, 造影MRI　170
コンベンショナルMRI
　炎症性疾患, 悪性脳腫瘍, 鑑別, MRS　98

サ行

撮像範囲
　脊椎脊髄病変, ミエログラフィー, far-lateral disc hernia, cervical flexion myelopathy, CTミエログラフィ　156
三叉神経痛
　顔面痙攣, 拡散強調画像, MRAの元画像, 微小血管減圧術　180
　T2リバース画像, 鑑別疾患, root entry zone　182
磁化率アーチファクト
　bFFE画像, 聴神経腫瘍, heavily T2強調像　132
腫瘍浸潤
　髄膜腫, dural tail sign, 造影MRI　139
腫瘍の硬さ
　超音波吸引器, 髄膜腫, T2強調画像　136
小脳失調
　SWI, T2強調画像, 脳表ヘモジデリン沈着症, 難聴　80
神経血管減圧術
　root exit zone, 脳神経障害, MR cisternography, 血管圧迫性脳神経障害　176
神経鞘腫
　脳幹部浸潤, 星細胞腫, 造影T1強調画像, 造影T2強調画像　100
新鮮脳梗塞
　脊髄性片麻痺, 片麻痺, DWI, 拡散強調画像　15
髄核ヘルニア
　頸椎椎間板ヘルニア, T2強調画像, CTミエログラフィー, 3D-MRI　153
錐体路損傷
　脳卒中, MR tractography, 拡散テンソル画像, 機能予後予測　38
髄内腫瘍
　T2強調画像, T1強調画像, 非腫瘍性髄内病変, 造影MRI, 硬膜内髄外腫瘍　170
髄膜腫
　T2強調画像, 腫瘍の硬さ, 超音波吸引器　136
　dural tail sign, 造影MRI, 腫瘍浸潤　139
スライス幅
　てんかんプロトコール, 海馬volumetry, 内側側頭葉てんかん, 海馬萎縮　192
星細胞腫
　造影T1強調画像, 造影T2強調画像, 神経鞘腫, 脳幹部浸潤　100
　放射線治療, 治療効果, グリオブラストーマ, MRS　116
脊髄空洞症
　Chiari奇形, 脳底部くも膜炎　168
脊髄性片麻痺
　片麻痺, DWI, 拡散強調画像, 新鮮脳梗塞　15
脊髄動静脈奇形
　脊椎形成不全, 脊椎管狭窄症, 頸椎後縦靱帯骨化症, 機能的神経疾患　146
脊椎管狭窄症
　頸椎後縦靱帯骨化症, 機能的神経疾患, 脊髄動静脈奇形, 脊椎形成不全　146

Keyword Index

脊椎形成不全
　脊椎管狭窄症，頚椎後縦靱帯骨化症，機能的神経疾患，脊髄動静脈奇形　146

脊椎脊髄病変
　ミエログラフィー，far-lateral disc hernia，cervical flexion myelopathy，CTミエログラフィ，撮像範囲　156

穿通枝
　血管情報，脳神経，MRI FIESTA画像，DSA，脳動脈瘤　68

造影MRI
　^{123}I-IMP SPECT，皮質枝梗塞，脳深部静脈血栓症，脳腫瘍，FDG-PET　26
　腫瘍浸潤，髄膜腫，dural tail sign　139
　硬膜内髄外腫瘍，髄内腫瘍，T2強調画像，T1強調画像，非腫瘍性髄内病変　170

造影T1強調画像
　造影T2強調画像，神経鞘腫，脳幹部浸潤，星細胞腫　100

造影T2強調画像
　神経鞘腫，脳幹部浸潤，星細胞腫，造影T1強調画像　100

タ行

体位
　偽陰性，偽陽性，動態撮影，3D-TOF MRA，DSA　190

多発性脳梗塞
　FLAIR画像，T2強調画像，びまん性大脳白質病変，*Notch3*遺伝子，CADASIL　47

多発性脳腫瘍の鑑別
　ガドリニウム，転移性能腫瘍，dural tail sign，良性腫瘍との鑑別　112

中心溝同定
　fMRI，言語野，運動賦活，言語賦活　197

中大脳動脈狭窄症
　片側もやもや病，3D-CTA，MRI-MRA　89

超音波吸引器
　髄膜腫，T2強調画像，腫瘍の硬さ　136

超急性期脳梗塞
　T2 shine-through，DWI，ADC，拡散強調画像　12

聴神経腫瘍
　heavily T2強調像，磁化率アーチファクト，bFFE画像　132

治療効果
　グリオブラストーマ，MRS，星細胞腫，放射線治療　116

椎骨動脈
　解離性動脈瘤，MRA　56

椎骨動脈解離
　BPAS法，脳底動脈閉塞，MRA　42

テモゾロミド
　膠芽腫，MGMT，pseudoprogression，放射線治療　128

転移性能腫瘍
　dural tail sign，良性腫瘍との鑑別，多発性脳腫瘍の鑑別，ガドリニウム　112
　3D fast SPGR，ガンマナイフ，フローアーチファクト　107

てんかんプロトコール
　海馬volumetry，内側側頭葉てんかん，海馬萎縮，スライス幅　192

動態撮影
　3D-TOF MRA，DSA，体位，偽陰性，偽陽性　190

ナ行

内側側頭葉てんかん
　海馬萎縮，スライス幅，てんかんプロトコール，海馬volumetry　192

難聴
　小脳失調，SWI，T2強調画像，脳表ヘモジデリン沈着症　80

脳幹梗塞
　一過性脳虚血発作，ペナンブラ，DWI，ADC，T2*強調画像，拡散強調画像，DPM　4

脳幹部浸潤
　星細胞腫，造影T1強調画像，造影T2強調画像，神経鞘腫　100

脳血管撮影
　MRA，3D TOF MRA，AVシャント　77

脳血管造影
　頚動脈プラーク，MRプラークイメージング，TOF画像，CTプラークイメージング　34

脳腫瘍
　FDG-PET，造影MRI，123I-IMP SPECT，皮質枝梗塞，脳深部静脈血栓症　26

脳神経
　MRI FIESTA画像，DSA，脳動脈瘤，穿通枝，血管情報　68

脳神経障害
　MR cisternography，血管圧迫性脳神経障害，神経血管減圧術，root exit zone　176

脳深部静脈血栓症
　脳腫瘍，FDG-PET，造影MRI，^{123}I-IMP SPECT，皮質枝梗塞　26

脳卒中
　MR tractography，拡散テンソル画像，機能予後予測，錐体路損傷　38

脳底動脈閉塞
　MRA，椎骨動脈解離，BPAS法　42

脳底部くも膜炎
　脊髄空洞症，Chiari奇形　168

脳動脈瘤
　DSA，コイル塞栓術，フォローアップ，MRA　52
　巨大脳動脈瘤，DSA，3D-CTA，MRI-CISS　58
　血栓化，TOF-MRA，3D-CTA，DSA　63
　穿通枝，血管情報，脳神経，MRI FIESTA画像，DSA　68

脳ドック
　T2強調画像，T1強調画像，微小出血，ラクナ梗塞，FLAIR画像　18
　無症候性もやもや病，MRI-MRA　86

脳表ヘモジデリン沈着症
　難聴，小脳失調，SWI，T2強調画像　80

ハ行

皮質枝梗塞
　脳深部静脈血栓症，脳腫瘍，FDG-PET，造影MRI，^{123}I-IMP SPECT　26

非腫瘍性髄内病変
　造影MRI，硬膜内髄外腫瘍，髄内腫瘍，T2強調画像，T1強調画像　170

微小血管減圧術
　三叉神経痛，顔面痙攣，拡散強調画像，MRAの元画像　180

微小血管障害
　拡散強調画像，tPA，DPM，血栓溶解療法　2

微小出血
　ラクナ梗塞，FLAIR画像，脳ドック，T2強調画像，T1強調画像　18

微小腺腫
　Cushing病，海綿静脈洞サンプリング，3TダイナミックMRI，下垂体偶発腫　122

Keyword Index

びまん性軸索損傷
　T2*強調GRE像，拡散テンソルtractography，susceptjoliky effekt，T2強調FSE像　185
びまん性大脳白質病変
　Notch3 遺伝子，CADASIL，多発性脳梗塞，FLAIR画像，T2強調画像　47
フォローアップ
　MRA，脳動脈瘤，DSA，コイル塞栓術　52
フローアーチファクト
　転移性脳腫瘍，3D fast SPGR，ガンマナイフ　107
ペナンブラ
　DWI，ADC，T2*強調画像，拡散強調画像，DPM，脳幹梗塞，一過性脳虚血発作　4
片側もやもや病
　3D-CTA，MRI-MRA，中大脳動脈狭窄症　89
片麻痺
　DWI，拡散強調画像，新鮮脳梗塞，脊髄性片麻痺　15
放射線治療
　治療効果，グリオブラストーマ，MRS，星細胞腫　116
　テモゾロミド，膠芽腫，MGMT，pseudoprogression　128

マ行

ミエログラフィー
　CT ミエログラフィー，圧迫性脊髄疾患，頚椎変性疾患　150
　far-lateral disc hernia, cervical flexion myelopathy, CT ミエログラフィ，撮像範囲，脊椎脊髄病変　156
無症候性もやもや病
　MRI-MRA，脳ドック　86

ヤ行

腰仙部移行椎
　T1強調像，T2強調像，far-out syndrome，腰椎高位，胸腰部移行椎　163
腰椎高位
　胸腰部移行椎，腰仙部移行椎，T1強調像，T2強調像，far-out syndrome　163

ラ行

ラクナ梗塞
　FLAIR画像，脳ドック，T2強調画像，T1強調画像，微小出血　18
良性腫瘍との鑑別
　多発性脳腫瘍の鑑別，ガドリニウム，転移性能腫瘍，dural tail sign　112

a-z

ADC
　T2*強調画像，拡散強調画像，DPM，脳幹梗塞，一過性脳虚血発作，ペナンブラ，DWI　4
　motionprobing gradient，虚血性ペナンブラ，拡散強調画像，DWI，T2 shine-through　8
　拡散強調画像，超急性期脳梗塞，T2 shine-through，DWI　12
AVシャント
　脳血管撮影，MRA，3D TOF MRA　77
bFFE画像
　聴神経腫瘍，heavily T2強調像，磁化率アーチファクト　132

Keyword Index

BPAS法
　　脳底動脈閉塞，MRA，椎骨動脈解離　42
CADASIL
　　多発性脳梗塞，FLAIR画像，T2強調画像，びまん性大脳白質病変，Notch3遺伝子　47
cervical flexion myelopathy
　　CTミエログラフィ，撮像範囲，脊椎脊髄病変，ミエログラフィー，far-lateral disc hernia　156
Chiari奇形
　　脳底部くも膜炎，脊髄空洞症　168
CTミエログラフィー
　　圧迫性脊髄疾患，頚椎変性疾患，ミエログラフィー　150
CTプラークイメージング
　　脳血管造影，頚動脈プラーク，MRプラークイメージング，TOF画像　34
CTミエログラフィ
　　3D-MRI，髄核ヘルニア，頚椎椎間板ヘルニア，T2強調画像　153
　　撮像範囲，脊椎脊髄病変，ミエログラフィー，far-lateral disc hernia，cervical flexion myelopathy　156
Cushing病
　　海綿静脈洞サンプリング，3TダイナミックMRI，下垂体偶発腫，微小腺腫　122
DPM
　　血栓溶解療法，微小血管障害，拡散強調画像，tPA　2
　　脳幹梗塞，一過性脳虚血発作，ペナンブラ，DWI，ADC，T2*強調画像，拡散強調画像　4
DSA
　　3D-CTA，MRA，血管狭窄　32
　　コイル塞栓術，フォローアップ，MRA，脳動脈瘤　52
　　3D-CTA，MRI-CISS，脳動脈瘤，巨大脳動脈瘤　58
　　脳動脈瘤，血栓化，TOF-MRA，3D-CTA　63
　　脳動脈瘤，穿通枝，血管情報，脳神経，MRI FIESTA画像　68
　　体位，偽陰性，偽陽性，動態撮影，3D-TOF MRA　190
dural tail sign
　　良性腫瘍との鑑別，多発性脳腫瘍の鑑別，ガドリニウム，転移性能腫瘍　112
　　造影MRI，腫瘍浸潤，髄膜腫　139
DWI
　　ADC，T2*強調画像，拡散強調画像，DPM，脳幹梗塞，一過性脳虚血発作，ペナンブラ　4
　　T2 shine-through，ADC，motionprobing gradient，虚血性ペナンブラ，拡散強調画像　8
　　ADC，拡散強調画像，超急性期脳梗塞，T2 shine-through　12
　　拡散強調画像，新鮮脳梗塞，脊髄性片麻痺，片麻痺　15
far-lateral disc hernia
　　cervical flexion myelopathy，CTミエログラフィ，撮像範囲，脊椎脊髄病変，ミエログラフィー　156
far-out syndrome
　　腰椎高位，胸腰部移行椎，腰仙部移行椎，T1強調像，T2強調像　163
FDG-PET
　　造影MRI，^{123}I-IMP SPECT，皮質枝梗塞，脳深部静脈血栓症，脳腫瘍　26
FLAIR画像
　　脳ドック，T2強調画像，T1強調画像，微小出血，ラクナ梗塞　18
　　T2強調画像，びまん性大脳白質病変，Notch3遺伝子，CADASIL，多発性脳梗塞　47
fMRI
　　言語野，運動賦活，言語賦活，中心溝同定　197
heavily T2強調像
　　磁化率アーチファクト，bFFE画像，聴神経腫瘍　132
high intensity area
　　TOF MRA，MR-DSA，硬膜動静脈瘻　92
^{123}I-IMP SPECT
　　皮質枝梗塞，脳深部静脈血栓症，脳腫瘍，FDG-PET，造影MRI　26
MGMT
　　pseudoprogression，放射線治療，テモゾロミド，膠芽腫　128

Keyword Index

microbleeds
　MRI，T2*強調画像　74
　PSI，下垂体腺腫，下垂体卒中，SWI　142
motionprobing gradient
　虚血性ペナンブラ，拡散強調画像，DWI，T2 shine-through，ADC　8
MRプラークイメージング
　TOF画像，CTプラークイメージング，脳血管造影，頚動脈プラーク　34
MRA
　血管狭窄，DSA，3D-CTA　32
　椎骨動脈解離，BPAS法，脳底動脈閉塞　42
　脳動脈瘤，DSA，コイル塞栓術，フォローアップ　52
　椎骨動脈，解離性動脈瘤　56
　3D TOF MRA，AVシャント，脳血管撮影　77
MRAの元画像
　微小血管減圧術，三叉神経痛，顔面痙攣，拡散強調画像　180
MR cisternography
　血管圧迫性脳神経障害，神経血管減圧術，root exit zone，脳神経障害　176
MR-DSA
　硬膜動静脈瘻，high intensity area，TOF MRA　92
MRI
　T2*強調画像，microbleeds　74
MRI FIESTA 画像
　DSA，脳動脈瘤，穿通枝，血管情報，脳神経　68
MRI-CISS
　脳動脈瘤，巨大脳動脈瘤，DSA，3D-CTA　58
MRI-MRA
　脳ドック，無症候性もやもや病　86
　中大脳動脈狭窄症，片側もやもや病，3D-CTA　89
MRS
　コンベンショナルMRI，炎症性疾患，悪性脳腫瘍，鑑別　98
　星細胞腫，放射線治療，治療効果，グリオブラストーマ　116
MR tractography
　拡散テンソル画像，機能予後予測，錐体路損傷，脳卒中　38
***Notch3* 遺伝子**
　CADASIL，多発性脳梗塞，FLAIR画像，T2強調画像，びまん性大脳白質病変　47
pseudoprogression
　放射線治療，テモゾロミド，膠芽腫，MGMT　128
PSI
　下垂体腺腫，下垂体卒中，SWI，microbleeds　142
root entry zone
　三叉神経痛，T2リバース画像，鑑別疾患　182
root exit zone
　脳神経障害，MR cisternography，血管圧迫性脳神経障害，神経血管減圧術　176
susceptjoliky effekt
　T2強調FSE像，びまん性軸索損傷，T2*強調GRE像，拡散テンソルtractography　185
SWI
　T2強調画像，脳表ヘモジデリン沈着症，難聴，小脳失調　80
　microbleeds，PSI，下垂体腺腫，下垂体卒中　142
T1強調画像
　微小出血，ラクナ梗塞，FLAIR画像，脳ドック，T2強調画像　18
　非腫瘍性髄内病変，造影MRI，硬膜内髄外腫瘍，髄内腫瘍，T2強調画像　170
T1強調像
　T2強調像，far-out syndrome，腰椎高位，胸腰部移行椎，腰仙部移行椎　163

T2強調画像
T1強調画像, 微小出血, ラクナ梗塞, FLAIR画像, 脳ドック　18
びまん性大脳白質病変, Notch3遺伝子, CADASIL, 多発性脳梗塞, FLAIR画像　47
脳表ヘモジデリン沈着症, 難聴, 小脳失調, SWI　80
腫瘍の硬さ, 超音波吸引器, 髄膜腫　136
CTミエログラフィー, 3D-MRI, 髄核ヘルニア, 頸椎椎間板ヘルニア　153
T1強調画像, 非腫瘍性髄内病変, 造影MRI, 硬膜内髄外腫瘍, 髄内腫瘍　170

T2*強調画像
拡散強調画像, DPM, 脳幹梗塞, 一過性脳虚血発作, ペナンブラ, DWI, ADC　4
microbleeds, MRI　74

T2強調像
far-out syndrome, 腰椎高位, 胸腰部移行椎, 腰仙部移行椎, T1強調像　163

T2強調FSE像
びまん性軸索損傷, T2*強調GRE像, 拡散テンソルtractography, susceptjoliky effekt　185

T2*強調GRE像
拡散テンソルtractography, susceptjoliky effekt, T2強調FSE像, びまん性軸索損傷　185

T2リバース画像
鑑別疾患, root entry zone, 三叉神経痛　182

T2 shine-through
ADC, motionprobing gradient, 虚血性ペナンブラ, 拡散強調画像, DWI　8
DWI, ADC, 拡散強調画像, 超急性期脳梗塞　12

TOF画像
CTプラークイメージング, 脳血管造影, 頸動脈プラーク, MRプラークイメージング　34

TOF-MRA
3D-CTA, DSA, 脳動脈瘤, 血栓化　63
MR-DSA, 硬膜動静脈瘻, high intensity area　92

tPA
DPM, 血栓溶解療法, 微小血管障害, 拡散強調画像　2

数字

3D-CTA
MRA, 血管狭窄, DSA　32
MRI-CISS, 脳動脈瘤, 巨大脳動脈瘤, DSA　58
DSA, 脳動脈瘤, 血栓化, TOF-MRA　63
MRI-MRA, 中大脳動脈狭窄症, 片側もやもや病　89

3D fast SPGR
ガンマナイフ, フローアーチファクト, 転移性脳腫瘍　107

3D-MRI
髄核ヘルニア, 頸椎椎間板ヘルニア, T2強調画像, CTミエログラフィー　153

3D-TOF MRA
AVシャント, 脳血管撮影, MRA　77
DSA, 体位, 偽陰性, 偽陽性, 動態撮影　190

3TダイナミックMRI
下垂体偶発腫, 微小腺腫, Cushing病, 海綿静脈洞サンプリング　122

Part 2 Contents

脳神経検査のグノーティ・セアウトン
Part 2　CT，X線，SPECT，PET，エコー，etc編
Contents

1. CT
CTA，MRAのみでは診断困難な頸動脈高度狭窄病変（岡村耕一，塩川芳昭，井上　亨）
CTでは診断が困難なくも膜下出血がある（木下俊文，安井信之）
3D-CTAで見誤る脳動脈瘤の形態（宮地　茂）
未破裂脳動脈瘤の破裂リスクはわからない（秋山幸功，寶金清博）
軽症くも膜下出血を見逃すな：診察のポイントと画像診断のコツ（波出石　弘）
くも膜下出血急性期の画像診断で見落としやすい動脈瘤（佐藤　章，大井川秀聡，杉山達也）
CTで見落とす頭蓋内出血（峰松一夫）
意識障害を伴う外傷性くも膜下出血で，
　頭部CTのみでは橋延髄接合部損傷がしばしば見落とされる（苅部　博，亀山元信，冨永悌二）
特発性正常圧水頭症の患者の診療において，通常アキシャルCTを用いて
　病態をどのように評価できるか：とらえるべき確実な所見とその限界（橋本正明，塚田利幸，吉田優也）
新生児の脊椎3D-CTは，二分脊椎と誤認しやすい（平本　準，田中雄一郎）

2. X線
脳血管撮影の原理とピットフォール（江面正幸，西村真実，鈴木一郎）
くも膜下出血で発症した内頸動脈非分岐部動脈瘤：初回脳血管撮影所見の解釈（清水宏明）
潜在性脳血管吻合：通常の脳血管造影では描出困難な頭頸部血管ネットワーク（中村　元，藤中俊之，吉峰俊樹）
シングルプレーンでは脳動脈瘤塞栓術中の瘤外コイル逸脱を見落とすことがある（保谷克巳，兵頭明夫）
バルーン閉塞試験のピットフォール（太田剛史，高橋　潤）

3. SPECT
脳血流SPECT検査では不完全脳梗塞の診断はできない（中川原譲二）
脳血流定量測定でPaCO$_2$を無視すると，バイパス適応を誤って判定することがある（牧野憲一）
脳血流画像上の脳血流量低下かつ脳循環予備能低下は，必ずしも貧困灌流ではない（小笠原邦昭）
脳血流SPECT検査では高次脳機能障害の局在診断は可能か（中川原譲二）
頭部^{201}Tl-SPECT診断におけるピットフォールと限界（阿部　敦，阿部彰子，松居　徹）
再発悪性グリオーマと脳放射線壊死の鑑別は，Gd-MRI，^{201}Tl-SPECTではできない（吉井與志彦）
頭部外傷急性期に神経症状が増悪する場合，
　同時にhemispheric hyperperfusionが発生していることがある（苅部　博，亀山元信，冨永悌二）

4. PET
PETによる脳腫瘍診断は，その仕組みと限界を知ることで有効な利用ができる（成相　直，大野喜久郎）
脳腫瘍診断におけるPET検査の意義と目的（中村英夫，倉津純一）
脳腫瘍および非腫瘍性病変のPET（大和田敬，笹島浩泰，峯浦一喜）
メチオニンPETが陰性だからといって，脳腫瘍でないとはいえない（村垣善浩，伊関　洋）
メチオニンPETの落とし穴（平野宏文，羽生未佳，有田和徳）
メチオニンPETは，腫瘍性病変以外でも陽性を示す場合がある（河井信行，田宮　隆，西山佳宏）
Cushing病の早期診断：微小腺腫の局在診断に有用な検査とは（池田秀敏）

5. エコー

頚動脈エコー検査のあてにならない情報とは？〈片野広之，山田和雄〉
2次元超音波検査では知りえない頚動脈の3次元情報〈大庭英樹，森　潔史，寺山靖夫〉
可動性プラークの描出：CAG, CTA, MRI, 頚動脈エコーのうち，どれが有用か？〈佐藤　裕，深澤恵児，滝　和郎〉
眼動脈血流の観察で，脳血管障害としての眼症状の評価は可能か？〈川口正一郎〉
頚部血管エコー検査では，頭蓋外内頚動脈解離を評価できない〈高野さくらこ，矢坂正弘，岡田　靖〉
経頭蓋Doppler（TCD）の結果からは，脳血管攣縮をきちんと判定できない場合がある〈石川達哉，引地堅太郎〉
脳動脈瘤クリッピング術中のICGアンギオグラフィ：
　　micro-Doppler flow meterでピットフォールを補う〈岡田芳和，川島明次，森澤華子〉

6. 電気生理学的検査

開頭手術における経頭蓋刺激運動誘発電位モニタリングのピットフォール〈永岡右章，平山晃康〉
電気刺激による脳機能マッピングや覚醒下手術時のモニタリングで
　　症状出現部位が必ずしもfunctional tissueとは限らない〈村垣善浩，伊関　洋〉
術中運動誘発電位測定で運動麻痺を見誤ることがある〈後藤哲哉，本郷一博〉
術中運動誘発電位（MEP）モニタリングのピットフォール〈近藤　礼，齋藤伸二郎，嘉山孝正〉
側頭葉てんかんでは，頭皮上脳波の
　　側方性（laterality）とMRI所見が乖離することがある〈上利　崇，馬場好一，伊達　勲〉
視床下核の解剖学的な同定と電気生理学的な同定は異なることがある〈中野直樹，内山卓也，加藤天美〉

7. 知能・心理検査

MMSEやHDS-Rだけではわかりにくい内頚動脈狭窄症の高次脳機能障害〈髙岩亜輝子，遠藤俊郎〉
MMSEやHDS-Rが高得点の認知症のおばあちゃん，
　　低得点なのに認知症と診断されないおじいちゃんが存在する〈高橋　智〉
ワダテストの記憶評価を検証する〈亀山茂樹，増田　浩，村上博淳〉

8. 感染症，血液・生化学，病理検査

タップテスト（髄液排除試験）により特発性正常圧水頭症（INPH）の診断は100％可能か？〈新井　一〉
グリオーマの病理診断：ピットフォールに陥らないために〈継　仁，鍋島一樹，井上　亨〉
βHCGの測定では，HCG産生腫瘍の動向は測れない〈藤巻高光，鈴木智成〉
下垂体機能検査だけでは見えない下垂体機能と派生する疾患〈松野　彰〉
ADH，ANP，BNPの測定では，中枢性塩類喪失症候群の鑑別はできない〈森　達郎，片山容一〉
シャント感染など，異物に付着した細菌の抗生剤感受性は，
　　通常の薬剤感受性試験ではわからない〈野村貞宏，鈴木倫保〉

9. その他の検査

光トポグラフィによる脳機能計測のピットフォール〈渡辺英寿〉
頚動脈硬化病変と耳朶皺サイン：頚部エコーやMRAを撮る前に〈北山次郎，井林雪郎〉
抗リン脂質抗体は多くの種類があり，通常の検査で見落とすことがある〈大熊壮尚，北川泰久〉
拡散強調トラクトグラフィーや脳電気刺激では評価できない
　　運動機能評価を必要とする脳神経外科手術〈三國信啓〉
脳槽シンチグラフィーだけでは，
　　脳脊髄液減少症は診断できない〈堀越　徹，渡辺　新，内田幹人，木内博之〉
虐待でない乳児硬膜下血腫も存在する〈三木　保〉

脳神経検査のグノーティ・セアウトン Part 1
この検査では，ここが見えない

2010年11月5日　第1版第1刷発行

編　集	小川　彰（おがわ　あきら）
発行者	七野俊明
発行所	株式会社 シナジー
	〒101-0062 東京都千代田区神田駿河台 3-4-2
	TEL：03-5209-1851（代）
	URL：http://www.syg.co.jp
装丁・DTP	有限会社プロジェクト・エス
印刷・製本	図書印刷株式会社

ISBN 978-4-916166-35-7

©Synergy, 2010. Printed in Japan.
乱丁・落丁本はお取り替えいたします。

本書の複写・複製・転載・翻訳・上映・譲渡・データベースへの取り込み，および送信に関する許諾権は，株式会社シナジーが保有します。

●できることよりも，できないことに視座を置いた異色シリーズ

循環器検査のグノーティ・セアウトン

最新刊

「見落とし」なのか？
「そもそも見えない」のか？

過信せず侮らず，謙虚で緻密な検査とは

編集：山科　章（東京医科大学第2内科教授）

検査結果をみて，「こんなハズがない」という経験をしたことはありませんか？
＊Gnothi Sautonとは「汝自身を知れ」の意味．

B5変型判　オールカラー　388ページ
定価：10,500円（本体：10,000円）　ISBN:978-4-916166-23-4

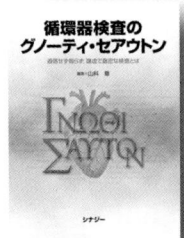

Contents

虚血性心疾患
- 運動負荷心電図の結果を鵜呑みにすることなかれ
- 狭心症状のない運動負荷心電図のST下降
- 冠動脈CTと核医学所見の乖離：形態学的検査と機能学的検査の限界
- MDCTはすべての狭心症を診断できるわけではない：冠攣縮性狭心症の存在を忘れないように
- アセチルコリン冠攣縮誘発試験はトリッキー
- ステント内狭窄の評価は64列MDCTによる冠動脈造影で十分か？…など

心不全
- 心機能検査だけで心不全の重症度を判定できるか？
- BNPの正常値を考える：心血管事故を予測できるか
- 安静時の左室駆出率から心筋収縮予備能は類推できない　など

不整脈，失神
- Brugada症候群の診断は心電図で可能か
- 加算平均心電図：標準12誘導心電図では補足できない微小電位で何がわかるか
- tilt試験単独では失神が誘発されない患者でも，薬剤負荷を併用すると陽性になるケースが多い
- 心臓電気生理検査で異常が出ないときは，睡眠時無呼吸症候群を疑え…など

高血圧，血管機能
- 心血管イベントと血圧値：血圧の日内変動を正しく把握して測定するには
- 末梢動脈閉塞疾患の検査：ABIのピットフォールと追加試験…など

心筋症，弁膜症
- 心尖部に潜む疾患を心エコー検査で見つけることができるか
- エコー法による圧較差が実際と乖離する理由
- ゆがむ僧帽弁，ずれる僧帽弁…など

心電図
- ST上昇は必ずしも心筋梗塞とはかぎらない
- 心アミロイドーシスの心電図所見：左室肥大所見を示す症例が10数％存在する…など

冠危険因子，凝固，血栓，マーカ，その他
- LDL-コレステロール値だけで，すべての動脈硬化リスクを評価できない
- 混沌とする血小板機能検査…など

眼科検査のグノーティ・セアウトン

好評シリーズ　第3弾
編集：山下英俊（山形大学眼科学教授）
　　　谷原秀信（熊本大学眼科学教授）

2010年11月刊
B5変型判　並製　オールカラー

医学英単語

オーディオCD 2枚付．リズムに乗ってらくらく学習！

監修：富田りか（東邦大学医学部医学科）
定価：2,520円（本体2,400円）
A5判　2色　144頁　ISBN:978-4-916166-21-0

好評発売中

シナジー
〒101-0062 東京都千代田区神田駿河台3-4-2 日専連朝日生命ビル6F
TEL：03-5209-1853　FAX：03-3252-1771　http://www.syg.co.jp